TRAITÉ

DES MALADIES,

DE L'ESTOMAC ET DES INTESTINS,

PAR C. B. CHARDON,

Docteur en Médecine,

MEMBRE CORRESPONDANT DES SOCIÉTÉS ROYALES DE MÉDECINE DE BORDEAUX, DE MARSEILLE, DE TOULOUSE, DE LA SOCIÉTÉ DE MÉDECINE DE LYON, DE CELLE DE NÎMES, DE LA SOCIÉTÉ LIBRE D'AGRICULTURE, SCIENCES, ARTS ET BELLES-LETTRES DU DÉPARTEMENT DE L'EURE, ET DE LA SOCIÉTÉ DES SCIENCES MÉDICALES ET NATURELLES DE BRUXELLES,

La Physiologie est le flambeau de la Pathologie.

Seconde Édition

TOME DEUXIÈME.

PARIS,

J. B. BAILLIÈRE, LABÉ,

RUE DE L'ÉCOLE DE MÉDECINE.

1838.

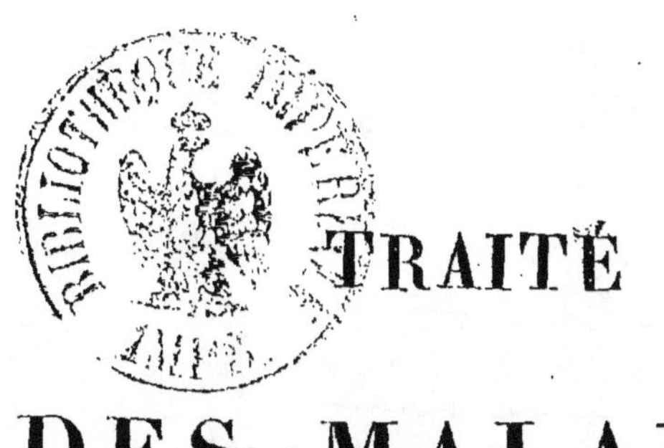

TRAITÉ

DES MALADIES

DE L'ESTOMAC ET DES INTESTINS.

LYON, — IMP. ET LITH. DE VEUVE AYNÉ

Grande rue Mercière, 44.

TRAITÉ

DES MALADIES

DE L'ESTOMAC ET DES INTESTINS,

Par C. B. CHARDON,

Docteur en Médecine,

MEMBRE CORRESPONDANT DES SOCIÉTÉS ROYALES DE MÉDECINE DE BORDEAUX, DE MARSEILLE, DE TOULOUSE, DE LA SOCIÉTÉ DE MÉDECINE DE LYON, DE CELLE DE NÎMES, DE LA SOCIÉTÉ LIBRE D'AGRICULTURE, SCIENCES, ARTS ET BELLES-LETTRES DU DÉPARTEMENT DE L'EURE, ET DE LA SOCIÉTÉ DES SCIENCES MÉDICALES ET NATURELLES DE BRUXELLES.

La Physiologie est le flambeau
de la Pathologie.

Seconde Édition.

TOME PREMIER.

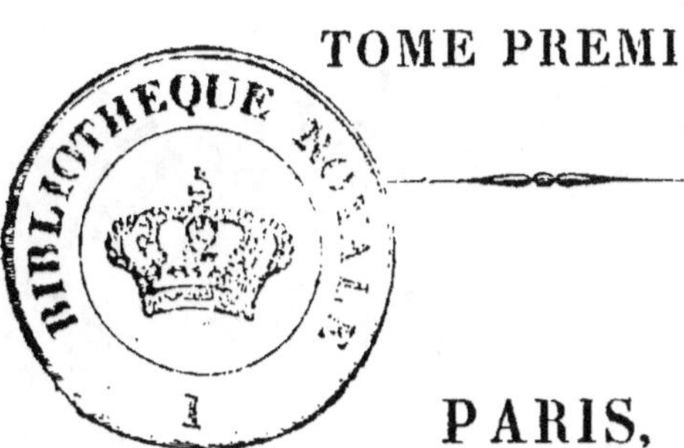

PARIS,

J. B. BAILLIÈRE, LABÉ,

RUE DE L'ÉCOLE DE MÉDECINE.

1838.

PATHOLOGIE

DE L'ESTOMAC.

CONSIDÉRATIONS GÉNÉRALES.

L'ESTOMAC est le roi des viscères par le rôle qu'il joue dans l'état de santé et dans l'état pathologique. Que d'influences extérieures et intérieures pour modifier la sensibilité de ce viscère! La civilisation qui offre à nos sens tant de moyens de tentation, et qui nous éloigne de plus en plus de l'état simple de la nature, favorise les maladies de l'estomac. Le déguisement et la variété des mets, l'abus des liqueurs fermentées préparent les voies digestives aux modifications morbides.

L'estomac placé dans le centre de la fusion des nerfs ganglionaires ou de la vie organique, et des nerfs cérébraux ou de la vie animale, établit, comme le cœur et le cerveau, des rapports avec tout l'organisme. Ces rapports naturels et nécessaires à l'exercice de ses fonctions, ne deviennent sensibles que lorsque son action vitale est accrue :

alors les troubles qui l'agitent, s'étendent à une grande partie de l'organisme, aux moyens des communications nerveuses, et produisent une foule de phénomènes sympathiques qui voilent quelquefois sa souffrance. De même, lorsqu'un autre viscère souffre à l'état aigu, il est rare que l'estomac, le cerveau et le cœur n'aient pas leur part d'irritation sympathique.

L'estomac est-il toujours affecté dans les maladies aiguës? Tout organe irrité ou enflammé, surtout à l'état aigu, excite l'action du cerveau et du cœur, d'où l'accélération du pouls et la fièvre. La sympathie de l'organe souffrant ne se borne pas toujours au cerveau et au cœur; très-souvent elle s'étend à l'estomac. Le cœur, centre de la circulation, est toujours averti du trouble des organes, parce que l'action nerveuse, qui est la première en jeu au début des maladies d'irritation, est essentiellement liée à l'action circulatoire qui fournit à la congestion de l'irritation et de l'inflammation. Il n'en est pas de même pour l'estomac : lorsque celui-ci n'est pas affecté directement ou indirectement par les modificateurs qui ont la propriété de porter atteinte à sa sensibilité et de troubler ses fonctions, s'il lui arrive souvent d'être excité par la souffrance d'autres organes, cette sympathie, qui est quelquefois très-forte dans telles maladies et tels tempéramens, n'est presque pas sensible dans certains cas. L'estomac des sujets bilieux-sanguins, des nerveux-sanguins et de ceux en général qui supportent difficilement les excès et les stimulans , prend toujours une part assez active aux troubles des autres organes. Mais quelques individus lymphatiques ont l'estomac d'une indifférence telle , qu'il continue ses fonctions au milieu de troubles organiques extrêmement graves. J'ai observé des sujets chez lesquels la moindre irritation , par exemple, celle d'un furoncle, d'un petit abcès, d'un panaris ou d'une ophtalmie légère , était accompagnée de symptômes gastriques tels que soif, sécheresse et rougeur de la langue, dégoût , nausées, etc. J'en ai aussi vu d'autres chez lesquels une phlegmasie aiguë , grave, telle que pneumonie , pleurésie , bronchite, etc. , ne changeait pas la couleur de leur langue, et ne portait qu'une impression bien légère sur leurs organes digestifs. Il est même des personnes dont l'excitation naturelle de leur estomac semble être soutirée au profit de l'organe souffrant. Dans ce cas, la langue est large, extrêmement pâle , mouillée ; le dégoût est extrême , et il y a aversion des boissons. J'ai observé cette absence d'irritation sympathique chez les sujets affaiblis par des hémorragies, et chez les vieillards qui sont pris subitement de catarrhe aigu , de pneumonie, de péritonite, etc. Le genre de tissus affectés fait varier beaucoup l'irritation sympathique de l'estomac. La similitude de tissus est cause que lorsqu'une membrane muqueuse est irritée ou enflammée, les autres reçoivent facilement une influence sympathique. Ainsi, souvent les affections catarrhales pulmonaires irritent l'estomac et les voies urinaires, *et vice versâ.* D'ailleurs la modification qui a porté son action sur telle membrane muqueuse, peut l'étendre à d'autres. C'est la liaison de souffrance synergique des membranes muqueuses qui constitue les fièvres catarrhales. La phlegmasie séreuse existe quelquefois sans réagir sympathiquement sur l'estomac; c'est ce qui fait qu'on emploie souvent avec succès l'émétique dans la péritonite et la pleurésie, surtout lorsqu'elles sont encore au degré d'irritation. Dans quelques cas d'affection cérébrale, on rencontre aussi l'estomac sans irritation sympathique. Néanmoins, j'ai observé qu'en général toute douleur aiguë, quel que soit son siége, ne manque presque jamais, par sa persistance, de réagir sur l'estomac, de manière à l'irriter et à en troubler les fonctions, ce que dénotent la soif, l'inappétence, etc. Ainsi, en résumé, si l'estomac demeure quelquefois sain au milieu de souffrances organiques, ce n'est qu'au début de quelques maladies, chez des sujets débiles, des vieillards, ou lorsque la phlegmasie d'où part la sympathie, a été affaiblie par les saignées et les sudorifiques; dans tous les autres cas, l'estomac est irrité sympathiquement, et souvent son irritation devient idiopathique. C'est sur l'absence de l'irritation de l'estomac qu'est fondé le succès des stimulans mis en rapport avec sa surface muqueuse, pour combattre, par révulsion, la phlegmasie d'autres organes; et c'est de l'oubli de cette observation que dérivent les accidens les plus graves.

Le mouvement fébrile est-il toujours lié à l'irritation de l'estomac? Cette question a soulevé de grandes discussions depuis les progrès de la médecine physiologique. Le praticien observateur attentif des mouvemens morbides, reconnaît que le mouvement fébrile caractérisé par l'accélération du pouls et l'augmentation de la chaleur animale, est dû inévitablement à la surexcitation d'un ou de plusieurs organes, et cela par les rapports nerveux-sympathiques qui lient la sensibilité de tous les organes aux foyers principaux de la vie, le cerveau, la poitrine et l'épigastre. Le cœur, sentinelle vigilante de tout ce qui se passe dans l'organisme, perçoit la souffrance des organes et la signale par ses pulsations variées. L'estomac partage-t-il avec le cœur l'action sympathique de l'organe souffrant? j'ai observé que toutes les fois que le mouvement morbide est assez violent pour accélérer les battemens du cœur et échauffer la peau, l'estomac est irrité. Cette irritation sympathique caractérisée par un malaise à l'épigastre, le dégoût des alimens, la soif, les nausées, la sécheresse de la langue, et souvent la rougeur de ses bords, est effet et non cause du mouvement fébrile. Je m'explique : il n'est pas indispensable que l'estomac soit irrité pour que la fièvre ait lieu, mais il est incontestable que l'estomac est très-souvent irrité dans la fièvre. Jusque-là je n'ai entendu parler que de l'action fébrile liée à l'irritation ou à l'inflammation d'un ou de plusieurs organes, et dans laquelle l'estomac n'a pas reçu de modification directe. Mais il est un autre ordre de fièvres qu'on désigne sous le nom d'essentielles, auxquelles l'estomac prend une part plus active et plus directe. Les fièvres telles que les ont décrites les auteurs étrangers à la médecine physiologico-organique, présentent à l'œil observateur des symptômes nombreux qui expriment la souffrance de plusieurs tissus, de plusieurs organes. La difficulté, dans ce genre de maladies, est encore, malgré la sagacité de nos grands observateurs, éclairés par les brillantes lumières de la physiologie et de l'anatomie pathologique, de préciser la souffrance idiopathique et la souffrance sympathique.

Dans toutes les fièvres continues, excepté la fièvre inflammatoire simple, l'appareil de la digestion est affecté, et presque toujours idiopathiquement. Broussais qui a le mieux démontré cette vérité, a rendu un grand service à la science et à l'humanité. Mais les organes digestifs ne sont pas seuls affectés dans les fièvres : l'appareil de la respiration, le cerveau et le système nerveux, les voies urinaires, les membranes séreuses, les muscles, les tissus fibreux, lymphatiques, et l'organe cutané peuvent être frappés en même temps, soit par la même cause, soit par une autre qui lui succède, et devenir, comme les voies de la digestion, le siége d'une souffrance idiopathique. C'est cette complication d'affections organiques qui rend si difficile et si infructueux le traitement de certaines fièvres. Cependant il est un genre de fièvres dont tous les symptômes se rattachent exclusivement à la phlegmasie de l'estomac et des intestins, et qui constitue les fièvres gastriques et bilieuses des auteurs et la véritable gastro-entérite de Broussais.

La modification du système nerveux par des causes énervantes qui portent atteinte à la contractilité des tissus, et l'altération des fluides, surtout du sang, entrent pour beaucoup dans le développement de quelques fièvres, et ce sont celles-là dont le début est très-grave et contre lesquelles la thérapeutique la mieux dirigée est souvent infructueuse. Quoique l'estomac soit presque toujours irrité ou enflammé dans les fièvres, et que les stimulans lui soient contraires, il arrive quelquefois qu'il peut recevoir sans danger une stimulation passagère, souvent indispensable pour sauver le malade des accidens cérébraux. La souffrance sympathique du cerveau, produite par la phlegmasie de l'estomac, est souvent tellement forte qu'elle peut devenir idiopathique et compromettre la vie du malade ; l'estomac semble alors perdre de son action morbide au profit de l'affection cérébrale. C'est dans ce cas, qu'une médication stimulante, énergique et de courte durée, sur la membrane muqueuse des voies digestives, peut sauver le cerveau en rappelant l'irritation vers cet organe ; toutefois, le moment opportun de cette médication n'est pas toujours facile à saisir, et c'est-là où le médecin montre son habileté. Si la stimulation n'est pas opérée à propos, elle ajoute au trouble et précipite la vie du malade. Dans les fièvres gastro-encéphaliques, l'estomac ne peut être stimulé que dans la rémission, et lorsqu'on a suffisamment affaibli sa phlegmasie par les saignées locales. Si on emploie les stimulans avant d'avoir pris ces précautions, au lieu de prévenir l'attaxie on la détermine plus vite, en augmentant, par l'accroissement de la phlegmasie de l'estomac, la souffrance sympathique du cerveau. Lorsqu'on est parvenu heureusement à diminuer l'affection de l'encéphale et à suspendre ses redoublemens pernicieux par les stimulans gastriques, il faut avoir la prudence de s'arrêter, et s'occuper aussitôt à éteindre la gastro-entérite qu'ils ont rallumée. Quand, au contraire, on a continué la stimulation intérieure, dans l'intention de vaincre toute la fièvre, il arrive presque toujours qu'on ranime la phlegmasie de l'estomac, au point de la faire réfléchir, de nouveau, d'une manière fâcheuse sur l'encéphale.

Rollet, charron à Curice (Mont-d'Or), âgé d'environ 55 ans, tempérament nerveux-sanguin, un peu adonné aux boissons spiritueuses, éprouve, par la suppression brusque de la transpiration, des douleurs générales qui se fixent bientôt dans le bas-ventre. La fièvre s'allume et la tête devient un peu douloureuse. Le 7me jour, 13 octobre 1831, je vois le malade que je trouve dans l'état suivant : plusieurs points de péritonite très-douloureux avec tuméfaction du ventre, gastrite aiguë prononcée par le vomissement, la rougeur et la sécheresse de la langue, la soif, la douleur épigastrique et le hoquet; la tête est douloureuse et le malade éprouve des redoublemens fébriles très-marqués, avec un peu de délire : des saignées locales abondantes sur les points douloureux et à l'épigastre, des émolliens à l'intérieur et à l'extérieur, et des révulsifs aux jambes, font disparaître l'affection du péritoine et diminuent beaucoup la phlegmasie de l'estomac; le ventre devient souple et les vomissemens ont cessé: mais les exacerbations reviennent avec chaleur ardente, soif, angoisse et douleur de tête. Le 12me jour, le malade éprouve un redoublement fébrile qui dure plusieurs heures avec délire complet et agitation violente. Dans la rémission, la tête est douloureuse, pesante, il y a de l'assoupissement; le pouls est petit et un peu irrégulier, le système nerveux est fortement ébranlé; le ventre n'est pas douloureux, mais il y a encore beaucoup de chaleur à la peau avec sécheresse, surtout à la région épigastrique; la langue est très-muqueuse, et le malade refuse les boissons. Le danger me paraît imminent pour le cerveau, et tout me fait craindre que l'accès suivant ne tue le malade. Je considère que l'estomac est moins souffrant que l'encéphale, et qu'à cause de la grande faiblesse du sujet, de nouvelles saignées à la tête, tout en enlevant au cerveau un élément de sa souffrance, augmenteraient peut-être la réaction nerveuse qui préside aux exacerbations. D'après ces considérations, je n'hésite pas à prescrire 10 grains de sulfate de quinine dans 4 onces de sirop simple, que l'on fait prendre au malade, dans la rémission, par petites cuillerées, de demi-heure en demi-heure. On a administré environ les deux tiers du sulfate de quinine, lorsqu'un nouvel accès survient avec délire et agitation : on combat cet accès, qui ne dure qu'une heure, avec des révulsifs chauds sur les extrémités, et des fomentations froides et acides à la tête; et dès que la rémission est bien prononcée, on donne le reste du sirop de quinine. Quelques redoublemens ont encore lieu sans délire: la langue devient sèche et très-rouge, l'épigastre est un peu douloureux, le pouls est régulier, mais très-accéléré. Je suspends l'usage de la quinine, j'entretiens la suppuration de deux plaies vésicatrices établies aux jambes depuis quelques jours, je fais continuer sans relâche les fomentations émollientes sur le ventre, et, à l'intérieur, les boissons acidulées et gommées. Le malade survit, mais la gastrite ranimée par le sulfate de quinine, a passé à l'état chronique, et n'a cédé qu'au bout de deux mois, à un régime extrêmement sévère. Dans cette observation, on voit le sulfate de quinine administré à haute dose, sauver le malade des accidens attaxiques, en rappelant subitement l'irritation et l'inflammation sur l'estomac, d'où elle était partie pour se concentrer sur le cerveau; dans ce cas, une stimulation gastrique, légère et continuée n'aurait eu que des effets très-nuisibles : l'irritation de l'estomac ranimée graduellement, serait bientôt arrivée au point de communiquer avec celle du cerveau, qui était devenue idiopathique. Il en aurait été de même si j'eusse administré, après le sulfate de quinine, des stimulans diffusibles et anti-spasmodiques dans l'intention de dissiper entièrement les mouvemens fébriles.

Il arrive quelquefois, dans ces fièvres gastro-encéphaliques, que malgré la méthode antiphlogistique la plus énergique, la phlegmasie gastro-intestinale résiste avec un état cérébral extrêmement grave : l'estomac et le tube intestinal sont tellement souffrans, que la plus légère stimulation de leurs surfaces accroît les accidens et le danger. Les émissions sanguines, à cette époque de la maladie, ne font que multiplier les mouvemens nerveux, et les vésicatoires, indispensables dans ce cas, n'empêchent pas les exacerbations qui tendent à anéantir le principe vital. Dans cet état extrêmement embarrassant et décourageant pour le médecin, je suis parvenu à sauver plusieurs malades par les moyens suivans : je fais recouvrir une grande partie des extrémités, surtout les jointures, de cataplasmes très-chauds, simples, arrosés de vinaigre et saupoudrés de moutarde ; aussitôt et en même temps, je fais appliquer à l'épigastre et à la tête des fomentations acides, d'abord légèrement tièdes, qu'on remplace vîte et successivement par des fomentations très-froides et à la glace. On soutient cette médication aussi long-temps que possible, et on

la suspend momentanément en ramenant graduellement les fomentations à la température tiède ;
je fais varier la température des boissons comme
celle des fomentations. La vive irritation cutanée
excitée par la chaleur artificielle des cataplasmes et
par la moutarde, appelle et détourne celle des
principaux foyers morbides, provoquée au déplacement par la sédation de l'eau glacée. J'ose affir-
mer que j'ai sauvé, par cette violente perturbation
extérieure, des malades qui auraient infailliblement
succombé à la ténacité de la phlegmasie gastro-
entéro-cérébrale. Je soumets cette thérapeutique
aux praticiens, et je ne doute pas que plusieurs ne
l'aient déjà employée avec succès. Ce qui est essentiel et indispensable, dans ces affections graves,
c'est d'établir une révulsion énergique sans réagir
sur les foyers du mal ; c'est là où sont les écueils
de l'art ! c'est-là où le médecin a besoin de toutes
ses connaissances et d'une attention profonde pour
distinguer la souffrance idiopathique de la souffrance sympathique, et pour mesurer la sensibilité
des organes sur lesquels il se propose d'établir la
révulsion. Le médecin qui ne peut se rendre compte
de ces mouvemens vitaux, devra abandonner son
malade à la nature, plutôt que, pour satisfaire à un
système, de le saigner jusqu'à extinction de la vie ;
ou de remplir son estomac et ses intestins de substances médicamenteuses plus ou moins violentes,
jusqu'à ce que l'impossibilité de la déglutition et la
constriction spasmodique du rectum, opposent une

barrière à ces moyens incendiaires. C'est dans ces cas difficiles, qu'on reconnaît l'insuffisance des préceptes théoriques et l'importance du tact et de l'expérience. La physiologie a éclairé la médecine à un tel point, que le médecin, dans le traitement des maladies, a moins à s'occuper de formuler des préparations pharmaceutiques plus ou moins complexes, qu'à distinguer, dans l'homme malade, ses organes plaignans, tout en tenant compte de l'état général de sa vitalité et de l'altération de ses fluides.

L'estomac est composé de trois membranes : une membrane muqueuse, une membrane musculaire et une membrane séreuse ou péritonéale. Ces membranes superposées sont unies par du tissu cellulaire et soutiennent beaucoup de vaisseaux et de nerfs. L'estomac peut souffrir isolément dans chacune de ses membranes ou être affecté dans toutes à la fois.

PATHOLOGIE

DE LA MEMBRANE MUQUEUSE DE L'ESTOMAC.

La membrane muqueuse tapisse la cavité de l'estomac, et est destinée à recevoir l'impression de tous les agens introduits dans ce viscère. Dans l'état normal, elle est presque continuellement en rapport avec les alimens dont elle perçoit l'impression agréablement ou désagréablement, suivant leur qualité ou leur quantité. L'habitude de la sensation émousse l'action de certains ingesta qui répugnaient d'abord à sa sensibilité. L'estomac se révolte contre les substances âcres et corrosives qui l'irritent et l'enflamment, et, pour s'en débarrasser, la membrane musculaire se contracte; et, par le secours puissant du diaphragme et des muscles abdominaux, le vomissement a lieu. Les alimens dépourvus de principes digestifs, introduits dans un estomac sain et peu irritable, jettent ce viscère dans une atonie qui trouble ses fonctions et suspend la digestion.

Dans ce cas, si la nature ne réagit pas suffisamment pour fournir à l'estomac l'action nécessaire à la digestion ou pour le vomissement, la médecine est obligée de secourir au moyen de liqueurs excitantes. La membrane muqueuse-gastrique irritée perçoit désagréablement l'impression de ses modificateurs naturels. Lorsqu'elle est enflammée, elle la supporte encore plus difficilement : c'est ce qui place naturellement la diète et le régime en tête des moyens curatifs de la gastrite. La membrane muqueuse de l'estomac se présente donc sous deux états morbides différens : la sthénie ou irritation, et l'asthénie ou atonie, suivant que ses propriétés vitales sont au-dessus ou au-dessous du degré normal.

Irritation de la Membrane muqueuse de l'estomac. L'irritation et la surexcitation de l'état normal, c'est le premier degré de l'inflammation. Elle est produite dans l'estomac par l'ingestion d'alimens ou d'autres substances qui titillent sa membrane muqueuse. Des modificateurs qui irritent l'estomac, l'action de ceux-ci se renferme dans son tissu muqueux, ce sont les toniques fixes et les spiritueux ; l'action de ceux-là s'étend rapidement à la membrane musculaire et à ses auxiliaires, et produit le vomissement, ce sont les émétiques. En général, toutes les substances âcres et corrosives excitent le vomissement, parce que la nature, sage conservatrice des organes, s'empresse de chasser de l'estomac tout ce qui peut altérer ses tissus. La course, la chaleur de l'atmosphère, les boissons fortes fermentées, le dérangement de la menstruation, les pertes blanches, la suppression brusque des écoulemens habituels, l'abstinence trop long-temps prolongée ou trop souvent répétée, les affections morales vives, l'aspect d'objets dégoûtans produisent facilement l'irritation de l'estomac, qui se développe aussi sous l'influence symphatique de la souffrance d'autres organes.

L'irritation gastrique se prononce par le dégoût, la plénitude et la pesanteur de l'estomac, la sécheresse de la langue qui présente un peu de rougeur à sa pointe, la soif, les rapports, les nausées, et quelquefois le vomissement, la douleur de tête, l'engourdissement des membres et l'accélération du pouls. Le mouvement d'inspiration rend difficile l'abaissement du diaphragme sur le ventricule irrité.

L'irritation de l'estomac est idiopathique ou sympathique. Dans le premier cas, elle est le premier degré de la gastrite, de la gastro-entérite, et, sous d'autres formes, de la fièvre gastrique simple, bilieuse, muqueuse, et de toutes les fièvres graves qui ne diffèrent de la gastro-entérite franche, que par l'extension de l'irritation et de la phlegmasie à plusieurs organes ou appareils d'organes, ou par une disposition particulière des tissus organiques.

L'irritation de l'estomac par des alimens indigestes et de mauvaise qualité, est accompagnée ordinairement d'une sécrétion anormale de fluides gastrique, pancréatique et biliaire, et constitue l'embarras gastrique.

Presque toujours la membrane muqueuse de l'estomac est irritée sympathiquement par la phlegmasie aiguë d'autres organes, elle l'est quelquefois aussi par leur phlegmasie chronique.

L'irritation idiopathique de l'estomac, qui est due au surcroît d'action de ses modificateurs naturels, cède à l'abstinence et à l'usage de l'eau un peu acidulée. Cette méthode simple est commandée par l'instinct qui produit l'aversion des alimens et qui fait désirer de l'eau froide. L'émétique qui est souvent employé dans l'embarras gastrique, et qui l'était bien davantage anciennement, ne réussit bien que lorsque l'irritation n'a pas encore passé au degré de phlegmasie, encore dans ce cas faut-il que l'estomac ne soit pas trop disposé à l'inflammation. L'irritation de l'estomac cède à la stimulation du vomitif, de la même manière que le premier degré de l'ophtalmie cède à l'action de l'eau aussi

chaude que peut l'endurer l'œil, et que l'esquinancie commençante avorte sous la stimulation
astringente de l'eau-de-vie en gargarisme. Tout
autre stimulant que le vomitif, tel que le café,
le thé, le vin, le punch, les élixirs stomachiques,
peut faire disparaître l'irritation de l'estomac ; mais
l'émétique a la propriété de mettre en jeu l'action
vitale de plusieurs organes, et de produire, par les
secousses du vomissement, une excitation révulsive à l'extérieur. Quoi qu'il en soit, l'irritation
de la membrane muqueuse de l'estomac, comme
celle d'autres organes, ne cède à la stimulation
artificielle que par l'extension de l'excitation sur
une plus grande surface, et peut-être par une
modification inconnue. Je pense que la métastase
de l'irritation morbide sur des points sains de l'organe malade, au moyen de l'excitation artificielle,
contribue beaucoup à sa résolution. On ne peut
contester que l'émétique, administré dans l'embarras gastrique et au début des affections gastriques aiguës, n'ait prévenu le développement de
la phlegmasie gastro-intestinale. Je ne pourrais pas
en trouver des exemples dans ma pratique ; mais
celle des anciens, et encore de beaucoup de médecins de nos jours, peut en fournir. Toutefois,
de ce succès, qu'on se garde bien d'en tirer la
conséquence que le trouble de l'estomac était dû
à la faiblesse ou à la seule présence d'humeurs
âcres. L'atonie de l'estomac peut exister ; mais ce
n'est pas lorsque tous les symptômes d'irritation

que j'ai énoncés plus haut sont évidens. Cette méthode perturbatrice à laquelle s'applique l'adage
contraria contrariis curantur, n'est pas toujours
couronnée de succès. Si l'estomac est prédisposé
à l'inflammation, l'ingesta stimulant fait passer
rapidement l'irritation à l'état de phlegmasie, et
celle-ci ainsi provoquée, devient en très-peu de
temps et très-intense et très-grave. Par cette médication on joue à quitte ou double. Ne vaut-il pas
mieux combattre l'irritation par les ab-irritans pour
prévenir la phlegmasie ? si on n'a pu empêcher le
développement de cette dernière, du moins on
ne l'aura pas provoquée et rendue plus grave. Je
crois qu'il serait facile de puiser dans la pratique
des médecins qui ont préconisé l'émétique, plus
d'exemples de ses mauvais effets que de ceux où
il a été évidemment salutaire. L'observation suivante est une preuve du danger de l'émétique
dans l'irritation de l'estomac. Rativet, âgé de
24 ans, natif des Chères, près de Lyon, employé cuisinier dans un des meilleurs restaurans
de cette ville, tempérament nerveux-sanguin,
obligé, seulement depuis l'exercice de sa profession, de se nourrir de viandes succulentes et
épicées, éprouve, au mois de juillet 1831, une
sur-excitation gastrique, avec dégoût et malaise à
l'épigastre : il consulte un pharmacien qui lui donne
le tartre émétique. Ce vomitif a produit de si violens effets, qu'il a fait déclarer une gastrite aigüe,
qui, malgré un traitement anti-phlogistique éner-

•gique, conseillé par M. le docteur Dussurgey, a passé à l'état chronique et a conduit ce malheureux jeune homme au tombeau. Je rappellerai cette observation au chapitre de la gastrite chronique.

Les moyens rationnels pour faire cesser l'irritation gastrique idiopathique, sont l'abstinence des alimens et l'usage des boissons qui, dans l'état de santé, tendent à diminuer l'action normale de l'estomac. La gomme ou le mucilage des malvacés, étendu dans de l'eau de fontaine un peu sucrée et acidulée avec le suc d'orange ou de citron, est le meilleur ab-irritant. Les cataplasmes et les fomentations émolliens sur l'épigastre, favorisent la résolution. Dans quelques cas, il suffit seulement de rendre la nourriture plus légère et moins stimulante, et de remplacer le vin par la bière, l'eau gazeuse ou l'eau pure, pour ramener la sensibilité de l'estomac à son type naturel.

L'irritation gastrique sympathique doit être traitée localement par les mêmes moyens; mais elle ne peut céder qu'à la cessation de l'influence sympathique de l'organe souffrant. C'est surtout contre celui-ci que doit être dirigée la thérapeutique.

L'irritation de l'estomac est fréquente chez les enfans; ils y sont prédisposés par la grande activité de leurs organes digestifs. Elle réagit chez eux avec violence sur le cerveau, dont l'action est aussi très-grande. C'est presque toujours par l'irritation sympathique des voies digestives sur l'encéphale, que les convulsions arrivent chez les nouveaux-nés. La privation complète d'alimens et les révulsifs cutanés sont, dans ce cas, les principaux moyens curatifs. La présence des vers dans les voies digestives, les irrite aussi de manière à exciter l'encéphale et tout le système nerveux. Il est même quelquefois difficile de distinguer parfaitement l'irritation des voies digestives par l'action des modificateurs ingesta ou par une autre cause, de celle déterminée par la présence des vers. C'est la confusion des symptômes de ces deux irritations qui a rendu si banal l'usage des anthelminthiques dans les maladies des enfans. Il existe un préjugé généralement répandu parmi les mères, que les enfans sont essentiellement vermineux, que, dans toutes leurs maladies, les vers jouent le principal rôle, que les vermifuges ne doivent jamais être oubliés dans le traitement. Cette absurdité est fondée moins sur l'expulsion des vers qui serait la preuve matérielle de leur présence, que sur le bon effet des prétendus anthelminthiques dans quelques maladies de l'enfance. Il est vrai que des enfans affectés d'irritation gastro-intestinale récente, avec des accidens nerveux et sans présence de vers, peuvent être guéris par des amers sous formes de décoction, de sirop ou d'élixir, par des sels neutres ou par des huiles purgatives. J'ai été témoin de la disparition complète de l'irritation gastrique par l'action de ces remèdes sans expulsion de vers, et cela ne m'a pas étonné. N'a-t-on pas vu et ne voyons-nous pas encore des médecins traiter avec succès des fièvres gastro-intestinales, à leur début et encore à l'état d'irritation, par les éméto-cathartiques et les amers. J'ai déjà dit et expliqué que l'irritation peut être détruite par les contraires. Lorsque l'irritation gastro-intestinale est due à la présence des vers, et que leur expulsion par les vermifuges stimulans est suivie de la guérison, alors l'utilité du remède paraît incontestable. Toutefois si quelques enfans ont été guéris de l'irritation gastrique par une stimulation imprudente, combien d'autres en ont été les victimes. J'ai vu, avec la plus grande douleur, de pauvres enfans de la campagne, riches de constitution, succomber en quelques heures à l'action de ces prétendus poisons des vers, qui malheureusement ne justifient que trop souvent leur pompeuse et triste propriété, en tuant les vers et l'enfant. Voici ce que j'ai observé : des charlatans parcourent les campagnes et étalent, avec toute l'audace qui les distingue, les vertus de leurs drogues, c'est ordinairement un remède à tous les maux, mais surtout propre à tuer les vers ; les bons paysans, dans la surprise, ouvrent leur bourse et achètent le précieux spécifique ; nourris du préjugé que toutes les maladies des enfans dépendent des vers, ils s'empressent de leur administrer indistinctement à tous le fameux vermifuge. Ils en étendent souvent l'usage à ceux qui se portent bien, pour les préserver de l'affection vermineuse. Qu'arrive-t-il ? que quelques-uns, peut-être bien, ayant des vers, sont guéris, mais que le plus grand nombre tombe dans un état maladif extrêmement grave. Ceux qui se portent bien et auxquels on a donné le vermifuge, par précaution, éprouvent une sur-excitation de l'estomac qui commence à troubler leur santé ; on prend ce premier effet du remède pour un dérangement de la *masse des vers,* et l'on s'empresse d'en donner une seconde dose qui accroît l'irritation de l'estomac, au point souvent de la faire passer à l'état de phlegmasie : l'enfant vomit, sa peau s'échauffe, il se plaint de coliques, il est accablé et assoupi ; enfin cet enfant qui jouissait d'une parfaite santé, le voilà affecté d'une inflammation gastro-intestinale. Mais les accidens sont bien plus rapides et plus graves, lorsqu'on administre ces poisons aux enfans affectés d'irritation ou de phlegmasie gastro-intestinale ; dans le premier cas, l'excitation de l'estomac passe à l'état de phlegmasie, et dans le second, la phlegmasie accrue par un ingesta stimulant, réagit sympathiquement sur le cerveau, et occasionne quelquefois, en peu de temps, les convulsions et la mort. Ordinairement ce sont les enfans qui sont le mieux constitués qui succombent de cette manière. Très-souvent on n'est appelé à visiter ces pauvres victimes de l'aveuglement maternel, que pour être témoin de leur mort[1]. Il

[1] Un exemple récent d'empoisonnement par les vermifuges vient de se présenter à mon observation. L'enfant de Ferraton, boulanger (aux Chères), âgé de 10 ans, éprouve le 2 juin 1832, les effets précurseurs de la variole : lassi-

faut le dire, parce que c'est une vérité qui n'est pas assez bien connue, la vente des vermifuges détruit entièrement, surtout dans les campagnes, les heureux effets de la vaccine sur la mortalité. Les gouvernemens n'ont pas encore compris la nécessité de purger la société des charlatans, de ces êtres méprisables qui exploitent la bonne foi des gens aux dépens de la santé et très-souvent de l'existence des enfans. Il serait utile de répandre dans les classes laborieuses et intéressantes de la ville et de la campagne, de petits ouvrages de médecine populaire, où l'on exposerait, en style simple et clair, les soins généraux que les mères doivent donner à leurs enfans.

L'irritation de l'estomac chez les enfans, cède ordinairement à l'abstinence des alimens ou seulement à leur diminution. L'eau sucrée, les lavemens émolliens, et les applications de même nature à l'épigastre, favorisent sa résolution. Lorsque l'ir-

tude, soif, nausées, mal de tête, chaleur de la peau. Les parens de cet enfant pensent que c'est une affection vermineuse, et lui donnent, pendant deux jours, plusieurs cuillerées d'un sirop vermifuge très-actif, qui occasionne les vomissemens et l'accroissement de tous les accidens gastriques; l'irritation sympathique se porte rapidement vers le cerveau et produit le délire et les convulsions. Au moyen de huit sangsues à l'épigastre, de fomentations émollientes sur le ventre, de lavemens mucilagineux, de boissons légères et émollientes, et de sinapismes sur les extrémités, je suis parvenu à calmer l'orage inflammatoire intérieur, et à faire déclarer la variole dont l'issue a été heureuse.

ritation ne disparaît pas, et qu'on soupçonne la présence des vers dans le tube digestif, on peut donner, comme vermifuge, l'huile d'olive ou l'huile douce de ricin pure ou battue avec l'eau sucrée et l'eau de fleur d'orange. Il faut réserver l'emploi du calomelas, qui est un bon anthelminthique, aux cas où l'estomac est peu irrité, et où des vers, par leur présence dans le tube intestinal, occasionnent des accidens cérébraux sympathiques. Dans ce cas, l'action révulsive du calomélas s'ajoute à sa propriété vermifuge. Le meilleur moyen d'empêcher la formation des vers dans les voies digestives des enfans, est de surveiller l'estomac. Il faut les nourrir d'alimens sains et simples, leur permettre plusieurs repas, sans satisfaire entièrement leur gloutonnerie naturelle, et les sevrer de toute nourriture aussitôt que leur estomac est irrité. Par cette méthode simple, on prévient les mauvaises digestions, dont le résidu est le foyer des vers. J'ai vu plusieurs enfans élevés de cette manière, qui n'ont jamais eu besoin de vermifuges. Ma fille âgée de 6 ans, qui a été soumise à ces précautions, n'a pas encore éprouvé d'affection vermineuse.

Les liens sympathiques qui unissent l'estomac à l'encéphale, exposent celui-ci aux congestions sanguines, lorsque le premier est irrité ou surchargé d'alimens. L'apoplexie par irritation sympathique de l'estomac est plus fréquente qu'on ne pense. C'est dans ce cas qu'une saignée locale à l'épigastre ou à l'anus, précédée, suivant le besoin, d'une saignée générale, les acidules et une forte révulsion cutanée, sont bien préférables aux stimulans des voies digestives pour combattre l'apoplexie.

L'excitation morbide de la membrane muqueuse de l'estomac produit quelquefois l'hématémèze qui, comme toute autre hémorragie, s'opère de la manière suivante : dans le premier degré de la phlegmasie, les vaisseaux capillaires s'engorgent, et, d'après une modification physiologique encore peu connue, ils cèdent à l'effort du sang et s'ouvrent pour son passage. Je suis porté à croire, d'après mes recherches sur les hémorragies spontanées, que si l'afflux ou la congestion ne peut avoir lieu dans l'organe, siége de l'hémorragie, sans une irritation préalable, la sortie du sang des vaisseaux capillaires ne peut s'opérer qu'en vertu du relâchement de ces mêmes vaisseaux. Le mouvement sthénique avorte pour ainsi dire sous le poids de la congestion sanguine. Certains individus sont disposés à l'irritation simple, d'autres à la phlegmasie; enfin, il en est qui sont très-sujets aux hémorragies ; on voit quelquefois dans le même organe l'irritation, l'hémorragie et la phlegmasie se succéder ou se remplacer rapidement.

L'hématémèze se montre rarement comme maladie essentielle; elle est ordinairement alliée à la gastrite chronique ; de même que l'hémoptysie est presque toujours sous la dépendance d'une certaine altération de la membrane muqueuse du poumon. Un homme de 45 ans qui souffrait depuis plusieurs années d'une gastrite chronique, dont il fut presqu'entièrement guéri par une disette qui le força à ne se nourrir que de pommes de terre, éprouva plusieurs hématémèzes, lorsqu'il put reprendre une nourriture plus substantielle. Il en a été délivré par un régime doux, que je lui conseillai de ne jamais abandonner entièrement.

Le traitement de l'hématémèze consiste d'abord à supprimer l'hémorragie, au moyen des boissons froides et acidulées avec le citron ou le vinaigre, et des fomentations de même nature à l'épigastre, en même temps qu'on porte l'excitation et l'afflux sanguin sur les parties éloignées du centre, par les frictions, les ventouses et les applications chaudes sinapisées. Ensuite il faut s'occuper de rétablir l'état normal de l'estomac par un régime approprié.

L'irritation de la membrane muqueuse de l'estomac, qui passe si facilement au degré de phlegmasie chez certains sujets, demeure à l'état nerveux chez d'autres. Dans ce cas, l'irritation presque toute dans les papilles nerveuses, met en jeu plus ou moins fortement la contractilité de l'estomac, et, par les communications nerveuses, réveille dans tout l'organisme des sympathies du même caractère. Les capillaires sanguins ne prennent qu'une part peu active à cette espèce d'irritation qui constitue la névrose de l'estomac, avec laquelle on confond trop souvent d'autres altérations de ce viscère. La véritable irritation nerveuse de l'estomac est sans rougeur, sans sécheresse de la langue et sans chaleur à l'épigastre. Les spasmes, les anxiétés, les rapports, les nausées et le vomissement de matières glaireuses, quelquefois le hoquet, la dysphalgie, le pouls petit et accéléré, la contraction musculaire des membres avec des accidens nerveux cérébraux, sont les symptômes ordinaires de l'irritation nerveuse de l'estomac.

Le tempérament nerveux, les affections morales, la présence d'objets dégoûtans, la grossesse, le dérangement subit de la menstruation, l'ardeur utérine, l'ingestion involontaire d'alimens qui répugnent au goût, etc., sont les causes ordinaires de la névrose de l'estomac, désignée sous le nom de gastralgie ou cardialgie.

L'irritation nerveuse peut devenir inflammatoire, alors ses symptômes se confondent avec ceux de la gastrite.

Le traitement de la gastralgie doit être dirigé autant contre l'excitation nerveuse, morale et physique du sujet, que contre l'affection locale de son estomac : ici conviennent tous les moyens généraux applicables aux maladies nerveuses. Les bains domestiques tièdes, la saignée du bras si le sujet est jeune et fort, les sangsues aux cuisses s'il y a suppression des règles , les fomentations émollientes , tièdes, quelquefois froides à l'épigastre , les infusions un peu aromatiques et légèrement anodines , l'abstinence des alimens, le repos du corps , de l'esprit, sont les moyens les plus propres à apaiser l'irritation gastralgique. Les saignées locales à l'épigastre sont nuisibles , par l'excitation nerveuse que détermine toute émission sanguine locale. Il faut proscrire du traitement de la gastralgie , ces drogues stimulantes dites antispasmodiques, que l'estomac rejette ordinairement, et qui ne produisent d'amendement qu'en changeant la nature de l'irritation. C'est souvent avec le camphre , l'éther sulfurique , le castoréum, l'esprit de mindererus, le quinquina, la valériane, etc. , qu'on fait naître la gastrite de la gastralgie. J'ai traité souvent la névrose de l'estomac., et j'ai eu la satisfaction de la voir se calmer ou se dissiper entièrement , sous l'influence d'un régime doux , des bains , des précautions hygiéniques et des adoucissans : tilleul, fleurs de mauve, d'oranger ; eaux de laitue , de pourpier, de lis ; sirop simple, sirop diacode , etc.

L'estomac peut conserver long-temps de l'irritation sans inflammation : la digestion s'opère et la nutrition languit peu. Toutefois en étudiant la manière d'être des personnes qui ont l'estomac habituellement irrité, on remarque que la digestion est accompagnée d'un peu de plénitude, de rapports , ou de vents et de lassitude dans les jambes. Dans ce cas, le moindre excès de table ou de boissons spiritueuses rend plus évidente l'irritation des voies digestives, et produit l'amertume de la bouche, la soif, l'anorexie, quelques coliques et souvent l'insomnie. Cette irritation sourde de l'estomac cède assez facilement à une alimentation appropriée.

La première sur-excitation de l'estomac produit souvent un appétit extraordinaire : la digestion est plus prompte, ou ingère une plus grande quantité d'alimens ; cet état dure quelquefois long-temps et forme la boulimie. Mais plus ordinairement ce premier degré d'excitation de l'estomac passe à l'irritation avec anorexie, qui est quelquefois suivie de la phlegmasie.

En résumé, l'irritation de la membrane muqueuse de l'estomac peut se résoudre, durer à l'état simple, ou revêtir le caractère nerveux suivant le tempérament du sujet ; elle peut se terminer par hémorragie, ou passer à l'état inflammatoire aigu ou chronique.

Atonie de la membrane muqueuse de l'estomac. L'atonie de la membrane muqueuse de l'estomac est l'état opposé de l'irritation ; elle est plus rare que cette dernière. La diminution ou la soustraction des excitans naturels d'un organe est la première cause de son atonie. Sous l'influence de certains modificateurs, très-souvent la vie se concentre et s'accroît dans un ou plusieurs organes, en même temps qu'elle diminue dans d'autres. C'est par le déplacement brusque de la vitalité et sa concentration, que se développent beaucoup de maladies. Ainsi, par exemple, le froid essentiellement sédatif, agissant brusquement sur la surface extérieure du corps, refoule l'action vitale et la concentre sur les organes où l'activité naturelle, ou une excitation morbide, l'appelle préférablement. C'est par cette concentration vitale, qui est d'autant plus grande que l'action nerveuse est plus mobile, que les phlegmasies internes se déclarent. Lorsque la vie peut réagir assez promptement à l'extérieur naturellement, ou provoquée par les stimulans sudorifiques, l'équilibre se rétablit, ou une phlegmasie extérieure se prononce. L'irritation, et plus encore l'inflammation d'un ou de plusieurs organes, jettent souvent d'autres parties de l'organisme dans l'atonie, la débilité, l'asthénie. L'organisme entier, sous l'influence de causes essentiellement débilitantes, telles que la soustraction du sang, la diminution graduelle de la chaleur atmosphérique, de l'oxigène de l'air, et des alimens, les miasmes, peut s'affaiblir jusqu'à l'extinction de la vie. Mais comme l'homme se trouve bien rarement placé sous l'action de tous ces modificateurs réunis, il en résulte que le principe conservateur peut, en rassemblant la vie dans ses principaux foyers, réagir contre les causes d'épuisement, en portant vivement l'action vitale sur les organes affaiblis. Ce travail de réaction, qui ne peut durer long-temps sans compromettre l'existence ou altérer quelque organe, s'épuise facilement et s'arrête, pour reparaître avec plus de force et souvent plus de danger à une époque plus ou moins rapprochée. C'est cette modification vitale qui constitue les fièvres intermittentes simples ou pernicieuses, suivant la force des causes débilitantes et les ressources vitales du sujet. Pendant les accès, le cerveau, la poitrine et l'épigastre, centres essentiels des forces vitales, sont surchargés de vie et de sang : tous les organes intérieurs sont plus ou moins excités au combat qui se termine par un violent retour de vie et de chaleur à la périphérie affaiblie. Après cet assaut, l'organisme entier retombe dans l'asthénie, jusqu'à ce que l'énergie vitale avec de nouveaux efforts reproduise un autre accès et ainsi de suite, jusqu'à l'épuisement complet de l'individu. Très-souvent au milieu de cette agitation vitale, un ou plusieurs organes deviennent le siége d'une phlegmasie qui survit à l'accès, et qui rend plus chanceux le succès des antipériodiques. L'apirexie des fièvres intermittentes est donc marquée par une asthénie générale, au milieu de laquelle l'atonie de l'estomac est plus ou moins évidente.

Un sujet soumis à l'influence de causes essentiellement stimulantes, telles qu'un air très-oxigéné, une température élevée, une alimentation tonique et très-spiritueuse, l'usage de substances excitantes, etc., éprouvera bientôt de la sur-excitation dans tous ses organes, avec irritation inflammatoire et extinction de la vie par la précipitation de son mouvement. Il est rare qu'on se trouve en rapport avec toutes les causes réunies d'excitation : alors la stimulation ne portant que sur un appareil d'organes, la vie s'y accumule pour languir ailleurs. De sorte que dans l'état ordinaire de la vie, l'homme ne peut pas plus présenter long-temps de l'atonie dans tous ses organes, que de l'irritation et de l'inflammation. C'est cette appréciation des forces vitales et de leur inégale répartition dans l'organisme, qui sert à expliquer certains succès d'une imprudente stimulation dans les maladies essentiellement d'irritation, et quelques mauvais effets des toniques dans les maladies évidemment asthéniques. Dans le premier cas, la stimulation a porté sur des organes affaiblis, et a opéré par révulsion ; et dans le second cas, elle a atteint des organes irrités, dans un organisme affaibli, et a excité sans fortifier. Ainsi il ne faut pas croire que parce qu'un sujet paraît affaibli, il n'ait aucun organe irrité, et qu'un autre qui présente beaucoup d'agitation et d'excitation, n'ait pas aussi quelque organe dans l'atonie.

C'est sur le dérangement de l'équilibre vital, que le vitalisme a construit ses systèmes. Le plus remarquable est celui de Brown, basé sur une fausse appréciation des forces vitales. Le vitalisme organique, c'est-à-dire l'étude de la vie et de ses modifications morbides considérée non-seulement dans son ensemble, mais isolément dans tous les organes, constitue la vraie médecine physiologique de nos jours.

En faisant l'application à l'estomac, de ces considérations générales sur l'asthénie, nous remarquons que ce viscère peut tomber dans l'atonie directement par la diminution ou la soustraction de ses stimulans naturels ou habituels, et indirectement par la soustraction de son action vitale, au profit d'un ou de plusieurs organes irrités ou enflammés, sans réaction de leur part.

L'atonie de l'estomac se prononce par les signes suivans : langue blanche, large, humide, plus ou moins décolorée sur ses bords et à sa pointe; indifférence plutôt qu'aversion aussi bien pour les liquides que pour les alimens; sensation à l'épigastre d'un vide, pour ainsi dire, de l'absence de l'estomac; abaissement facile du diaphragme dans l'inspiration, baillement; état nerveux ou de surexcitation générale provoquée par l'action cérébrale, dans l'intention sans doute de reporter sur l'estomac la vie qui lui manque pour remplir ses fonctions : la digestion des boissons et des alimens est difficile, accompagnée de pesanteur incommode plutôt que douloureuse à l'épigastre, et d'un malaise général; les boissons un peu toniques fatiguent moins l'estomac que les boissons insipides et purement mucilagineuses. C'est là la véritable asthénie gastrique. L'irritation ou la sthénie de l'estomac est caractérisée, comme je l'ai déjà dit, par la rougeur plus ou moins prononcée des bords, ou seu-

lement de la pointe de la langue, avec ou sans sécheresse ; soif ou seulement préférence marquée
pour l'eau froide simple ou acidulée, et pour les
fruits acides et sucrés ; appétit extraordinaire ou
seulement envie de certains alimens, souvent appétence plus morale que physique ; rapports, aigreurs, sentiment de plénitude à l'épigastre avec
douleur, avec ou sans chaleur, suivant le degré de
l'irritation ; respiration ordinairement difficile vers
le diaphragme, quelquefois céphalalgie, pesanteur
et lassitude des membres ; la digestion est plus
douloureuse que difficile, les boissons toniques
augmentent les troubles de la digestion et rendent
plus saillans tous les signes de l'irritation gastrique : les boissons froides un peu mucilagineuses
et acides, suivant le goût du malade, favorisent
la digestion. J'ai rapproché ici les deux tableaux
des deux états opposés de l'estomac, exprès pour
faire mieux comprendre l'importance de leur différence dans l'emploi des ingesta.

L'estomac peut passer de l'état de sthénie à celui d'asthénie *et vice versâ*. L'excitation de l'estomac trop souvent répétée par l'abus des stimulans
naturels ou d'autres modificateurs excitans, peut
le faire tomber dans l'asthénie. C'est ce phénomène vital qui a porté Rasori et ses partisans à ac-
corder une propriété contre-stimulante à une foule
de substances essentiellement stimulantes, telles
que le tartrate-antimonié de potasse, le calomélas, etc. Mais comme cet excès de stimulation

produit bien plus rarement l'asthénie que l'irritation et l'inflammation de l'estomac, il arrive que cette méthode contre-stimulante doit être souvent dangereuse. Pour son succès, il faut que le contre-stimulant trouve l'estomac dans l'asthénie et peu disposé à l'inflammation ; différemment il enflamme et donne lieu à une perturbation souvent mortelle. Dans les inflammations de poitrine, chez des sujets lymphatiques, où la réaction vitale est empêchée par de fortes déplétions sanguines générales, l'estomac, moins irrité qu'atonifié par la concentration vitale sur les poumons, supporte très-bien la stimulation révulsive des contre-stimulans. Mais cette révulsion, dans ces mêmes maladies, chez des sujets nerveux ou bilieux-sanguins, dont l'estomac est irrité ou très-disposé à l'irritation, ne peut être que grave par la complication gastrique qu'elle fait éclore. L'estomac tombe quelquefois subitement dans l'atonie sous le poids des alimens, ce qui occasionne les indigestions, par défaut d'action vitale suffisante. Cette espèce d'indigestion toujours très-pénible, et qui peut se terminer par une congestion cérébrale mortelle, a souvent lieu chez les blessés convalescens dont l'appétit est insatiable. Chez ces individus dont la vitalité générale est affaiblie, l'estomac, dans un état voisin de l'asthénie, se trouve bientôt plongé dans l'épuisement par une surcharge d'alimens. Dans ce cas, les substances toniques et vomitives conviennent : ainsi, d'abord le thé et les infusions aromatiques, aussi chauds que possible, les linges chauds à l'épigastre, et bientôt le chatouillement de la luette, l'ipécacuanha ou le tartre stibié pour exciter le vomissement, si la digestion ne peut s'accomplir ; ensuite le repos de l'estomac et quelques toniques, détruisent bien vîte son atonie.

C'est pour n'avoir pas bien compris l'état sthénique et asthénique de la membrane muqueuse des voies de la digestion, et pour avoir mesuré la vitalité de ce tissu sur celle des organes actifs de la locomotion, que le Brownisme, dont le raisonnement est séduisant, a fait et fait peut-être encore tant de mal. Il en est de même de toutes les autres méthodes perturbatrices.

L'atonie de l'estomac est beaucoup plus facile à détruire que son irritation : quelques toniques et une alimentation substantielle et corroborante suffisent pour remonter en peu de jours son action vitale. Il faut même se mettre en garde contre la surexcitation de l'estomac pour prévenir son irritation. Assez souvent ce passage de l'atonie à l'irritation a lieu chez les convalescens ; c'est ce qui occasionne les rechutes et les langueurs. Enfin ce n'est que lorsque l'estomac est dans un état plus ou moins prononcé d'asthénie, que la révulsion interne par les stimulans fixes, diffusibles, vomitifs, purgatifs, diaphorétiques, diurétiques, etc., peut être couronnée de succès : différemment elle est incertaine et dangereuse.

PHLEGMASIES AIGUËS

DE LA MEMBRANE MUQUEUSE DE L'ESTOMAC.

La membrane interne de l'estomac devient souvent le siége de l'inflammation. Cette maladie, à laquelle on donne le nom de gastrite, est aiguë ou chronique; à l'état aigu, elle présente une foule de nuances d'intensité, depuis l'irritation jusqu'au degré le plus violent. Quelquefois à découvert, très-souvent elle se présente voilée par les symptômes sympathiques; rarement simple, elle est presque toujours compliquée ou alliée à d'autres affections. Quelquefois précédée de l'irritation de l'estomac, elle apparaît souvent sans cet état précurseur. La disposition anatomico-physiologique de l'estomac qui lui fournit des liens de communication avec tout l'organisme, la sensibilité particulière de sa membrane muqueuse et ses rapports presque toujours immédiats avec une infinité de modificateurs, rendent son état pathologique bien différent de celui des autres organes. En effet la gastrite se présente avec des symptômes très-nombreux, dont quelques-uns expriment directement la souffrance de la membrane muqueuse de l'estomac, et dont le plus grand nombre est lié à l'irritation et quelquefois à l'atonie sympathique d'autres organes. Souvent la gastrite se développe en même temps que d'autres phlegmasies ; c'est surtout avec l'entérite qu'elle s'allie. Souvent aussi elle est consécutive à d'autres affections. C'est parce que la gastrite borne rarement ses effets à la membrane muqueuse de l'estomac, et qu'elle est presque toujours liée à une prédisposition des principaux organes à la souffrance idiopathique et sympathique, qu'elle a été méconnue dans les fièvres, ou considérée seulement comme épiphénomène. C'est aux progrès de la médecine organique et de l'anatomie pathologique, que nous devons la connaissance du rôle que joue l'estomac dans les fièvres. Dans la plupart des prédispositions morbides, l'estomac est prêt à recevoir l'influence malfaisante, et très-souvent, au début des maladies aiguës, c'est lui qui domine la souffrance. Cette facilité de l'estomac à figurer activement dans les maladies, lui vient, comme je l'ai dit précédemment, de sa position dans un foyer de vitalité où les mouvemens de la vie organique et de la vie animale fournissent et puisent tour-à-tour. C'est ce qui m'a fait dire au commencement de cet ouvrage, que l'estomac est le roi des viscères, en commandant la santé par son état sain, comme il domine l'organisme par son état pathologique. Dans l'état normal comme dans l'état pathologique, l'action de la membrane muqueuse de l'estomac se transmet naturellement par continuité de tissu à celle de l'intestin grêle ; de sorte qu'à la gastrite est presque toujours alliée l'irritation ou l'inflammation d'une partie plus ou moins étendue de la membrane muqueuse du tube intestinal. C'est cette extension de phlegmasie membraneuse qui fait paraître des symptômes d'entérite dans la gastrite, et qui a porté Broussais à remplacer le nom de gastrite par celui de gastro-entérite ou de phlegmasie gastro-intestinale. Je me servirai indifféremment de ces trois expressions dans l'étude de la phlegmasie de l'estomac.

Les causes de l'inflammation de la membrane muqueuse de l'estomac sont fort nombreuses : elles sont directes ou indirectes. Les premières portent leur action plus ou moins immédiatement sur la face interne de l'estomac : ce sont les ingesta irritans, âcres, et les corrosifs, tels que les viandes noires, les épices, les vins du midi, les liqueurs fortes, les viandes salées, les alimens altérés, l'abus des toniques, des vomitifs et des purgatifs, les végétaux âcres et les substances minérales corrosives. De ces ingesta, les uns agissent d'abord comme causes prédisposantes, en élevant au-dessus de l'état normal, l'excitabilité de l'estomac, et font éclore l'inflammation par la continuité de leur action ; les autres âcres et corrosifs, enflamment et corrodent la membrane muqueuse aussitôt qu'ils sont en rapport avec elle.

La glace introduite dans l'estomac, l'action vitale étant accrue à la périphérie, peut déterminer la gastrite par l'effet d'une réaction brusque.

La gastrite est déterminée indirectement par la

suppression intempestive de l'action cutanée, par la métastase de la rougeole, de la variole; par la répercussion de l'érysipèle, des dartres; par la suppression des exutoires, ou d'une hémorragie habituelle; enfin, elle se développe souvent sous l'influence d'une température chaude et humide, alliée à une atmosphère chargée d'émanations provenant des décompositions animales, et viciée par la respiration d'hommes malades, rassemblés dans des espaces étroits. Ce sont ces dernières causes qui produisent les foyers d'infection d'où naissent les maladies pestilentielles, dans lesquelles la phlegmasie des voies digestives ne joue pas le moindre rôle. Les affections morales tristes, la contention d'esprit, font réagir le cerveau sur le centre épigastrique, de manière à favoriser le développement de la gastrite. J'ai vu l'application imprudente d'un vésicatoire à l'épigastre, produire une gastrite violente. L'estomac s'irrite et s'enflamme par la privation complète et soutenue de ses stimulans : la vitalité de ce viscère, excitée par le besoin de l'alimentation, se révolte, tourmente le cerveau et tout l'organisme, qui réagissent sur lui, lassent son excitabilité et y font affluer le sang d'où l'inflammation et même l'ulcération ; un jeûne trop sévère favorise de cette manière le développement de la gastrite ; l'irritation sympathique de l'estomac, déterminée par la phlegmasie d'autres organes, passe quelquefois à l'état d'inflammation.

De ces causes, la gastrite peut naître sous différentes formes. Lorsque l'inflammation de la membrane muqueuse de l'estomac est produite directement par des modificateurs stimulans, âcres ou corrosifs, elle se montre avec des symptômes bien caractéristiques : vomissement des matières alimentaires contenues dans le ventricule, puis de mucosités glaireuses et bilieuses ; douleur à l'épigastre, accrue par le toucher et accompagnée de chaleur dans l'estomac, avec angoisse et gêne de la respiration ; bouche sèche, soif ardente, langue plus ou moins rouge, même couleur des lèvres et quelquefois des conjonctives ; pouls d'abord élevé, puis petit et très-accéléré ; peau chaude et sèche, surtout à la région épigastrique ; prostration générale avec douleurs contusives dans les membres, et quelquefois des crampes ; urines rares et rouges ; tête lourde plus ou moins douloureuse ; quelques frissons précèdent souvent l'explosion inflammatoire. Lorsque les ingesta sont corrosifs, qu'ils sont extrêmement divisés, qu'ils ont séjourné quelques momens dans l'estomac, ou qu'ils ont franchi l'orifice pylorique, les vomissemens, les angoisses, les tranchées et les évacuations alvines ne discontinuent pas, une ardeur déchirante dévore tout le conduit digestif ; la peau est brûlante sur les régions épigastrique et abdominale, elle est froide aux extrémités et présente des taches rouges et livides ; les urines sont rares et brûlantes ; quelquefois le cerveau perçoit toute la violence de la souffrance gastro-intestinale, donne à la physio-

nomie l'expression de la plus vive douleur, et
réagit en excitant des convulsions atroces; d'autres
fois, suivant la nature des substances âcres, toute
l'action cérébrale est étouffée et engourdie par la
congestion sanguine, d'où la perte de la motilité et
l'engourdissement général ; le cœur, au milieu de
cette tourmente organique, ou consume la vie par
ses battemens multipliés et irréguliers, ou la chute
de son action précède l'extinction vitale. Ce tableau
raccourci exprime la gastrite franche et son plus
haut degré d'intensité, dans l'empoisonnement par
des substances corrosives et narcotico-âcres. C'est
la gastrite connue des médecins de tous les temps.
Ici la nature des causes, les caractères tranchés du
mal, et l'autopsie cadavérique ne laissent aucun
doute sur l'existence de la phlegmasie de l'estomac.
L'observation suivante est un exemple de ce genre
de gastrite : Mme Ay***, de Quincieux, âgée de
45 ans environ, tempérament nerveux-lymphatique-sanguin, fait un voyage à Mâcon au mois
de mai 1831, jouissant d'une parfaite santé. Dans
son retour par le bateau à vapeur, elle se fait servir du café au lait ; quelques momens après avoir
pris ce déjeûner, elle sent un malaise insupportable à l'épigastre avec nausées et vomissemens.
Mme Ay*** arrive chez elle dans cet état, pour lequel
je suis appelé ; les vomissemens sont continuels avec
sensation de brûlure, depuis la gorge jusqu'à l'estomac où la douleur est déchirante, les coliques avec
des déjections accompagnent cet état ; des crampes

continuelles se font sentir dans les extrémités inférieures ; la langue est sèche , blanche au milieu
et très-rouge à ses bords ; la soif est vive et ne
peut être satisfaite à cause des vomissemens ; le
pouls est petit, très-accéléré et un peu irrégulier ;
l'estomac rejette d'abord toutes les boissons , et ne
supporte plus tard que l'eau froide par cuillerée.
Je soupçonne un empoisonnement involontaire par
du café au lait préparé dans une casserole de
cuivre oxidée ; je déploie avec énergie tout l'appareil des antiphlogistiques : fortes saignées locales
réitérées à l'épigastre et sur l'abdomen , fomentations émollientes continuelles sur ces régions , lavemens de même nature , boissons mucilagineuses
froides et un peu acidulées avec le jus d'orange,
diète complète. La phlegmasie gastro-intestinale
cède, et est remplacée par une péritonite aiguë. Je
reprendrai cette observation au chapitre de la péritonite.

La gastrite se présente avec des nuances extrêmement variées et sous des formes qui en masquent
très-souvent le caractère distinctif : c'est là qu'elle
est devenue l'écueil des médecins. C'est ce qui
arrive , lorsque l'inflammation de l'estomac est
produite indirectement par des modificateurs qui
portent à la fois leur action sur plusieurs organes,
ou qu'elle se déclare chez un sujet dont tout l'organisme a été modifié par des causes générales.
Alors les souffrances idiopathiques et sympathiques
se confondent et produisent un état maladif extrê-

mement voilé. Les nosographes ont groupé les symptômes de cet état, et en ont fait des genres et des espèces de maladies connues sous le nom de fièvres. Trop préoccupés de créer, ils ont fait, des différentes formes de la gastro-entérite qu'ils ne connaissaient pas, plusieurs entités, qu'ils ont données comme indépendantes de l'inflammation de la membrane muqueuse de l'estomac. L'esprit d'observation, dirigé par la physiologie et l'anatomie pathologique, a fait justice de ces erreurs, en reconnaissant et démontrant que les voies de la digestion sont toujours affectées dans les maladies générales, dites fièvres essentielles. Pour faciliter l'étude des phlegmasies gastro-intestinales, sous les différentes formes qu'elles sont susceptibles de revêtir, suivant les modifications diverses, j'établis deux ordres : Dans le premier, je place l'inflammation gastrique et gastro-entérique sporadique, sous les formes de fièvre inflammatoire, de fièvre gastrique, de fièvre ataxique, de fièvre bilieuse, de fièvre muqueuse, de fièvre catarrhale et de fièvre adynamique. Le second ordre renferme les phlegmasies gastro-intestinales miasmatiques-épidémiques, connues sous les noms de choléra-morbus asiatique, de fièvre jaune et de typhus nosocomial et pestilentiel.

Fièvre inflammatoire. La gastrite, chez un jeune sujet d'un tempérament sanguin, doué d'une grande activité vitale, et dont tout l'organisme a été surexcité, se déclare avec les symptômes suivans :

lassitude générale, céphalalgie, nausées ou vomissement, chaleur et turgescence de la peau, blancheur du milieu de la langue, rougeur peu marquée de ses bords, toux légère, quelquefois points douloureux ambulans sur les différentes régions du corps, quelques coliques, peau plus chaude à la région épigastrique, urines colorées, pouls plein, élevé et accéléré, souvent un peu de délire. Dans cet état, véritable fièvre inflammatoire des auteurs, où l'estomac est moins enflammé qu'irrité, l'organisme est surchargé de vitalité, et la circulation, de sang. La médication qui tend à affaiblir la circulation générale, à supprimer ou seulement à diminuer les stimulans naturels de l'économie animale, et à appeler à l'extérieur, pour l'user, l'excitation organique, fait évanouir la gastrite avant même qu'elle se soit bien prononcée ; mais, si par une médication moins sage, on appelle, au moyen d'un stimulant quelconque, l'excitation générale sur l'estomac, tous les mouvemens morbides se dirigent sur ce centre de vitalité et les symptômes de la gastrite dominent bien vite l'état maladif. M. Ay***, âgé de 24 ans, tempérament sanguin, bien constitué, fait une longue chasse au mois de septembre 1831, par un temps chaud, et rentre chez lui mouillé de sueur ; il se rase immédiatement à l'eau froide, exposé à un courant d'air ; bientôt il éprouve un frisson avec les symptômes suivans : malaise général, céphalalgie violente avec grande agitation, soif et quelques nausées, langue blanche au milieu et un peu rouge au bord, peau chaude et un peu halitueuse, épigastre légèrement douloureux, face vultueuse, yeux animés et sensibles à la lumière, insomnie insurmontable, pouls plein, dur et accéléré, urine fortement colorée, mouvemens continuels des membres. Appelé à donner des soins à M. Ay***, je le soumets au traitement suivant : saignée de bras d'environ 15 à 18 onces, application momentanée de la moutarde autour des maléoles, limonade gommée, infusion de fleur de mauve, friction sur l'épigastre avec de l'huile d'olive tiède, lavemens émolliens, abstinence de toute espèce de nourriture. Le troisième jour, la convalescence est parfaite.

Dans l'observation suivante, on voit la gastrite s'accroître et appeler à elle l'excitation générale au moyen d'un stimulant introduit dans l'estomac.

Mlle Duc, (Limonest, Mont-d'Or), âgée de 19 ans, tempérament nerveux-lympathique-sanguin, d'une belle constitution, habituée à une expuition glaireuse, se trouve à Lyon, auprès de sa sœur malade, au moment des troubles qui ont ensanglanté cette ville au mois de novembre 1831. Elle quitte la ville et se rend à pied à la maison de son père, éloignée de deux lieues ; à son arrivée, cette jeune personne se sent accablée et éprouve bientôt un frisson, de la céphalalgie, des douleurs contusives dans les membres, l'inappétence et des envies de vomir, avec un malaise général ; sa mère lui fait avaler plusieurs cuillerées d'un élixir tonique, qui occasionne un vomissement presque continuel. Le troisième jour, je visite la malade, que je trouve dans l'état suivant : vomissement de toutes les boissons, langue rouge et sèche dans toute son étendue , soif ardente, douleur épigastrique, accrue par la plus légère pression, tête douloureuse avec insomnie et agitation morale, face vultueuse, prostration extrême, pouls élevé et très-accéléré, peau brûlante et sèche , toux légère, urines rares et fortement colorées, point de colique. Prescription : 15 sangsues à l'épigastre, avec recommandation de recouvrir leurs piqûres d'un cataplasme émollient, sinapismes légers aux cuisses ; pour boisson , infusion de fleurs de mauve acidulée avec le suc d'orange, et qu'on fait prendre par cuillerées ; fomentations émollientes sur l'abdomen, lavemens mucilagineux , abstinence de toute autre boisson et de tout aliment.

Quatrième et cinquième jours, les vomissemens ont cessé, mais la malade rend beaucoup de mucosités glaireuses qui remontent avec peine par l'œsophage ; la langue est moins rouge, la douleur à l'épigastre a un peu diminué, mais la bouche est toujours sèche ; la céphalalgie est moins forte , cependant l'insomnie se soutient, le pouls est plus petit et toujours très-accéléré ; la peau se maintient chaude et sèche surtout à l'épigastre, des exacerbations ont lieu de temps à autre, avec froid aux pieds. Prescription : eau de mauve gommée et acidulée, fomentations et lavemens émolliens ; on entoure les pieds et les jambes de coton et de taffetas gommé.

Sixième jour, même état. Prescription : 12 sangsues à l'épigastre, continuation des autres moyens.

Septième jour, cette seconde saignée locale a fourni beaucoup de sang : diminution de tous les symptômes, la malade a dormi plusieurs heures, une moiteur générale se déclare surtout aux pieds et aux jambes et se soutient.

Huitième et neuvième jours, mieux progressif et convalescence ; du neuvième au onzième jour, les fonctions digestives ont repris très-vîte leur activité naturelle, et malgré mes recommandations à la malade de se nourrir d'alimens doux et légers, il y a eu un retour de gastrite légère, occasionné par une nourriture trop substantielle. Quelques nouvelles précautions ont ramené l'estomac à son état normal, et la santé de Mlle Duc s'est consolidée.

Gastro-entérite franche (fièvre gastrique). Lorsque la gastrite se déclare chez les sujets dont les organes digestifs, naturellement pourvus de beaucoup d'action, sont plus aptes à recevoir l'impression des modificateurs morbifiques, elle se prononce ordinairement par des symptômes qui dessinent assez bien la souffrance de l'estomac. Cette espèce est plus fréquente chez les jeunes sujets et chez les femmes ; elle est quelquefois précédée d'un appétit extraordinaire qui se change tout-à-coup en inappétence. La maladie se déclare

par les frissons, la prostration des forces, la douleur à l'estomac, les rapports, les nausées, les vomissemens, la rougeur des bords de la langue
qui est épaisse et sèche; la chaleur et la sécheresse
de la peau, la céphalalgie, la gêne de la respiration; le pouls d'abord plein, élevé, puis dur, petit
et très-accéléré; les douleurs contusives des membres, les coliques, les urines rares, rouges et
troubles; les angoisses et les exacerbations fébriles
avec rougeur d'un des côtés de la face. Cette gastrite, ou plutôt gastro-entérite, parce que l'intestin
grêle participe presque toujours à la souffrance de
l'estomac, est la fièvre gastrique des nosographes,
qui ne diffère de l'espèce précédente que par le
développement plus marqué et plus complet de la
phlegmasie gastro-intestinale; très-souvent l'irritation gastrique de la fièvre inflammatoire passe
rapidement à l'état de phlegmasie de la fièvre gastrique. L'observation que je viens de rapporter en
est un exemple. Le type de la fièvre gastrique se
trouve dans l'observation suivante : Mme Rou***,
âgée de 40 ans, tempérament lymphatique-sanguin,
douée d'une belle constitution, mère de plusieurs
enfans qu'elle a allaités, pourvue de beaucoup
d'appétit et de bonnes digestions, surtout depuis
son séjour à la campagne; sujette, depuis plusieurs années, à des douleurs fibro-musculaires
abdominales du côté gauche, ordinairement assez
violentes et passagères, occasionnées par le refroidissement de la peau, ressent, au mois de no-

..vembre 1831, après plusieurs soirées et repas ex-
traordinaires, un malaise avec les douleurs abdominales accoutumées. L'irritation se dirige aussitôt
à l'estomac et fait paraître les symptômes suivans:
Nausées et vomissemens, douleurs à l'épigastre et
dans la région iliaque gauche, siége ordinaire des
douleurs; bouche sèche, langue blanche au milieu
et rouge à sa pointe, vomissement de mucosités,
peau chaude et peu halitueuse, pouls élevé et fort
accéléré, urines rares et colorées, céphalalgie légère avec insomnie, point de douleurs intestinales.
Je vois Mme Rou*** le premier jour et lui prescris
les moyens suivans : grand cataplasme de farine de
lin arrosé d'huile d'olive, pour être appliqué sur
toute la surface du ventre, eau sucrée un peu acidulée, lavement émollient, sinapismes légers aux
cuisses, diète.

Deuxième jour, amendement marqué : les vomissemens ont cessé, la bouche est moins sèche,
les points de douleurs abdominales se sont dissipés, l'épigastre est toujours un peu douloureux à la pression, l'abaissement du diaphragme
dans la respiration est toujours difficile. Prescript. :
continuation des mêmes moyens excepté les sinapismes.

Troisième jour, la résolution de la gastrite s'o-
père lentement, la malade éprouve quelques légères
exacerbations fébriles. Prescription : 8 sangsues à
l'épigastre, fomentations émollientes, continuation
des autres moyens.

Quatrième et cinquième jours, résolution complète de la gastrite et convalescence. L'appétit, après avoir langui pendant quelques jours, reprend toute sa force ordinaire. Au moyen de digestions faciles et d'une bonne nourriture, Mme Rou*** a récupéré bien vite toutes ses forces et a joui de sa belle santé accoutumée, jusqu'au mois de janvier 1832, environ deux mois après la première maladie, où sans signes précurseurs, et par l'effet d'un simple refroidissement du corps, elle a éprouvé une nouvelle explosion inflammatoire, ainsi qu'il suit : Frisson suivi de douleurs abdominales extrêmement vives, qui s'étendent à la hanche gauche ; irritation insupportable sur les voies urinaires, qui rend fréquente et douloureuse l'émission des urines ; céphalalgie, agitation générale, peau chaude et un peu halitueuse, pouls dur, élevé et accéléré ; peu de soif. On cherche à exciter la transpiration par des cataplasmes chauds et émolliens, appliqués sur les régions souffrantes, et par l'infusion de mauve et de violette qu'on fait prendre chaude.

Deuxième jour, l'irritation a quitté les muscles abdominaux, le péritoine et la membrane vaginouréthrale, pour se porter sur la membrane muqueuse des premières voies, où elle s'est transformée en phlegmasie très-aiguë, caractérisée par le vomissement de toutes les boissons ingérées, la sécheresse de la bouche, la soif, la rougeur des bords de la langue, la douleur vive à l'épigastre, les angoisses, l'agitation générale, la céphalalgie, l'insomnie, la chaleur sèche de la peau, quelques coliques, la sensibilité du ventre à la pression, un léger météorisme, les urines rares, rouges et troubles; le pouls dur, élevé et accéléré. Prescript. : 15 sangsues à l'épigastre, fomentations émollientes tièdes sur les piqûres, et continuées sans relache pour faire couler le sang, lavemens émolliens ; pour boissons : eau froide acidulée et légèrement sucrée, infusion de fleurs de mauve édulcorée avec le sirop de gomme, abstinence de tous autres ingesta. L'eau pure ou légèrement laiteuse est préférée.

Troisième jour, rémission prononcée : les vomissemens sont moins fréquens, la douleur épigastrique a diminué, le pouls est moins dur, plus petit et toujours très-vîte ; l'insomnie et les autres symptômes persistent. Prescript. : mêmes boissons, continuation des émolliens sous toutes les formes.

Quatrième jour, l'état maladif de la veille se soutient ; les boissons, quoique prises froides et à petites doses, fatiguent encore beaucoup l'estomac ; l'eau pure est toujours préférée ; il y a des exacerbations fébriles avec rougeur de la peau; le ventre est douloureux et météorisé. Prescript. : 18 grosses sangsues, distribuées depuis l'épigastre jusqu'à l'ombilic, mêmes boissons, continuation des autres moyens.

Cinquième jour, l'émission sanguine a été considérable et la phlegmasie gastro-intestinale a cédé:

Mme Rou***, a eu un peu de sommeil, plus de vomissement ; boissons plus abondantes ; moiteur à la peau, pouls souple, petit et moins accéléré ; langue humide et presque sans rougeur sur les bords, urines plus abondantes et sédimenteuses, mieux manifeste. Prescript. : eau gommée acidulée, bain domestique tiède, émollient, continuation des autres moyens.

Septième jour, convalescence. La résolution de la gastro-entérite a été suivie d'un retour d'irritation sur les organes génito-urinaires, avec éruption des menstrues ; l'accélération du pouls n'a cessé qu'après cette évacuation. Une atonie passagère de l'estomac a succédé à l'irritation ; elle a cédé à l'eau gazeuse et à une nourriture appropriée. J'ai conseillé à Mme Rou***, pour prévenir de nouvelles récidives d'irritation abdominale et de phlegmasie gastro-intestinale, de soigner son estomac, d'éviter les alimens épicés, les viandes noires, les alimens trop substantiels, de ne boire que de l'eau pure ou rougie, de faire beaucoup d'exercice, de prendre des bains domestiques tièdes, d'éviter soigneusement le refroidissement de la peau, et de se faire pratiquer une saignée générale au moindre signe de pléthore.

Gastro-encéphalite (*Fièvre ataxique*). Le tempérament nerveux-sanguin imprime à la gastrite et à la gastro-entérite des caractères particuliers. Le système nerveux fortement excité par la phlegmasie de l'estomac, éveille toutes les sympathies et multiplie les mouvemens morbides. Dans cet état, si la phlegmasie gastro-intestinale d'où partent toutes les sympathies, n'est pas combattue avec succès, ou que le cerveau par son irritabilité naturelle, quelque prédisposition antérieure, ou par l'action concomitante de plusieurs causes qui ont agi sur les voies de la digestion et sur l'appareil sensitif, appelle trop à lui les mouvemens morbides, le trouble cérébral domine l'état maladif, et l'affection gastro-intestinale se trouve voilée par les symptômes nerveux. C'est la fièvre ataxique des ontologistes et la gastro-encéphalite de la nouvelle école.

Cette espèce de maladie est extrêmement grave, par les difficultés de maitriser l'action nerveuse qui tend sans cesse à enflammer le cerveau, et à anéantir toutes les facultés et le principe vital. Tous les efforts du médecin doivent avoir pour but l'extinction de la phlegmasie dans son foyer primitif, pour en arrêter les irradiations sympathiques; et, si malgré sa médication bien dirigée, le cerveau est devenu un second foyer de phlegmasie, il faut qu'il en modère l'intensité, et qu'il cherche à le détruire en épuisant son action vitale surabondante, et la dispersant sur des organes éloignés, peu susceptibles de la réfléchir sur les centres sensitifs. Des deux observations qui suivent, la première est un exemple de gastrite avec sympathie active sur le cerveau, et exaltation de tout le système nerveux (fièvre nerveuse de quelques

auteurs) ; la seconde est une fièvre gastro-encéphalique dans toute son intensité.

Première Observation. Mme de Su***, âgée
d'environ 28 ans, douée d'un tempérament nerveux-sanguin, à peau fine, et à sensibilité exces-
sive, morale et physique ; enceinte de 7 mois
(troisième grossesse), éprouve quelques accès de
fièvre intermittente, au mois d'août 1827, dans le
Forez (province humide du département de la
Loire). Elle se rend à Lyon, où elle consulte
M. le docteur Martin, qui lui conseille d'aller à la
campagne chez son grand-père, au château de
Machy (Mont-d'Or), situé dans une exposition
très-salubre. Il lui fait emporter quelques doses de
sulfate de quinine, avec recommandation de les
prendre dans l'intervalle des accès, et d'en suspendre l'usage si l'estomac s'en trouve incommodé.
Les trois premières doses (environ dix grains de
quinine), donnent à la fièvre un caractère rémittent, et l'estomac devient sensible. Mme de Su***,
sans consulter de nouveau, prend une quatrième
dose de sulfate de quinine, qui fait éclore une
gastrite très-aiguë. Appelé le 13 septembre pour
lui donner des soins, je trouve la malade dans
l'état suivant : agitation générale extrêmement
vive, face animée, tête douloureuse, nausées et
vomissemens ; douleur à l'épigastre accrue par le
toucher, coliques avec un léger météorisme et un
peu de diarrhée ; pouls plein, élevé et très-accéléré ; langue resserrée, pointue, sèche et très-rouge

sur ses bords et sa pointe ; soif, peau chaude et peu halitueuse, douleurs lombaires, céphalalgie avec insomnie, vive affection morale, crainte de la mort ; crampes des jambes, urines rares et fortement colorées. Prescript. : 12 sangsues à l'épigastre, dont on recouvrira les piqûres avec un cataplasme émollient pour favoriser l'écoulement du sang ; fomentations émollientes sur le ventre, lavemens de même nature, sinapismes légers aux maléoles ; pour boissons : orangeade sucrée et infusion de fleurs de mauve édulcorée avec le sirop de gomme, diète complète.

Le lendemain, troisième jour de la gastrite, amendement prononcé : la phlegmasie gastro-intestinale a beaucoup diminué, l'épigastre n'est plus douloureux, léger sommeil avec des sursauts. Continuation des adoucissans et de la diète.

Quatrième jour, il y a eu une exacerbation dans la nuit avec agitation et un peu de délire ; la tête est toujours douloureuse, l'épigastre est redevenu un peu sensible au toucher, la bouche est sèche, la soif a augmenté ; il y a un peu de météorisme avec des coliques, l'état nerveux est violent, la malade s'agite, s'inquiète et éprouve des spasmes très-fatigans. MM. les docteurs Martin et Montain, anciens chirurgiens-majors de l'hospice de la Maternité de Lyon, et médecins distingués de cette ville, sont appelés en consultation. Après avoir examiné attentivement Mme de Su***, nous reconnaissons unanimement qu'il convient de persévérer dans la méthode anti-phlogistique et adoucissante, et de n'avoir recours aux anti-périodiques, appliqués en frictions ou administrés en lavemens, que dans le cas où la maladie reprendrait son caractère primitif de fièvre intermittente. Prescript. : 6 sangsues à l'épigastre et 4 à l'abdomen, fomentatations émollientes, bains domestiques tièdes et mucilagineux, lavemens idem ; continuation des boissons déjà prescrites et de la diète.

Cinquième jour, les voies digestives ne sont plus douloureuses, il n'y a plus de soif ; la céphalalgie et l'insomnie persistent avec l'agitation générale ; il y a parfois de l'assoupissement avec un peu de délire, le pouls est petit et très-accéléré, les pommettes se colorent de temps à autre ; la malade craint de prendre des attaques. Prescript. : 4 sangsues à chaque tempe, cataplasmes chauds autour des pieds et des genoux ; fomentations légèrement tièdes, et successivement froides et vinaigrées sur le front, renouvelées souvent ; continuation des adoucissans et de la diète.

Sixième jour, la congestion cérébrale est dissipée, plus de céphalalgie ; l'excitation nerveuse persiste, la langue est humide, mais elle conserve de la rougeur à sa pointe ; la respiration n'est pas parfaitement libre vers l'épigastre. Prescript. : continuation des adoucissans sous toutes les formes, coton cardé et taffetas gommé autour des jambes et des pieds.

Septième jour, même état de la veille, avec

quelques légères exacerbations, le sommeil est plus calme. Prescript. : mêmes moyens, plus eau légère de poulet et émulsion cuite d'amandes douces.

Du huitième au douzième jour, état stationnaire avec des exacerbations irrégulières : même traitement.

Du douzième au quatorzième jour, les redoublemens se prononcent, sous forme d'accès, sans frissons ; ils se terminent par une légère transpiration générale, ils sont avec soif, céphalalgie, agitation, et, quoique irréguliers, ils ne reviennent qu'une fois dans les 24 heures ; dans les intervalles, l'estomac conserve de l'irritation, le pouls se maintient accéléré, très-petit et un peu irrégulier ; le ventre est souple et sans douleur, la peau est moins chaude et les urines moins colorées. Prescript. : frictions à la partie interne des cuisses avec du sulfate de quinine dissous dans du vinaigre ; continuation des adoucissans, de l'eau de poulet et de l'abstinence de toute autre nourriture.

Quinzième et seizième jours, les redoublemens continuent, l'irritation gastrique est un peu ranimée ; cessation des frictions au sulfate de quinine. Prescript. : dans l'intervalle des redoublemens, un demi-lavement d'une décoction légère de guimauve, de quinquina concassé et de têtes de pavots, continuation des autres moyens.

Du dix-huitième au vingt-unième jour, l'état fébrile a entièrement cessé, et la convalescence s'est prononcée et soutenue sans rechute. La grossesse a suivi son cours, l'accouchement a été un peu prématuré et l'enfant n'a pas vécu.

Dans cette maladie, essentiellement inflammatoire, on aurait pu peut-être répéter plus souvent les émissions sanguines, pour chercher à triompher plus rapidement et plus complètement de la phlegmasie gastro-intestinale ; mais la grossesse nous a paru une contre-indication ; d'ailleurs, toutes les fois que, dans la gastro-entérite, le système nerveux est fortement excité, ou que l'affection tend à prendre le caractère rémittent ou intermittent, les saignées trop considérables, qui sont inévitablement accompagnées de troubles, jettent l'individu dans un état de faiblesse qui rend les exacerbations plus fortes et plus graves. Il est prudent et plus convenable dans ce cas, si l'inflammation ne cède pas entièrement aux premières applications de sangsues, de la poursuivre et de la lasser par les adoucissans, de la déplacer, et de l'user par une révulsion sage et prudente sur les organes dont l'excitabilité est plutôt au-dessous qu'au-dessus du degré normal.

Deuxième Observation. Antoine, maître-valet de M. Alméras, à St-André (Mont-d'Or), âgé de 35 ans, tempérament éminemment sanguin-nerveux, d'un caractère irascible, à constitution large, à face d'un rouge très-épanoui, cheveux châtains clairs, très-adonné au travail, et n'étanchant sa soif qu'avec du vin pur, commençait à éprouver au commencement de l'été de 1830, des lassitudes générales et souvent de la céphalalgie. Au mois de septembre de la même saison, le sujet s'expose, dans une soirée, à la fraîcheur de l'atmosphère, son corps étant encore dans la transpiration de la journée ; aussitôt refroidissement de la peau, frissons, céphalalgie violente et douleurs pleurodyniques. La transpiration qu'on s'efforce de rappeler par des infusions sudorifiques et des couvertures de laine, ne se rétablit qu'incomplètement, et les troubles morbides auxquels cet homme est disposé depuis plusieurs semaines, se prononcent violemment, avec les symptômes suivans : agitation générale, tête chaude et douloureuse, peau brûlante et un peu halitueuse, pouls plein, grand et accéléré, langue sèche et rouge sur les bords, soif ; nausées sans vomissement, respiration gênée, toux sèche et profonde, quelques points douloureux et ambulans sur les différentes régions du thorax ; ventre un peu douloureux, quelques coliques sans diarrhée, urines rares et rouges de sang. Appelé auprès de cet homme (le 5 septembre), au début de sa maladie, j'emploie de suite les moyens suivans : large saignée de bras de 18 à 20 onces, pédiluve un peu sinapisé, cataplasme émollient sur toute la surface abdominale, cataplasme de riz saupoudré de moutarde sur les points de pleurodynie, lavemens émolliens et huileux, infusion légère de fleurs de mauve et de violette, acidulée avec le suc de citron et édulcorée avec le sirop de gomme ; abstinence de toute nourriture, privation de la lumière solaire, repos du corps et de l'ame, température douce de l'appartement.

Deuxième jour, la saignée générale a calmé la céphalalgie ; le malade est très-accablé et cherche en vain le sommeil ; il se plaint d'une douleur à la nuque avec roideur ; les lavemens ont procuré des évacuations qui ont soulagé le gros intestin ; la gastro-entérite n'est pas très-prononcée, cependant la peau est toujours brûlante ; le pouls est moins élevé, mais très-accéléré et quelquefois un peu irrégulier ; les douleurs thorachiques se sont dissipées, mais la respiration demeure gênée; le malade pousse de longs soupirs. Prescript. : mêmes moyens, excepté les cataplasmes sinapisés que je fais remplacer par des plaques de coton cardé.

Troisième jour, le malade a eu, dans la nuit, un accès fébrile, avec une agitation presque convulsive de tout le corps ; cet accès, qui a duré environ deux heures, s'est terminé par une légère moiteur. A ma visite, je trouve le malade plongé dans une prostration physique et morale extrême : sa tête est lourde, ses yeux un peu fixes, et les pupilles dilatées; sa langue est plus humide et moins rouge que la veille, la soif est modérée ; l'épigastre et le ventre ne sont pas douloureux, la peau est un peu humide et moins brûlante, le pouls s'est un peu élevé, mais il est un peu moins accéléré. Cet état me paraît extrêmement grave : tout l'orage de la maladie s'amasse sur le cerveau, et je crains qu'il n'éclate dans un nouvel accès, de manière à anéantir la vie. Dans cette conjoncture, je n'hésite pas à faire la prescription suivante : 10 grains de sulfate de quinine, incorporé dans 4 onces de sirop de gomme, à donner par cuillerée à bouche dans la journée, toutes les deux heures; limonade cuite, pédiluve chaud à l'eau vinaigrée et sinapisée, diète; calme aussi grand que possible autour du malade, peu de questions; recommandation de suspendre le sirop de quinine aussitôt que l'accès se prononcera, et de modérer celui-ci par des cataplasmes très-chauds autour des pieds et des genoux, et des compresses imbibées d'eau froide vinaigrée, sur le front.

Quatrième jour, l'accès est revenu à peu près à la même heure que le premier; il a été plus court, sans délire : mais la respiration a été très-gênée, la toux profonde et très-pénible; le malade a eu un vomissement de matières muqueuses-glaireuses et bilieuses, avec douleur à l'épigastre; il y a soif, sécheresse et rougeur vive de la langue; le ventre est douloureux et un peu météorisé, la peau est brûlante et sèche; coucher en supination, urines rares et douloureuses; tête moins lourde, mais toujours troublée; violente anxiété. Prescript. : 20 sangsues à l'épigastre, fomentations émollientes sur les piqûres, lavemens mucilagineux, eau d'orge gommée et acidulée avec le suc d'orange, diète.

Cinquième jour, le sang a coulé abondamment; la peau est moins brûlante, la région épigastrique est moins sensible, la langue est un peu moins sèche, l'état cérébral s'est accru ; il y a un peu de délire fougueux, le malade balbutie, il jette ses bras hors du lit ; il veut se découvrir, se plaignant d'une chaleur incommode ; le pouls est petit et très-accéléré, rougeur d'un côté de la face et quelquefois des deux côtés, toux rauque et sans expectoration. Prescript. : continuation de l'eau d'orge acidulée, julep pectoral, lavement simple, fomentations mucilagineuses sur toute la surface de l'abdomen.

Septième jour, exacerbation violente ; la langue est rouge, la soif inextinguible, l'agitation extrême, la peau brûlante et sèche, surtout à la région épigastrique ; assoupissement et délire passager, mouvemens convulsifs des lèvres, tremblement de la langue ; ventre météorisé et douloureux à la pression, pouls petit, très-accéléré et irrégulier. Prescript. : 12 sangsues à l'épigastre et sur le ventre, fomentations émollientes continuées sans relâche ; boissons déjà prescrites ; cataplasmes chauds, légèrement sinapisés, autour des chevilles, des genoux et des poignets, et renouvelés toutes les quatre à cinq heures.

Huitième jour, la phlegmasie gastro-intestinale est moins intense, mais elle résiste ; les lèvres et les gencives deviennent fuligineuses ; des exacerbations surviennent avec rougeur des pommettes et agitation plus forte ; le ventre est moins météorisé, le malade se découvre sans cesse et veut sortir de

son lit ; il y a tremblement des mains avec soubresaut des tendons, la tête est brûlante, le malade
boit toutes les fois qu'on lui présente, il rend involontairement ses urines ; point d'évacuations
alvines. Prescript. : continuation des adoucissans
sous toutes les formes.

Neuvième jour, le délire et l'agitation ont augmenté, la face est animée ; les autres symptômes
n'ont pas varié. Prescript. : 5 sangsues à chaque tempe, cataplasmes sinapisés aux jointures
des pieds, des genoux et des poignets ; vésicatoire
à une jambe et au bras du côté opposé ; continuation des autres moyens.

Dixième jour, le délire n'a lieu que lorsque le
malade s'assoupit, la langue est d'un rouge vif et
entièrement desséchée, elle s'humecte lorsque le
malade boit, et reprend aussitôt sa sécheresse ; les
narines sont sèches et bouchées, le pouls est petit
et extrêmement accéléré, la peau est sèche et brûlante ; les vésicatoires ont bien soulevé l'épiderme.
Prescript. : fomentations continuelles à l'épigastre
et sur le reste du ventre ; cataplasmes chauds et
émolliens sur les extrémités inférieures, qu'on remplace par du coton cardé, recouvert de taffetas
gommé ; mêmes boissons.

Onze, douze, treize et quatorzième jours, état
à peu près stationnaire : des exacerbations ont lieu
de temps à autre, elles laissent des intervalles où
le malade paraît plus calme ; il boit souvent, mais
avec peine ; le ventre est moins météorisé et peu

douloureux, la toux est toujours rauque, mais il y a un peu d'expectoration ; la fuliginosité des lèvres et des gencives est considérable, la langue est toujours très-sèche , et le malade ne peut la sortir de la bouche. Les vésicatoires suppurent peu; je conseille d'en appliquer au bras et à la jambe qui n'en ont pas, et je fais placer à chaque tempe un petit vésicatoire dit mouche ; continuation des adoucissans acidulés , des fomentations et de l'abstinence de toute nourriture.

Quinzième et seizième jours, à peu près même état, les redoublemens fébriles sont plus prononcés et un calme leur succède. Je fais appeler en consultation M. le docteur Clermont, praticien recommandable de Lyon. Après avoir examiné attentivement le malade, nous reconnaissons que la période inflammatoire commence à faire place à la période nerveuse, c'est-à-dire que les mouvemens morbides tendent à se concentrer dans l'appareil cérébral , sans abandonner totalement les organes digestifs , et que là , ils peuvent par leurs redoublemens épuiser le principe vital, ou produire un épanchement dans le cerveau. Pour obvier à cette terminaison funeste et enrayer la marche des redoublemens, nous conseillons d'introduire dans le gros intestin, qui ne nous paraît nullement affecté , des demi-lavemens de décoction de quinquina, avec quelques grains de camphre ; application sur la poitrine d'un épithème irritant pour déplacer l'irritation du poumon qui pourrait produire la désorganisation ; continuation des boissons adoucissantes acidulées et des fomentations.

Dix-septième et dix-huitième jours , les redoublemens sont moins forts : on a administré 3 demi-lavemens indiqués ci-dessus ; le délire a presque cessé ; le météorisme du ventre a repris , le pouls est toujours très-accéléré , mais ses battemens sont plus réguliers. Prescrip. : plus de lavemens stimulans , fomentations continuelles sur le ventre avec la décoction de lin et de têtes de pavots , quelquefois avec du lait de vache pur ; mêmes boissons.

Dix-neuvième , vingtième et vingt-unième jours , le ventre est redevenu souple , les redoublemens sont moins forts , il y a moins de soubresauts des tendons ; la peau est toujours sèche , mais moins brûlante , la langue est moins sèche , les vésicatoires suppurent davantage ; l'expectoration est plus facile et plus abondante. Prescrip. : mêmes moyens, plus eau légère de poulet et quelques graines de raisins qu'on donne à sucer au malade.

Vingt-deuxième, vingt-troisième, vingt-quatrième et vingt-cinquième jours , mieux progressif ; les plaies des vésicatoires des jambes se creusent et fournissent une suppuration abondante.

Du vingt-sixième au vingt-huitième jour , convalescence sans rechute.

Le malade a conservé long-temps un tremblement dans les membres qui a cessé entièrement, et dès lors sa santé n'a été troublée que par une pléthore sanguine, que j'ai combattue par une saignée de bras et quelques délayans.

Dans cette observation, on voit une violente phlegmasie, chez un sujet éminemment sanguin-nerveux, s'emparer presque en même temps des appareils cérébral et digestif, et être attaquée et combattue, à la fois alternativement, par les saignées, les révulsifs, les adoucissans, et par l'action sédative du froid. Les longs détails que j'ai donnés de cette maladie m'exemptent de commentaire.

Gastro-entéro-hépatite (*Fièvre gastrique-bilieuse*). Lorsque le sujet affecté de gastrite ou de gastro-entérite a les caractères du tempérament bilieux, sa maladie présente une forme particulière. Dans ce cas, l'appareil biliaire qui joue un rôle très-actif dans la constitution de l'individu, ne manque pas de participer aux mouvemens morbides de l'inflammation de l'estomac et des intestins, avec lesquels il a des rapports naturels, essentiels à l'harmonie des fonctions digestives. L'état maladif, qui résulte de la participation active du foie à la souffrance gastro-intestinale, a pour caractères distinctifs, une sécrétion plus ou moins considérable de bile ajoutée aux symptômes de la fièvre gastrique. Cette bile devenue plus âcre par l'inflammation de son organe sécréteur, rend plus vive la douleur gastro-intestinale, par sa présence et son passage sur la membrane veloutée du duodénum, de l'estomac et des intestins, d'où elle est évacuée par les vomissemens ou par les selles, ou à la fois par le haut et par le bas, suivant que l'irritation ou l'inflammation sont plus vives dans l'estomac ou dans le tube intestinal, ou que tout le tube digestif est en proie à l'irritation et à l'inflammation. Dans le premier cas, la bile est rejetée par l'estomac au moyen du mouvement anti-péristaltique de ce viscère et du duodénum ; dans le second, la bile parcourt les intestins en vertu de leur mouvement naturel, et occasionne sur leur surface une douleur d'autant plus ardente que leur membrane muqueuse est plus irritée et enflammée ; enfin, dans le troisième cas, qui est le plus violent, les évacuations bilieuses, par les vomissemens et par les selles, sont accompagnées d'une ardeur brûlante dans toute l'étendue du tube digestif, avec des symptômes extrêmement graves : ce sont ces variétés de phlegmasie gastro-entéro-hépatique, sous l'influence de certaines modifications plus ou moins appréciables de la vitalité des tissus, et de certaines constitutions individuelles, où les systèmes sanguin, nerveux et bilieux confondent leur activité, qui forment les différentes nuances de fièvre gastrique-bilieuse, le causus ou fièvre ardente, le choléra-morbus et la fièvre jaune.

La gastro-entéro-hépatite se prononce par les symptômes suivans : après quelques signes précurseurs, tels que lassitude, perte de l'appétit, céphalalgie, etc., le malade ressent un frisson plus ou moins violent, qui dure plus ou moins, suivant la force et la durée de la concentration ; ce frisson est suivi de tous les phénomènes de l'accumulation vitale sur le centre épigastrique, tels que plénitude et embarras de l'estomac, anxiété, gêne de la respiration, douleur de tête frontale, pouls petit, serré et peu accéléré, face altérée, et exprimant un grand malaise intérieur ; bientôt l'explosion inflammatoire se fait sur l'appareil digestif-biliaire, pervertit les sécrétions et bouleverse tous les mouvemens de l'état normal. La membrane muqueuse, pour se débarrasser des alimens, des produits de sa sécrétion et de ceux du pancréas et du foie, qui irritent sa nouvelle sensibilité, excite vivement les vomissemens ; la douleur épigastrique qui accompagne ce mouvement, est plus ou moins vive, suivant l'intensité de l'inflammation ; quelquefois légère, elle s'élève souvent jusqu'à la plus violente cardialgie ; le duodénum également enflammé, irrite sympathiquement le foie ou fait cause commune de souffrance avec lui ; le produit de la sécrétion du foie s'accroît considérablement et coule abondamment dans l'intestin destiné à le recevoir ; cet organe enflammé, fortement irrité par la présence de la bile, s'empresse, par des contractions spasmodiques, de la faire couler dans l'estomac et dans l'intestin grêle ; d'où les vomissemens bilieux et les selles de même nature ; l'inflammation gastro-intestinale accrue par le passage de la bile, devient le siége d'une souffrance extrêmement vive. La vie abandonne les parties les plus éloignées, se concentre sur le foyer morbide et forme une atmosphère brûlante , qui dévore l'estomac et les intestins , et qui se communique à la main placée sur la région de ces organes , tandis que les extrémités sont froides. Cette violente souffrance des organes digestifs répand l'alarme dans tout l'organisme au moyen des sympathies ; la tête est douloureuse avec ou sans délire , la figure est crispée , plus ou moins jaune et terreuse; la poitrine gonflée fournit à peine au besoin de la respiration ; le cœur fortement ébranlé et troublé par la violente souffrance organique , multiplie ses mouvemens et décèle son embarras par un pouls extrêmement accéléré , petit et irrégulier ; la langue , miroir assez fidèle de l'état des organes digestifs , est plus ou moins rouge sur les bords et plus ou moins sèche , avec un enduit brunâtre , épais , qui s'étend aux gencives et aux lèvres ; les voies de la digestion , pour tempérer l'inflammation qui les consume , appètent des boissons froides et acides , en suscitant une soif inextinguible. Si la nature ne sort pas triomphante de cette épouvantable lutte de la vie contre la destruction , le principe vital succombe sous l'excès de l'action phlogistique.

Des causes de la fièvre gastro-entéro-hépatique, les unes agissent indirectement et les autres sont directes. Les premières sont les affections vives de l'ame , telles que la colère , le désespoir , l'action de la chaleur atmosphérique , la suppression brusque de la transpiration ou de quelque sur-excitation

vitale établie à l'extérieur, les excès vénériens,
les fatigues excessives, les marches forcées, la privation de sommeil, etc.; les causes directes sont les
excès de table, les boissons et les alimens irritans et de mauvaise qualité. Souvent plusieurs
de ces causes agissent à la fois pour faire naître
la maladie.

La femme Corbet, du Bois-Dieu (Mont-d'Or),
âgée d'environ 55 à 60 ans, tempérament bilieux-
sanguin, colérique, en proie à de violentes tra-
casseries domestiques, éprouve, après un refroidissement de la peau, une indigestion avec malaise
général et vomissement des substances ingérées.
Appelé le lendemain, 19 décembre 1828, pour
donner des soins à la malade, je la trouve dans
l'état suivant : coucher en supination, vomissement continuel de bile verdâtre, mêlée de mucosités gastriques et des boissons avalées; douleur
gastralgique très-vive, avec chaleur et sensibilité à
l'épigastre; langue rouge-vif sur ses bords et à sa
pointe, et d'un blanc jaunâtre au centre; soif ardente; face rouge aux pommettes et jaune sur les
conjonctives, aux ailes du nez et à la commissure
des lèvres; céphalalgie frontale, physionomie
exprimant une grande souffrance; peau sèche,
chaude, brûlante à l'épigastre; point de selles,
urine rare, de couleur rouge orangé; prostration
générale, pouls élevé et très-accéléré, léger délire.
Prescrip. : 12 grosses sangsues distribuées à l'épigastre et sous le rebord cartilagineux droit du ster-

num ; fomentations émollientes sur toute l'étendue de l'abdomen, continuées sans relâche ; lavemens émolliens et huileux ; pour boisson, décoction légère de gramen acidulée avec le citron ; sinapismes légers aux jambes ; diète complète.

Troisième jour mieux : les sangsues ont laissé couler abondamment un sang noir-brunâtre ; les vomissemens ont cessé entièrement, les boissons passent, et sont appétées avec plaisir ; la peau est moins brûlante, les urines coulent mieux et sont très-épaisses ; la langue est moins sèche, mais toujours rouge à sa pointe ; le pouls est plus petit et encore très-accéléré. Prescrip. : continuation des fomentations et des lavemens émolliens, décoction de gramen acidulée, eau légère de veau, diète.

Quatrième jour, le mieux n'a pas fait de progrès ; il y a eu quelques exacerbations dans la nuit avec agitation et nausées. Prescrip. : 8 sangsues à l'épigastre ; continuation des autres moyens.

Cinquième jour, convalescence rapide et sans rechute.

Les caractères du causus ou fièvre ardente se trouvent aussi dans cette observation : ils sont bien plus prononcés, lorsque le sujet affecté de gastrohépatite, est jeune, pléthorique et nerveux-bilieux. Les signes qui ont porté les nosographes à séparer de la fièvre gastrique-bilieuse, le causus, pour en faire une maladie particulière, sont la chaleur brûlante de la peau et une soif ardente inextinguible. Ces deux symptômes expriment l'intensité de la phlegmasie sous la violence de la cause.

Choléra-morbus sporadique. On donne le nom de choléra-morbus à une violente irritation gastro-entéro-hépatique qui se transforme rapidement en phlegmasie. Cette affection est caractérisée par des vomissemens abondans, d'abord d'alimens, ensuite de matières bilieuses et muqueuses et par des déjections de même nature, avec douleur ardente dans tout le trajet du tube digestif : la soif, les crampes, l'agitation, la petitesse et l'accélération du pouls, quelquefois le délire et le refroidissement des extrémités, accompagnent cette violente phlegmasie, qui reconnaît pour cause des ingesta excitans tels que vin, bière et liqueurs, dont on fait excès, alimens trop épicés, viandes trop faisandées, boissons à la glace, etc. Ces causes déterminantes ne produisent ordinairement d'aussi grands effets que parce que le tube digestif est disposé plus ou moins long-temps à l'irritation.

Le choléra-morbus sporadique, qui se confond par son siége, sa marche et ses symptômes avec la fièvre gastrique-bilieuse et le causus, diffère du choléra asiatique par la cause prédisposante épidémique, qui, comme je le dirai en traitant de cette maladie au chapitre des gastro-entérites-miasmatiques, modifie les propriétés vitales des organes, de manière à rendre plus graves les troubles morbides.

Gastro-entérite-muqueuse (*Fièvre muqueuse*). La gastrite ou gastro-entérite prend une forme particulière lorsqu'elle se présente chez des sujets

lymphatiques-sanguins, dont le système muqueux
a été prédisposé à l'irritation par l'altération des
fonctions de la peau, sous l'influence d'une constitution humide, alternativement chaude et froide.
Aussi la fièvre muqueuse règne surtout en automne,
ou pendant les hivers doux. Elle est endémique
à Lyon, que traversent le Rhône et la Saône dont
l'humidité forme des brouillards épais ; l'élévation
de ses maisons, ses rues étroites, les vapeurs des
usines, des fourneaux et des cheminées, où l'on
brûle généralement de la houille ; l'humidité des
cours et des allées des corps-de-logis, par le renouvellement difficile de l'air, et la malpropreté de la
classe ouvrière, sont autant de causes d'insalubrité
qui favorisent, dans cette ville essentiellement
manufacturière, le développement de beaucoup
de maladies, principalement de la phlegmasie de la
membrane muqueuse des voies de la digestion,
avec irritation sympathique ou phlegmasie concomitante des autres membranes muqueuses. La peau
différemment modifiée par l'action des causes que
je viens d'énumérer, fait retentir les effets du trouble de ses fonctions alternativement sur l'appareil
muqueux gastro-intestinal et sur celui de la respiration, y compris les fosses nasales, les sinus
frontaux, la bouche et l'arrière-gorge, suivant que
son action est refoulée par le froid sur la membrane muqueuse des organes pulmonaires, ou
que, rappelée et accrue brusquement par une
température atmosphérique chaude, elle reflue

sur celle des voies de la digestion. Les effets de cette modification sont l'irritation, et s'ils ont été souvent répétés sur ces deux appareils, ceux-ci peuvent devenir le siége de l'inflammation. C'est là la véritable fièvre muqueuse, et dans cette maladie, la gastro-entérite ne domine que parce qu'elle éveille plus de sympathies que la phlegmasie des autres membranes muqueuses. Mais les symptômes de toutes les surfaces souffrantes sont tellement nombreux et confondus, et ils varient tant en intensité, pendant le cours de la fièvre, que le médecin ne peut s'attacher à un seul ordre de phénomènes, soit pour classer la maladie, soit pour la combattre. Cette affection toujours très-rebelle, passe facilement à l'état chronique, et dure quelquefois plus de deux mois, sous une forme rémittente. La difficulté d'attaquer à la fois tous les points de souffrance, les effets différens des médications, tantôt avantageux contre la phlegmasie de la membrane muqueuse de la poitrine, et nuisibles ou insuffisans contre celle de l'appareil digestif et des voies urinaires, *et vice versâ*, et la répétition sympathique de l'irritation d'un système à un autre, et qui est d'autant plus facile que les sujets à tempérament muqueux sont aussi très-irritables, expliquent la ténacité de la maladie.

Quoique la fièvre muqueuse dépende autant de l'irritation ou de l'inflammation de la membrane muqueuse des fosses nasales, de la bouche, du larynx, des bronches, des voies urinaires, que de celle des organes digestifs, je vois un avantage plutôt qu'un inconvénient à lui donner le nom de gastro-entérite-muqueuse. Cette expression lui convient d'autant mieux, que la phlegmasie gastro-intestinale prédomine par la susceptibilité plus grande de la membrane muqueuse de l'estomac, et qu'elle tient le médecin en garde, dans le traitement, contre cette susceptibilité. D'ailleurs, le plus ordinairement l'inflammation gastro-intestinale domine l'état maladif dans la fièvre muqueuse; les membranes muqueuses des autres appareils ne sont irritées que sympathiquement, et si elles deviennent le siége de l'inflammation, c'est plus souvent consécutivement que primitivement.

Les variations de l'atmosphère, surtout les transitions subites de température du froid au chaud, jointes à toutes les sur-excitations directes du tube digestif, sont les causes ordinaires de la gastro-entérite muqueuse. Cette maladie, comme toutes les affections aiguës, souvent précédée de lassitude dans les jambes, de pesanteur de tête, d'anorexie, débute par un frisson qui est quelquefois insensible. Elle est caractérisée par les symptômes suivans : prostration générale, peau chaude, sèche ou humide, suivant que la phlegmasie est concentrée dans les voies digestives, ou qu'elle est répartie également sur les surfaces muqueuses des voies de la respiration, mais ordinairement plus sèche dans la moitié inférieure du corps; douleur plus ou moins vive à l'épigastre, ordinairement légère ; toux plus ou moins forte, tantôt sèche au début de la maladie, tantôt avec expectoration muqueuse ; gêne de la respiration ; langue assez large, blanche au milieu, sèche, quelquefois humide, avec rougeur de ses bords ou seulement de quelques points ; soif souvent très-vive au début, ensuite dégoût des boissons ; quelquefois nausées et vomissement de mucosités ; quelques coliques, ventre plus ou moins tendu et douloureux à la pression ; tête pesante et douloureuse sur la région frontale, narines sèches, yeux sensibles à la lumière, souvent rouges et larmoyans ; quelquefois enrouement et gêne de la déglutition ; pouls plein, très-souple et toujours très-vîte ; urines d'abord rares, colorées, puis limpides, et troubles sur la fin de la maladie ; quelquefois agitation générale, grand malaise et un peu de délire, presque toujours insomnie ou somnolence ; constipation, d'autres fois diarrhée. La maladie se soutient, durant le premier septénaire, avec ces symptômes plus ou moins prononcés et variés selon l'âge, le sexe, la constitution de l'individu, l'intensité de la phlegmasie et son extension à plusieurs appareils muqueux. Du septième au quatorzième jour, si la gastro-entérite muqueuse n'a pas cédé aux moyens anti-phlogistiques, elle se fixe plus profondément, les symptômes, sans prendre plus d'intensité, expriment un trouble plus grand des mouvemens vitaux ; le système nerveux qui, dans l'état sain comme dans l'état morbide, est le lien médiateur de tous les mouvemens organiques, prend une part plus active à la souffrance des tissus, et rend plus mobile l'action morbide, en la soumettant plus immédiatement à l'influence cérébrale; c'est alors que les exacerbations se prononcent par la rougeur des pommettes, la somnolence avec délire passager, la chaleur de la peau, l'agitation des membres et la vîtesse du pouls. Cette période conserve le caractère aigu quelquefois jusqu'au vingt-unième jour; à cette époque, plus tôt ou plus tard, selon les forces vitales du sujet, la maladie revêt une forme chronique, caractérisée par un embarras toujours extrême des mouvemens vitaux, moins violens; le cerveau, las de percevoir la souffrance, s'embarrasse et devient indifférent ou insensible à la perception des sens de la vue, de l'ouïe et de l'odorat. De cette apathie cérébrale résulte une action nerveuse moins mobile; de sorte que les exacerbations, comme les rémissions, sont plus longues; durant ces dernières, les organes plus long-temps relâchés, fournissent aux excrétions: la peau s'humecte, les urines deviennent abondantes et sédimenteuses, les évacuations alvines se prononcent, les plaies de vésicatoire suppurent davantage; et si, dans cette période critique de la maladie, le médecin sage observateur du travail de la nature, sait lui prêter son appui, la terminaison est heureuse.

Observation de gastro-entérite muqueuse. La femme de Bérougeon, propriétaire-agriculteur à

Chasselay (Mont-d'Or), âgée d'environ 34 ans, tempérament lymphatique-sanguin, mère de deux enfans, habite une maison basse avec de petites ouvertures, située sur le bord d'une mare ; elle éprouve, au mois de septembre 1826, de la lassitude, du dégoût et de la céphalalgie, suivis, au bout de quelques jours, d'un état fébrile avec quelques petits frissons. Cette femme s'alite et me fait avertir de son état, qui me présente les symptômes suivans : accablement général, céphalalgie, chaleur de la peau, surtout à l'épigastre ; nausées et vomissement des alimens contenus dans l'estomac ; langue blanche au milieu et rouge aux bords, sécheresse de la bouche avec soif ; épigastre un peu douloureux à la pression, point de douleurs abdominales ; constipation, toux sèche, avec un peu de gêne de la respiration ; léger mal de gorge avec roideur du cou ; pouls plein, souple et accéléré, urines un peu colorées. Prescrip. : 15 sangsues à l'épigastre, moutarde aux jambes ; fomentations émollientes à l'épigastre et sur le ventre, cataplasme d'amidon cuit à l'eau de mauve, appliqué à nud sur le devant de la poitrine et recouvert de coton cardé ; pour boissons, décoction d'orge perlée et de guimauve avec une tranche de pomme reinette, infusion de fleur de mauve édulcorée avec le sirop de gomme ; lavemens émolliens et abstinence complète d'alimens.

Troisième jour de la maladie, les piqûres de sangsues ont saigné durant deux heures ; l'estomac est moins souffrant, la céphalalgie est moins vive ; la soif a diminué avec la sécheresse de la bouche, la langue a conservé quelques points rouges à sa pointe ; les lavemens ont débarrassé le gros intestin des matières qu'il contenait ; le pouls est plus petit et aussi accéléré, la toux est moins sèche. Prescrip. : mêmes moyens, sauf les sangsues et la moutarde.

Quatrième et cinquième jours, même état ; seulement la bouche est devenue pâteuse et la malade désire des boissons aigrelettes : mêmes moyens et diète sévère.

Sixième jour, exaspération de la phlegmasie gastrique, déterminée par un bouillon de viande donné à la malade à mon insçu ; épigastre plus chaud et plus sensible à la pression, bouche plus sèche et langue plus rouge ; céphalalgie avec inquiétude morale, somnolence et un délire passager ; ventre un peu météorisé et quelques coliques ; toux sèche, pouls plus dur et très-accéléré. Prescrip. : 10 sangsues à l'épigastre et 5 à l'abdomen, cataplasme émollient sur les piqûres, moutarde aux maléoles ; continuation des autres moyens et recommandation expresse de ne donner à la malade aucun bouillon ni autre aliment.

Septième jour, mieux, mais la phlegmasie gastrique résiste ; elle s'est étendue au tube intestinal et cause quelques coliques ; le teint de la malade se rembrunit, la toux redevient humide, la peau est toujours chaude et sèche ; la tête est plutôt embarrassée que douloureuse, la malade boit sans soif : quelques exacerbations passagères se prononcent par la rougeur des pommettes, la somnolence et un peu de délire ; elles sont suivies d'une transpiration légère à la face, au cou et sur le haut de la poitrine. Prescrip. : mêmes moyens, sauf les sangsues ; coton cardé autour des pieds et des jambes, et recouvert de taffetas gommé. — Même état jusqu'au douzième jour où la peau devient moins brûlante ; le coton des pieds et des jambes s'humecte un peu de transpiration. Prescrip. : vésicatoire au bras gauche et un autre à la jambe droite ; julep pectoral, c'est-à-dire infusion d'espèces pectorales, édulcorée avec les sirops de gomme et de bourrache. La guimauve qui répugne à la malade, est remplacée par le raisin confit ajouté à l'orge perlée ; continuation des cataplasmes d'amidon sur la poitrine, et de farine de lin sur le ventre, des lavemens émolliens et de la diète.

Du treizième au vingt-unième jour, les exacerbations deviennent plus fortes et plus longues ; légère obtusion des sens, émission quelquefois involontaire des urines, pouls très-petit et très-accéléré, langue pâteuse et presque sans rougeur sur les bords ; la malade désire des alimens. Prescrip. : vésicatoire au bras droit et à la jambe gauche ; eau légère de poulet ; continuation des autres moyens. — L'état varie peu jusqu'au vingt-quatrième jour, où les exacerbations sont plus prononcées, avec un délire sourd, et suivies d'une rémission notable de tous les mouvemens morbides. Prescrip. : potion camphrée, composée de 4 grains de camphre dans 4 onces de véhicule d'eau distillée de laitue et de tilleul, avec sirop de gomme et de fleur d'orange, une once de chaque, à donner par cuillerées, de demi-heure en demi-heure, pendant la rémission ; continuation des autres moyens. On remplace par des cardées de coton, les cataplasmes d'amidon sur la poitrine.

Vingt-cinquième et vingt-sixième jours, mieux très-évident : les paroxismes sont moins forts et plus rares, la peau s'humecte, l'expectoration est abondante, les plaies des vésicatoires des jambes suppurent et sont très-rouges ; les urines deviennent sédimenteuses, le pouls est toujours très-petit, mais un peu moins accéléré et très-souple ; la langue se nettoie de l'enduit pâteux ; la malade désire vivement des alimens, et ne veut plus de la potion camphrée, dont il ne reste que deux à trois cuillerées à café. Prescrip. : mêmes boissons, de plus bouillon de poulet, eau d'orge blanchie avec du lait de vache.

Vingt-septième, vingt-huitième et vingt-neuvième jours, mieux progressif ; apparition prématurée des règles, et convalescence sans rechûte.

Parmi toutes mes observations de gastro-entérite muqueuse, j'ai cité préférablement celle-ci, parce qu'elle renferme à peu près la plupart des caractères distinctifs de la maladie.

De petites ulcérations muqueuses, connues sous le nom d'aphtes, se présentent quelquefois, durant le cours des fièvres muqueuses, dans la bouche, sur les bords de la langue, au palais, à la partie interne des joues, dans le larinx, et probablement sur différens points de l'étendue de la surface muqueuse des voies digestives. Ces petites érosions sont l'effet du ramollissement et de la désorganisation des points enflammés de la membrane muqueuse, sous l'influence d'une modification débilitante, telle qu'une constitution molle, lymphatique, affaiblie par le défaut d'une nourriture suffisamment tonique, par la privation de l'action solaire et par une constitution atmosphérique humide. C'est pour cela qu'on ne remarque bien les aphtes que chez les enfans à chairs molles, chez les femmes très-lymphatiques, et aux époques de l'année où l'air est long-temps humide et tiède. Les aphtes se déclarent quelquefois d'emblée et forment une espèce de fièvre particulière, caractérisée par l'augmentation de la chaleur animale, l'élévation et l'accélération du pouls, la soif, la diarrhée, et par la chaleur de la bouche, dans laquelle on aperçoit de petits points blancs ulcérés et entourés d'une aréole plus ou moins rouge. Lorsque cette éruption se montre dans la fièvre muqueuse, elle en accroît les troubles morbides et la gravité par sa liaison avec de larges surfaces irritées ou enflammées.

La gastro-entérite muqueuse se complique facilement d'hydro-céphalite chez les jeunes sujets. Le médecin doit être attentif à cet accident et diriger en conséquence sa thérapeutique. Dans ce cas, la phlegmasie gastro-entérite se réfléchit sur la tête à tel point, qu'elle abandonne quelquefois son siége primitif, pour se concentrer sur le cerveau et ses membranes, où elle produit facilement l'épanchement. Cette maladie ici secondaire, est toujours très-grave, et exige une médication physiologique énergique et bien dirigée. Je vais en rapporter deux observations qui ne seront pas lues indifféremment, je l'espère.

Première Observation. La fille de M. F***, propriétaire à Limonest (Mont-d'Or), âgée de 9 ans, tempérament nerveux-sanguin, extrêmement irritable et difficile, est prise de malaise, de lassitude, vers le milieu du mois de septembre 1830; elle perd l'appétit et se plaint que le corps entier lui fait mal : à cette époque, je donnai des soins, conjointement avec M. le docteur Chinard (de St-Just), à la mère de cet enfant, qui a succombé à une gastro-entéro-encéphalite, presque subitement, après une rémission marquée, malgré les moyens antiphlogistiques et révulsifs les plus énergiques. L'épanchement cérébral qui a terminé les jours de cette malheureuse mère, âgée d'environ 30 ans, a été déterminé autant par l'inquiétude morale et la crainte de la mort, qu'un caractère extrêmement pusillanime a empêché de combattre par les moyens moraux, que par l'irritation sympathique de la gastro-entérite. Ce que je viens de citer du caractère moral de Mme F***, et de la maladie à laquelle elle a succombé, n'est pas sans

utilité pour faire connaître le tempérament hérédi-
taire de sa fille. Je reviens à mon observation : cette enfant présentait l'état maladif suivant : agitation générale extrêmement vive, douleur à l'épigastre et au
ventre, accrue par la pression ; peau brûlante et
sèche, surtout dans la région épigastrique ; toux
pénible et sèche, douleur frontale, yeux ardens,
insomnie, cris plaintifs, face colorée ; langue sèche,
blanche au milieu, rouge à la pointe et aux bords ;
soif vive, mais la petite malade est difficile pour
la boisson ; pouls plein, élevé et très-accéléré ;
urines rares et rouges. Prescrip. : 10 sangsues à
l'épigastre, moutarde aux chevilles, cataplasme
émollient sur les piqûres des sangsues ; lavement
émollient et huileux, cataplasme d'amidon sur le
devant de la poitrine ; à l'intérieur, orangeade
gommée, infusion de fleur de mauve avec le sirop
de gomme ; diète complète.

Troisième jour de la maladie, l'enfant est mieux :
les sangsues ont saigné abondamment, et les symptômes de la phlegmasie gastro-intestinale ont disparu presqu'entièrement ; la peau est moins chaude
et un peu humide ; la toux a peu diminué, la langue est humide et peu colorée sur les bords, l'abdomen est souple et sans douleur ; le lavement a
procuré une évacuation alvine ; la jeune malade a
dormi plusieurs heures d'un sommeil naturel, elle
demande des alimens qu'on lui refuse. Prescrip. :
continuation des boissons prescrites, plus quelques graines de raisins frais qu'on donne à sucer ;

cataplasme sur la poitrine, fomentations émollientes sur le ventre, lavement de même nature ; coton cardé aux pieds, recouvert de taffetas gommé; diète sévère.

Quatrième jour au matin, exacerbation dans la dernière nuit avec assoupissement, délire et réveil subit avec des cris perçans ; la face est animée, les yeux fixes et les pupilles très-dilatées, le front est brûlant ; l'enfant ne répond que par des cris, et puis retombe dans l'assoupissement ; elle porte ses mains à la tête : la garde me rapporte l'avoir entendu crier : holà! ma tête. La toux continue, la langue est humide et sans rougeur ; refus des boissons ; peu de chaleur à l'épigastre qui est souple et sans signe de douleur sous la plus forte pression de la main ; pouls élevé et moins accéléré. Prescrip. : 2 sangsues à chaque tempe ; fomentations froides sur le front, un petit vésicatoire à chaque jambe ; cataplasmes chauds aux pieds, remplacés avec du coton cardé dont on entoure aussi les jambes, et qu'on recouvre de taffetas gommé ; une cardée de coton sur la poitrine : à l'intérieur, 8 grains de calomélas, à prendre, en 4 doses de deux grains, à une distance de 4 heures, incorporé dans des graines de raisins que l'enfant prend avec plaisir; eau sucrée.

Cinquième jour, tous les symptômes cérébraux ont disparu : la petite malade ne crie plus et n'est plus assoupie, mais elle est accablée et très-faible; on a été obligé d'arrêter l'écoulement des piqûres de sangsues qui ont produit une saignée copieuse ; on n'a pu faire prendre que 3 doses de calomélas qui ont occasionné plusieurs selles sans colique ; la langue a repris un peu de rougeur et de la sécheresse, le pouls est devenu plus accéléré. On lève les vésicatoires dont la malade se plaint beaucoup. Prescrip. : fomentations émollientes à l'épigastre et sur le ventre, eau d'orge sucrée, raisins et tranche d'orange.

Sixième jour, même état, mêmes moyens ; plus eau d'orge coupée avec du lait.

Du septième au onzième jour, diminution successive de tous les symptômes de la gastro-entéro-bronchite, et convalescence difficile mais sans rechute.

Cette jeune demoiselle a recouvré entièrement la santé, dont elle jouit jusqu'à présent.

Dans cette observation, la gastro-entéro-bronchite, d'abord réfléchie sympathiquement sur le cerveau, y est devenue idiopathique et tout-à-fait dominante, après avoir été combattue avec succès dans son siége primitif. Nul doute, et le résultat le prouve, que si je n'eusse voulu combattre l'affection cérébrale que dans la gastro-entérite dont elle dépendait d'abord, je n'aurais pas triomphé des accidens. Cependant, si, négligeant trop l'affection primitive, j'avais insisté plus long-temps sur l'emploi du calomélas, dont l'effet révulsif a été aussi prompt qu'heureux pour la tête, j'aurais ranimé la phlegmasie gastrique au point de reproduire sympathiquement les accidens cérébraux que je venais de combattre. Le retour de la chaleur de la peau, de la sécheresse de la bouche, de la rougeur de la langue, etc., étaient des indices suffisans de l'exaspération de l'irritation de l'estomac. L'observation suivante ajoute quelque intérêt à ces remarques.

Deuxième Observation. La fille de M. Calleton, propriétaire à Civrieux d'Azergues, âgée de 5 ans, douée d'un tempérament éminemment nerveux-lymphatique, d'un caractère extrêmement irritable, susceptible d'émotion prompte et vive, issue d'une mère extrêmement sensible, éprouve, le 14 octobre 1829, de l'accablement, du dégoût et un peu de toux ; ses parens pensent qu'elle est fatiguée par les vers et lui donnent un vermifuge ; la fièvre se déclare, et je suis appelé à soigner cette enfant qui me présente les symptômes suivans : agitation générale, peau brûlante et sèche, face alternativement très-colorée et pâle, pupille légèrement dilatée, peu de douleur de tête ; roideur du cou, toux sèche avec un peu d'oppression, langue sèche et rouge sur ses bords, soif, nausées et vomissemens de glaires ; épigastre et ventre douloureux à la pression, pouls extrêmement accéléré et quelquefois irrégulier ; l'enfant ne veut pas souffrir qu'on l'approche, elle pousse des cris violens. Prescrip. : 6 sangsues à l'épigastre, dont on recouvrira les morsures d'un cataplasme émollient ; moutarde aux pieds, eau d'orge édulcorée avec le sirop de gomme ; cataplasme d'amidon sur la poitrine, lavement émollient, coton cardé aux pieds et aux jambes, diète complète.

Le lendemain, troisième jour de la maladie, l'enfant est plus calme, elle a dormi, malgré une violente agitation occasionnée par sa répugnance pour toute application, surtout pour celle des sangsues et de la moutarde, et qu'on n'a pu vaincre que par la force : la saignée locale a fourni beaucoup de sang, la langue est humide et peu rouge ; refus des boissons ; la toux est humide, la peau est moins chaude ; il y a de la moiteur, surtout dans la moitié supérieure du corps ; le ventre et l'épigastre sont souples et ne sont plus sensibles à la pression ; le pouls est petit et toujours très-accéléré ; l'enfant est impatiente, se fâche et pleure facilement ; elle a des sursauts dans son sommeil, elle se refuse obstinément à boire ce qu'on lui présente, elle ne consent à prendre que de l'eau sucrée blanchie avec du lait, et quelques graines de raisin frais. Prescrip. : continuation des fomentations émollientes sur le ventre, coton cardé sur la poitrine, aux jambes et aux pieds, recouvert sur ces dernières parties de taffetas gommé.

Quatrième jour, exacerbation passagère avec agitation, et suivies d'assoupissement. Mêmes moyens : il est impossible de continuer les lavemens et les fomentations auxquels l'enfant se refuse de toutes ses forces, et que je conseille de remplacer par une friction d'huile d'olive sur le ventre, pour ne pas accroître l'irritabilité de cette enfant, que je recommande expressément de calmer par tous les moyens possibles de douceur.

Cinquième jour, exacerbation violente dans la nuit avec un peu de délire; le matin, assoupissement interrompu par des réveils en sursaut, avec des cris perçans et des mouvemens prompts de tout le corps; l'enfant se met brusquement sur son séant, porte la main à la tête, se recouche et retombe dans l'assoupissement : pommettes alternativement colorées, front chaud, yeux fixes, tantôt ouverts, tantôt fermés, pupilles dilatées; chaleur douce de la peau, légère moiteur, toux moins forte et humide, refus des boissons; épigastre souple et sans chaleur remarquable, pouls un peu plus élevé et moins accéléré. Je propose des sangsues à la tête, que l'enfant, qui les craint beaucoup, repousse de toutes ses forces, et dont elle rend, par ses mouvemens, l'application impossible. Prescrip. : une mouche vésicatoire du diamètre d'un centime à chaque tempe et derrière chaque oreille, cataplasmes chauds et saupoudrés de moutarde aux pieds et aux genoux, maintenus appliqués pendant deux heures, et remplacés immédiatement par le coton cardé et le taffetas gommé; 8 grains de calomélas en trois doses, incorporé, à l'insçu de la petite malade, dans une petite quantité de pomme cuite; eau laiteuse, diète.

Sixième jour, on est parvenu à faire prendre les trois doses de calomélas, qui ont produit plusieurs petites selles; l'enfant est moins assoupie, elle a eu quelques heures de bon sommeil ; elle pleure moins facilement, elle boit avec plus de plaisir ; elle porte souvent les mains sur les petits vésica- toires de la tête ; le coton cardé des pieds et des jambes est humecté par la transpiration qui devient générale. Prescrip. : eau laiteuse, marmelade de pomme, raisins, petit cataplasme émollient sur le ventre, que la petite malade laisse appliquer.

Septième et huitième jours, mieux soutenu, diarrhée avec ténesme, l'appétit se prononce. Prescrip. : mêmes moyens, plus crême d'avoine.

A dater de cette époque, l'amélioration de l'état de cette enfant a été progressive ; mais un phéno- mène remarquable, c'est la diarrhée qui s'est sou- tenue pendant long-temps avec un ténesme très- fatigant, et qui, au bout de quelques jours, a été accompagnée de la suppuration de quelques points de la membrane muqueuse du rectum. J'ai visité la malade et je n'ai pu voir le siége de cette suppuration ; mais la nature de la douleur et l'is- sue de quelques gouttelettes de pus qui précédait la sortie des excrémens et dont ils étaient recou- verts par lignes, indiquaient évidemment qu'il existait tout-à-fait à la partie inférieure du rectum. La diarrhée a cessé, mais le ténesme et l'excrétion du pus ont persisté pendant près de 3 mois, non- obstant plusieurs suppositoires adoucissans et ci- catrisans.

Dans cette observation, il est bien évident que la complication cérébrale, qui devenait maladie essentielle , a été détruite par l'action fortement révulsive du calomélas , et que l'altération de la membrane muqueuse du rectum par le séjour de quelques parcelles de ce sel dans cet intestin , a assuré , par une dérivation salutaire , la guérison de l'hydrocéphale. Les petits vésicatoires , et l'excitation générale de la peau par les cataplasmes chauds sinapisés et le coton cardé recouvert de taffetas gommé , ont sans doute contribué puissamment à suspendre et à détourner la terminaison , par épanchement , de l'irritation ou de la phlegmasie des membranes du cerveau.

Cette petite fille a joui de la santé la plus parfaite jusqu'au mois de février 1832 , où elle a éprouvé quelques symptômes de gastro-bronchite (fièvre catarrhale), sans complication cérébrale remarquable. Cette dernière maladie a été en partie prévenue et combattue avec succès par les adoucissans , le régime et un petit vésicatoire au bras.

Gastro-bronchite (*Fièvre catarrhale*). La gastrite prend une autre marche lorsqu'elle est alliée à la bronchite , soit qu'elle précède cette maladie ou qu'elle lui soit secondaire, ce qui varie suivant la prédisposition des sujets. C'est la fièvre catarrhale de beaucoup d'auteurs , et là gastro-bronchite des médecins physiologistes. Vers le commencement de cette année 1832 , la ville de Lyon et ses environs ont été le théâtre de cette affection , que je vais prendre pour modèle. Un brouillard très-épais et froid qui a duré plusieurs jours sans

relâche, et qui fut précédé de transitions brusques
de température atmosphérique, a modifié la sensibilité de la peau, de manière à produire le catarrhe
pulmonaire aigu, précédé ou compliqué de gastrite
(fièvre gastrique). Cette affection catarrhale a régné
épidémiquement pendant tout le mois de janvier et
une partie de février, et a occasionné une grande
mortalité. Elle s'est attachée de préférence aux
vieillards chez qui, en général, la membrane
muqueuse pulmonaire est toujours plus ou moins
irritée ou irritable ; elle a été funeste chez les individus qui étaient porteurs de phlegmasie-chroni-
que de la poitrine ou de l'estomac, et chez tous
ceux, en général, où elle a été accueillie, à son
début, avec des échauffans et des expectorans trop
stimulans. Elle a débuté par un refroidissement de
la peau avec de petits frissons, suivis d'un ou
plusieurs points de pleurodynie ou de pleurésie costale, de difficulté de respirer, de toux d'a-
bord sèche, puis avec expectoration muqueuse,
sans ou avec stries sanguinolentes ; de douleur de
tête avec ou sans assoupissement ; de coryza, de
mal de gosier, de dégoût, de malaise général avec
prostration ; de chaleur à la peau, de rougeur des
bords de la langue et de soif ; d'urines plus ou
moins colorées, et d'un pouls plein, élevé et accéléré. Les différens symptômes de cette fièvre ont
été plus ou moins prononcés ou variés, selon que
la phlegmasie dominait dans la poitrine ou dans
l'estomac, et que de ces deux siéges, elle réagis-

sait plus ou moins sympathiquement sur le cerveau et sur l'appareil nerveux ; c'est ainsi qu'elle s'est présentée à mon observation. J'ai eu à traiter dans le courant des mois de janvier et de février de cette année, trente-deux malades affectés de gastro-bronchite. Chez tous, l'irritation ou l'inflammation de la membrane muqueuse de l'estomac s'est montrée simultanément avec celle des bronches ; chez la plupart, la toux et un point de côté ont été les symptômes prédominans ; chez quelques-uns, la saignée générale et les saignées locales ont été très-utiles : chez tous, les vésicatoires, les adoucissans et un peu de manne comme doux excitant et révulsif du tube intestinal, ont été employés avec plus ou moins de succès ; chez un grand nombre, la stimulation de l'estomac, par le vin, les bouillons de bœuf et les substances stimulantes pharmaceutiques, a été accompagnée d'exaspération fébrile. De ces trente-deux malades, quatre ont succombé, savoir : trois vieillards de 76 à 79 ans, dont deux à une complication apoplectique ; la plus jeune de ces quatre personnes était une demoiselle d'environ quarante-deux ans, atteinte depuis long-temps d'une affection chronique du poumon.

J'ai choisi quatre observations de cette fièvre catarrhale parmi les sujets que j'ai traités ; je me suis attaché, dans ce choix, à celles qui m'ont paru les plus propres à représenter la maladie.

Première Observation. M. de Ver***, à Chasselay

(Mont-d'Or), âgé de soixante et dix-sept ans, tempérament nerveux-lymphatique-sanguin, habitué à une vie très-régulière, doué d'un bon estomac, éprouve vers la fin de janvier 1832, de la lassitude, du dégoût, et bientôt après, de la toux avec un point dans le côté gauche de la poitrine, près des fausses côtes. Appelé à lui donner des soins, j'observe l'état maladif suivant : toux forte et sèche, avec expectoration difficile, douleur de côté qui s'accroît de plus en plus et qui gêne la respiration ; son un peu mat dans toute la partie inférieure du côté douloureux ; peau chaude et sèche ; langue blanche au milieu, un peu sèche et rouge sur les bords ; soif ; tête lourde sans douleur, un peu de chaleur à l'épigastre, urines rares et très-colorées. Prescrip. : vésicatoire volant sur le côté douloureux, cataplasme d'amidon sur la poitrine et l'épigastre ; pour boissons, décoction de racine de guimauve et d'orge perlée, infusion de fleur de mauve et de violette édulcorée avec le sirop de gomme ; diète complète.

Le lendemain troisième jour de la maladie, le vésicatoire a fait disparaître la douleur de côté ; la toux est rauque, profonde, avec expectoration difficile ; peu de sommeil ; pouls toujours élevé et accéléré, mais plus souple ; peau moins brûlante, mais toujours sèche. Prescrip. : continuation des boissons prescrites ; un lavement émollient, liniment huileux sur le ventre, coton cardé sur le devant de la poitrine ; diète.

Quatrième jour ; la toux, quoique moins sèche , s'accroît avec un peu d'oppression ; plus de douleur de côté ; urines très-colorées , bouche toujours un peu sèche ; la peau s'humecte , pouls toujours élevé et accéléré. Prescrip. : vésicatoire au bras gauche ; mêmes boissons , lavement , diète.

Du cinquième au huitième jour , l'expectoration est devenue plus facile et plus abondante ; bouche moins sèche , légère transpiration , urines plus abondantes , moins colorées et sédimenteuses ; une selle bilieuse ; sommeil calme, seulement interrompu par la toux ; pouls souple, moins élevé. Prescrip. : boissons déjà prescrites ; émulsion cuite d'amandes douces , une once de manne dans une tasse d'infusion de violette , eau de veau ; diète. Deux selles bilieuses excitées par la manne , mais sans coliques.

Par la continuation du régime adoucissant auquel j'ai ajouté les bouillons de poulet, de mou-de-veau, le lait de vache pur ou coupé avec le lichen d'Islande , le salep uni au sucre candi , les panades , les œufs en coques peu cuits et les viandes blanches , l'affection catarrhale a cédé , et M. de Ver*** est entré en bonne convalescence , environ au quinzième jour ; sa santé s'est rétablie entièrement sans rechute. J'ai été obligé de supprimer la décoction de lichen d'Islande qui excitait désagréablement la surface muqueuse de l'estomac ; je l'ai remplacée par l'eau d'orge. M. de Ver*** n'a repris que très-tard l'usage du vin , du bouillon de bœuf et des viandes noires.

Deuxième Observation. Mme de Dam***, à Curice (Mont-d'Or), âgée de soixante et seize ans, tempérament lymphatique-sanguin , affectée depuis plusieurs années de douleurs rhumatismales à la tête, à cause desquelles elle entretient depuis long-temps aux bras, des suppurations artificielles, est surprise, dans le mois de janvier dernier, par un malaise, avec de l'accablement et de la céphalalgie, suivis dans la nuit, d'un refroidissement de la peau, avec point douloureux dans le côté droit de la poitrine vers les fausses côtes ; toux et expectoration difficile. Le matin je me rends auprès de Mme de Dam***, que je trouve dans l'état suivant : point du côté droit et gêne de la respiration ; les fausses côtes sur lesquelles siège le point sont douloureuses au toucher ; toux pénible avec expectoration de matières muqueuses, épaisses, légèrement rouillées ; tête douloureuse sur la région frontale, peau chaude et sèche, pouls plein, élevé et accéléré ; bouche pâteuse un peu sèche, langue rouge à sa pointe, légère douleur à l'épigastre. Prescrip. : cataplasme de ris saupoudré de moutarde sur toute l'étendue du côté douloureux , qu'on maintient appliqué deux heures et qu'on remplace par une cardée de coton ; mousseline sur le devant de la poitrine, liniment huileux sur le ventre, cruche chaude aux pieds, moutarde aux jambes ; infusion de fleurs de mauve et de violette, édulcorée avec le sirop de gomme ; diète. Une moiteur se déclare sous l'action révulsive des applications chaudes sinapisées, et Mme de Dam*** quitte le lit le lendemain. Elle tient la chambre, et observe encore avec plus d'attention le régime doux dont elle fait usage habituellement en état de santé. L'appétit languit, la bouche est sèche, le pouls se maintient élevé et accéléré ; la toux est moins forte et l'expectoration plus facile.

Dans ces entrefaites, Mme de Dam*** a la douleur de perdre sa sœur, seule compagne chérie, qui, plus âgée qu'elle, et douée d'une sensibilité physique et morale extrême, a succombé, dans le sommeil, à une congestion apoplectique subite, au huitième jour d'une gastro-bronchite aiguë. A la suite de cet événement qui excite violemment son action cérébrale, Mme de Dam*** ressent bientôt un accablement général, avec forte concentration vitale et refroidissement des extrémités : le pouls est dur, élevé et intermittent ; la tête est lourde, la bouche pâteuse et sèche ; somnolence avec léger délire, peau sèche et rugueuse. Prescrip. : cataplasmes chauds et saupoudrés de moutarde autour des pieds et des genoux, et qu'on remplace, au bout de deux heures, par du coton cardé et du taffetas gommé ; un vésicatoire à chaque jambe, coton et mousseline sur la surface du corps, fomentations froides sur le front avec de l'eau vinaigrée ; infusion de fleurs de violette et de bourrache, édulcorée avec le sirop de violette, et qu'on fait prendre chaude ; diète complète. — Une révulsion salutaire s'opère à la peau, la moiteur se prononce et les accidens de la concentration se dissipent : le pouls devient souple et régulier, et Mme de Dam*** a quelques heures de sommeil calme.

Le lendemain, troisième jour de la rechute, une exacerbation fébrile se montre, avec agitation, rougeur des pommettes, assoupissement, pouls vite, peau chaude et sèche, soif; elle dure plusieurs heures et se termine par de la moiteur. La rémission qui lui succède est marquée par la langueur de toutes les fonctions vitales, un pouls souple et peu accéléré, quelquefois un peu intermittent. Prescrip. : émulsion cuite d'amandes douces, eau de poulet, lavement émollient, diète.

Quatrième jour, paroxisme à la même heure : l'irritation de l'estomac qui est très-prononcée pendant l'accès, est à peine sensible dans la rémission. Prescrip. : une cuillerée à bouche toutes les deux heures, dans la rémission, de la potion suivante :

R. Eau distillée de tilleul, 4 onces;
    Sirop de quinquina, 1 once;
    Éther sulfurique, 15 gouttes;
    Sirop de fleur d'oranger, 1 once;
    M. S. L.

Orangeade cuite gommée, eau de poulet, lavement, diète.

Cinquième jour, l'exacerbation a été légère; la malade n'a pris que les 3/4 de la potion, elle se plaint qu'elle fatigue son estomac; la langue est un peu sèche et rouge aux bords, la tête est entièrement libre. Prescrip. : suppression de la potion, continuation de l'orangeade gommée ; bouillon de poulet ; diète.

Sixième et septième jours, mieux, plus d'exacerbation : continuation des adoucissans , plus eau d'orge coupée avec du lait de vache.

Dans l'intention de restaurer l'estomac de Mme de Dam***, on la presse contre son gré et contre son goût , de prendre des consommés, qui exaspèrent l'irritation gastrique incomplètement détruite , et qui occasionnent la lassitude des membres et le dégoût des alimens. Par la suppression des consommés et l'usage du lait coupé, des potages variés , mais plus souvent au beurre ou au lait, des bouillons légers de viande, des fruits cuits, des œufs, des viandes blanches, et d'une petite quantité de vin rouge léger et trempé d'eau , l'estomac a récupéré ses fonctions digestives, la bronchite est arrivée insensiblement à une résolution complète , et Mme de Dam*** a repris sa santé ordinaire.

Dans cette observation , la gastro-bronchite , après avoir cédé en grande partie à une révulsion cutanée , a été ranimée par l'affection morale , et s'est reproduite sous une forme rémittente ataxique. Une potion tonique a changé la marche de la fièvre , et en a fait cesser les redoublemens qui pouvaient compromettre le cerveau ; mais l'excitation artificielle de l'estomac , par cette potion, ne pouvait être accrue et maintenue sans danger, et le sentiment instinctif de la malade, aussi-bien que mon observation attentive de tous ses mouvemens vitaux, indiquait qu'il était temps d'en suspendre l'usage. L'effet nuisible des consommés donnés prématurément à Mme de Dam*** est à l'appui de mes remarques.

Troisième Observation. Mme Chazard (à Marcilly d'Azergue), âgée de 50 ans, tempérament lymphatique-sanguin, constitution grèle et délicate, mère de plusieurs enfans, éprouve, vers le commencement du mois de février 1832, du dégoût et une lassitude des membres, suivis bientôt d'un refroidissement général de la peau.

Le second jour de la maladie, j'observe l'état suivant : agitation générale, peau chaude et sèche, céphalalgie violente; oppression sans douleur de côté, toux sèche; épigastre chaud, sans douleur; bouche sèche, langue blanche, et rouge aux bords; pouls plein, très-élevé et accéléré; urines rares; soif. Prescrip. : une saignée au bras d'environ 10 onces, moutarde aux jambes, tisane d'orge et de fleurs de mauve, édulcorée avec le sirop de gomme; lavement émollient, diète complète.

Troisième jour, céphalalgie moins forte, point douloureux dans le côté gauche de la poitrine au-dessus du sein, avec son mat dans cette région; gêne de la respiration, toux pénible et expectoration de crachats teints de sang; pouls plein et accéléré, peau chaude et sèche; peu de soif, urines très-colorées. Prescrip. : 8 sangsues sur le point douloureux, dont on recouvrira les morsures

avec un cataplasme chaud ; un vésicatoire au bras
gauche ; tisane de guimauve , julep pectoral simple ; lavement émollient et diète.

Quatrième jour , la saignée des sangsues a été
très-abondante : le point a disparu , la respiration
est plus libre, la toux moins forte et l'expectoration plus facile ; plus ou peu de sang dans les crachats ; pouls petit, accéléré ; peau moins chaude,
mais toujours sèche ; langue sèche et un peu rouge
à sa pointe. Continuation des adoucissans.

Cinquième jour , exacerbation dans la nuit avec
agitation et augmentation considérable de la douleur de tête ; soif ardente , bouche sèche , langue
très-rouge sur ses bords ; nausées et vomissemens
de matières glaireuses ; douleur épigastrique, peau
brûlante et sèche ; pouls petit et très-accéléré, toux
moins fréquente , mais plus sèche ; urines très-
colorées et sans sédiment. Prescrip. : 10 sangsues
à l'épigastre ; fomentations émollientes sur le ventre , lavement mucilagineux ; infusion de fleurs de
mauve sucrée , diète.

Sixième , septième jour , et suivans : mieux
soutenu et progressif ; légères exacerbations ;
langue humide , peu de soif ; quelques coliques
avec évacuation de bile ; toux plus forte moins
sèche, pouls plus souple et moins accéléré. Adoucissans déjà prescrits , eau légère de poulet. La
toux s'est prolongée dans la convalescence , qui
s'est prononcée environ le onzième jour et qui a
été sans rechute. La malade a repris entièrement
ses forces.

Ici la gastrite a succédé à l'affection de la poitrine et a cédé aux antiphlogistiques.

Quatrième Observation. Pain, âgé de soixante et quinze ans, propriétaire-cultivateur (commune des Chères), tempérament lymphatique sanguin, doué d'une forte constitution, ressent, au commencement du mois de février 1832, après une suppression de transpiration, un point dans le côté gauche de la poitrine, au-dessous du sein, avec toux sèche et gêne de la respiration ; céphalalgie, assoupissement, sommolence et léger délire ; bouche pâteuse, sèche ; langue rouge sur ses bords, soif, peau chaude, pouls plein, élevé et accéléré. Tel est l'état dans lequel je trouve le malade le quatrième jour de sa maladie. Prescrip. : un vésicatoire volant sur le côté douloureux de la poitrine, lavement émollient, boisson béchique, tisane de mou-de-veau ; diète.

Cinquième et sixième jours, mieux : le point a disparu presque entièrement, l'expectoration est abondante et plus facile ; sommeil calme, bouche moins sèche, langue encore un peu rouge à sa pointe. Prescrip. : bouillon de poulet et boissons adoucissantes. Le malade qui fait un usage habituel de vin pur, sollicite pour qu'on lui en donne ; il en prend, à mon insçu, trempé d'eau, et en fait usage durant deux jours. Une exaspération fébrile succède à l'usage du vin : la céphalalgie avec assoupissement reparaît ; la peau est plus chaude, le pouls plus accéléré, la toux plus sèche, la soif plus prononcée ; enfin une lassitude générale s'ajoute à ces symptômes. Je parviens à faire comprendre au malade et à ceux qui l'entourent combien il est important de supprimer le vin qui a rappelé les accidens ; on suit mon conseil, et par l'emploi soutenu des boissons adoucissantes, des bouillons de viande blanche, et d'une nourriture appropriée, ce vieillard a recouvré entièrement sa santé.

Dans l'épidémie de gastro-bronchite de cette année, plusieurs vieillards affectés ont succombé assez promptement à l'apoplexie. Cette terminaison fâcheuse, préparée par la réflexion sympathique sur le cerveau, de la phlegmasie gastro-bronchique, a été favorisée par l'usage du vin et des autres boissons spiritueuses, que les personnes âgées, d'après un préjugé vulgaire, croient indispensable au soutien de leur existence.

Chez les sujets dont le cerveau est prédisposé à l'irritation et à la congestion sanguine, la gastrite simple peut devenir cause déterminante de l'apoplexie. C'est une vérité que plusieurs médecins physiologistes ont proclamée, et qui fait comprendre le danger de combattre, dans ce cas, l'affection cérébrale par les stimulans de l'estomac : l'observation suivante offre un exemple de cette variété de gastrite.

Mme Las***, (St-Germain ; Mont-d'Or,) âgée d'environ 60 ans, tempérament bilieux-sanguin, mère de plusieurs enfans, affectée depuis long-temps de pesanteur de tête avec étourdissement, éprouve tout-à-coup, vers le milieu du mois de février 1832, après avoir pris des alimens irritans, une sur-excitation de l'estomac avec congestion - sanguine cérébrale, violente, et tombe évanouie. Me trouvant à Saint-Germain dans ce moment, je visite aussitôt la malade, qui me présente l'état suivant : tête lourde et douloureuse, étourdissement déterminé par le moindre mouvement du corps ; langue sèche et très-rouge à ses bords, soif ; pouls plein, dur et très-élevé ; peau chaude et sèche, épigastre sensible à la pression. L'apoplexie me paraissant imminente, je pratique une large saignée de bras, et je prescris lavemens mucilagineux et huileux, moutarde aux jambes, friction d'huile d'olive sur le ventre, limonade cuite ; diète complète.

Le lendemain la tête est un peu moins lourde, cependant les étourdissemens n'ont pas disparu ; la peau est toujours très-chaude et sèche, la langue très-rouge, la soif très-vive ; douleur à la région épigastrique, prostration. Prescrip. : 15 sangsues à l'épigastre, cataplasme émollient sur les morsures, lavement mucilagineux, limonade ; diète.

Troisième jour, la saignée locale qui a été abondante, a produit de bons effets : les étourdissemens se sont dissipés, la soif est modérée, la langue a perdu un peu de sa rougeur, l'épigastre n'est presque plus douloureux à la pression.

La gastrite a persisté sous une forme chronique

avec un peu de douleur de tête, et n'a disparu qu'insensiblement, sous l'influence d'un régime extrêmement doux, que Mme Las*** a observé pendant plusieurs semaines. Je lui ai établi un exutoire au bras.

L'irritation ou l'inflammation gastro-intestinale précède ou accompagne beaucoup d'autres maladies, mais comme elle ne figure que comme épiphénomène, je ne pourrais en parler sans faire l'histoire de toute la pathologie.

Phlegmasies gastro-entéro-viscérales intenses (Fièvre adynamique). L'adynamie est souvent alliée aux phlegmasies gastro-intestinales; elle est d'autant plus grande que l'inflammation aiguë est étendue sur une large surface. Toute inflammation viscérale violente produit l'adynamie, qui n'est que l'asthénie de certains organes, presque toujours des muscles de la locomotion. La vie concentrée sur les appareils souffrans, doit nécessairement diminuer dans quelques organes, pour suffire à l'accumulation. C'est surtout l'inflammation de la surface muqueuse gastro-intestinale, qui produit ces effets. De tous les appareils organiques, le digestif est celui qui a le plus besoin d'action pour remplir ses fonctions; aussi est-il fourni d'un foyer nerveux extrêmement compliqué, qui le met à même de puiser la vie dans toutes les parties de l'organisme. Le travail de la digestion n'est-il pas marqué par la langueur des muscles locomoteurs et par la diminution de l'action cérébrale physique et morale ? Si de l'état physiologique nous passons à l'état pathologique, nous remarquons que lorsque l'estomac est obligé à une digestion laborieuse, par le dérangement de sa sensibilité normale, les effets de la concentration sur l'appareil de la digestion sont plus prononcés. Enfin, si le ventricule s'enflamme, il devient le siége d'un foyer vital où la vie afflue et reflue avec une abondance extrême. Lorsque la gastro-entérite est aiguë et livrée à ses propres mouvemens, que le sujet est plein de vigueur, elle produit d'abord la prostration des membres, par l'effet de la concentration vitale sur le tube digestif; puis elle réagit bientôt avec une énergie si grande, qu'elle bouleverse tout l'organisme. Mais si, au lieu de tempérer le foyer du mal, on l'excite par une stimulation imprudente, l'inflammation se concentre davantage dans l'estomac et les intestins, et pénètre plus profondément leur membrane muqueuse : alors elle cesse de réagir, et appelle, pour l'alimenter, la vie des autres organes. Cette accumulation vitale sur l'appareil souffrant, fait tomber dans la langueur, dans l'asthénie les organes éloignés, tels que la peau et les muscles des extrémités, d'où la prostration plus ou moins complète des membres, principal symptôme de l'adynamie. Nous venons de voir que chez un sujet plein de vigueur et pourvu de chairs très-contractiles, l'adynamie succède à une grande excitation générale, et que ce n'est que par la fixité de la phlegmasie, au moyen

d'une violente stimulation artificielle, que le foyer
inflammatoire reçoit sans renvoyer. Mais lorsque
le sujet affecté est dans un état de débilité, que ses
tissus, surtout le musculaire, sont énervés et
languissans, la concentration inflammatoire sur
l'appareil digestif et sur d'autres viscères, après
quelques momens de réaction, appelle à elle la vie
de tous les points pour alimenter son action, et
fait tomber dans l'adynamie une partie de l'organisme. Cet état constitue la fièvre putride adynamique, caractérisée par une altération profonde
de la vitalité des organes, antérieure à l'inflammation viscérale. On retrouve ces caractères dans
le typhus, et en général dans toutes les fièvres
de mauvais caractère, préparées par des modifications qui altèrent la contractilité des tissus, et
peut-être bien la viabilité du sang. Pinel, qui a
observé que l'adynamie se présentait dans les maladies inflammatoires franches chez des sujets vigoureux, comme dans les fièvres chez des sujets
énervés ; plus occupé, dans sa classification des
maladies, des effets que des causes, et ne pouvant
tenir compte, à l'époque où il écrivait, des effets des
médicamens, a fait de l'adynamie une fièvre particulière qu'il allie à toutes les autres, surtout à
celles qui, par la violence de leur phlegmasie,
sont susceptibles, comme je l'ai expliqué ci-dessus,
de concentrer fortement l'action vitale. Dans cette
fièvre adynamique, l'auteur de la nosographie phi-
losophique ne voit que la faiblesse qu'il suppose

étendue à tout l'organisme, et lorsqu'il n'est frappé
que par la violence de l'excitation des organes, il
prédit l'adynamie; et croyant convenable et prudent de la combattre par les toniques, avant même
qu'elle soit prononcée, il en hâte le développement sans s'en douter, en augmentant la cause
qui la produit, c'est-à-dire le foyer inflammatoire.
Fort de la justesse de son diagnostic, Pinel croit
avoir rendu un service à la science et à l'humanité,
en créant sa fièvre adynamique, tandis qu'il est
démontré très-clairement que cette fièvre, très-rare
à présent, n'a régné d'une manière épidémique que
sous le règne de la doctrine de son auteur, (je
n'entends parler que de la fièvre adynamique de
Pinel, et non pas de la fièvre putride et du tiphus).
Pourquoi rencontre-t-on à présent aussi rarement
ces individus malades, gissant dans leurs lits comme
des moribonds, sans pouvoir se remuer, présentant
un desséchement de la peau et des membranes
muqueuses du nez et de la bouche, avec une
langue noire, racornie, comme brûlée, et une
croûte épaisse et sèche sur les gencives et les lèvres? Pourquoi les gens du monde ont-ils fait
aussi cette remarque? C'est que presque tous les
médecins de nos jours, pénétrés autant des égare-
mens du Brownisme que des découvertes de médecine physiologique et d'anatomie pathologique,
s'occupent moins dans les maladies aiguës, de
l'adynamie, que de l'inflammation des organes qui
la produit, et cherchent le mal dans ses principaux

foyers et dans ses retranchemens , pour le combattre vigoureusement et en faire disparaître les symptômes qui le voilent.

Depuis 15 ans que j'exerce la médecine, j'ai rencontré très-rarement dans ma pratique la fièvre adynamique inflammatoire ou bilieuse de Pinel.

Si le nombre des maladies adynamiques a diminué en France avec l'extinction du Brownisme, celui des maladies dynamiques ou sthéniques paraît avoir augmenté avec la doctrine de l'irritation et de l'inflammation ; et c'est au point que quelques médecins et les gens du monde croient à une modification nouvelle de l'organisme ou à une autre constitution atmosphérique.

Le médecin judicieux , habitué à voir les objets sur toutes leurs faces , reconnaît qu'à part quelques variations atmosphériques locales, déterminées par la destruction des forêts , le desséchement des marais , l'établissement des canaux , et par certaines industries nouvelles, les causes des maladies sont les mêmes que celles qui affectaient les peuples de l'antiquité , et à plus forte raison les français de 1800. Toutefois, on remarque que la souffrance des organes étant mieux connue ou du moins plus recherchée dans les maladies, par les médecins de notre époque , elle est plus facilement à découvert.

La stimulation de la membrane muqueuse gastro - intestinale , enflammée , concentre sur elle l'action vitale , et établit un foyer qui se consume sans réagir, et qui paralyse les sympathies. Ainsi, pendant que la vie s'épuise par excès d'action à l'intérieur, elle languit à l'extérieur. C'est cet état qui constitue l'adynamie, caractérisée par le refroidissement et la prostration des membres, la sécheresse de la peau, l'obtusion des sens, l'écoulement involontaire des urines, le pouls petit, concentré et accéléré, et par des symptômes d'une profonde souffrance interne, tels que chaleur brûlante du tronc, surtout de la région épigastrique, expression de douleur par la pression du ventre, rougeur âcre ou noirceur de la langue qui est sèche, ridée et tremblante. Mais si l'art diminue la concentration vitale de la gastro-entérite, par la suppression des stimulans, par les saignées locales, par les adoucissans et par les excitans modérés de la peau, la réaction plus libre prend tout son essor, soit pour avertir les viscères les plus importans de l'économie animale, que l'estomac et les intestins sont souffrans et gênés dans leurs fonctions, soit mieux encore, pour répartir sur d'autres appareils l'action vitale dont ils sont surchargés. Ainsi c'est donc en diminuant l'oppression de l'organe enflammé, que la saignée, par exemple, élève le pouls, et que l'activité vitale reprend une nouvelle énergie. Ces effets devraient suffire pour démontrer que la faiblesse dans la fièvre adynamique dépend essentiellement de la concentration de la vie dans ses principaux foyers. Il est bien vrai que les émissions sanguines naturelles ou artificielles provoquent l'action du cœur dans l'état de santé, et dans celui d'épuisement général, comme dans le cas de phlegmasie viscérale. Toutefois, lorsque les effets de la saignée sont indépendans de la réaction inflammatoire, le pouls quoique accéléré se maintient petit, et après une réaction nerveuse instantanée, la langueur et la faiblesse sont plus fortes qu'auparavant. Tandis que, lorsque la saignée diminue l'engorgement inflammatoire sans le faire avorter, l'organe qui en est le siége, réagit de manière à soutenir les sympathies d'excitation sur plusieurs points de l'organisme qui succèdent et survivent à l'émission sanguine. Je n'ajouterai qu'une dernière observation à tout ce que je viens de dire, pour renverser de fond en comble l'adynamie fébrile essentielle de Pinel, c'est que les sujets qui présentent le caractère de cette fièvre, reprennent des forces par la cessation des toniques, par la saignée, par les débilitans, et lorsque la convalescence se prononce, le malade se retourne plus facilement, et se sent plus fort avant d'avoir pris des alimens et aucun tonique. Pourrait-on soutenir qu'un sujet essentiellement adynamique puisse acquérir des forces sans fortifiant? Non, et la remarque suivante le démontre : un individu épuisé par la privation de nourriture ou par une hémorragie considérable, et qui n'est pas affecté d'inflammation, est réellement dans l'adynamie; hé bien! alors si vous ajoutez à son épuisement, par une nouvelle perte de sang ou par la prolongation de l'abstinence, il succombe ; tandis qu'il reprend peu à peu des forces, si vous fournissez à son estomac avec ménagement des matériaux alibiles et stimulans.

Si par la méthode antiphlogistique, nous avons des gastro-entérites plus franches, moins concentrées et avec moins d'adynamie, la nature nous laisse en compensation un état qui n'est pas moins grave, c'est la réaction sur le cerveau, de la phlegmasie gastro-intestinale, et ses redoublemens, sous forme d'accès fébriles souvent très-pernicieux, toutes les fois que par une attaque antiphlogistique timide, ou par son étendue et sa ténacité, la phlegmasie résiste. Dans ce cas, le foyer inflammatoire primitif, en partie éteint et sans cesse combattu par les émolliens, se reproduit sympathiquement dans les autres organes, sur-tout dans le cerveau où il produit souvent les ravages les plus graves ; et alors, pour sauver cet important viscère, on est quelquefois obligé de rappeler brusquement et avec beaucoup d'habileté l'action vitale sur l'estomac : de sorte que les maladies inflammatoires de nos jours sont plus fréquemment compliquées d'accidens cérébraux, et les fièvres pernicieuses plus communes. Depuis que j'exerce la médecine, j'ai fait cette remarque à la ville, à la campagne, dans les hôpitaux et dans toutes les classes de la société ; et tout en tenant compte des modifications imprimées par le traitement antiphlogistique généralement répandu en France, je suis convaincu que l'état moral des Français, depuis la révolution de 89, contribue beaucoup au développement des affections cérébrales. Les prodiges de notre civilisation, depuis 40 ans, ne se sont opérés qu'au moyen d'une impulsion violente communiquée au moral. Les hommes comprenant mieux leur supériorité au-dessus des autres espèces vivantes, n'ont cessé et ne cessent encore, depuis cette ère nouvelle, de mettre à contribution toutes les ressources intellectuelles dévolues à chacun par le Créateur : l'esprit est à la torture pour inventer, perfectionner et acquérir ; on oublie le présent pour ne vivre que dans l'avenir ; on se crée de nouveaux besoins, ou plus souvent encore on exagère ceux attachés naturellement à l'existence, et dans cet état où la vie morale se consume aux dépens de l'existence physique, où l'homme abandonne le présent pour saisir l'avenir qui toujours lui échappe, lorsque la santé se dérange, si le cerveau ne reçoit pas le premier l'impression morbide, on conçoit que, tant actif dans l'état sain, il ne peut rester passif dans l'état maladif.

Gastrite intermittente. La phlegmasie gastro-intestinale est souvent rémittente, nous l'avons observé dans les différentes formes fébriles qui précèdent. Une inflammation aiguë quelconque ne peut exister long-temps à l'état continu ; c'est par les rémissions et les redoublemens qu'elle se soutient et prolonge sa durée. Il arrive quelquefois que la gastro-entérite, surtout sous la forme de fièvre gastrique, après avoir parcouru une période plus ou moins longue, mais ordinairement très-courte, disparaît presque subitement pour reparaître par accès presque toujours pernicieux ; c'est-à-dire, que, dans le paroxisme, la phlegmasie gastrique se montre plus aiguë que dans l'état continu antérieur, avec une violente réaction sympathique sur le cerveau et le centre de l'arbre circulatoire. Alors, la fièvre est souvent quotidienne, quelquefois tierce. La gastrite intermittente paraît, comme toutes les fièvres d'accès, en automne et au printemps.

Elle diffère des fièvres intermittentes ordinaires : dans celles-ci, il n'y a qu'irritation avec forte congestion sanguine sur les organes intérieurs, surtout sur la membrane muqueuse gastro-intestinale pendant l'accès, tandis que dans la gastrite intermittente, il y a retour de la phlegmasie de l'estomac. Le caractère intermittent se présente dans la gastrite aiguë, lorsque celle-ci a été accueillie, à son début, par les saignées et les antiphlogistiques, et que le sujet qui en est affecté, a été exposé aux causes des fièvres d'accès, par exemple, à une constitution atmosphérique humide alliée à des émanations délétères.

J'ai observé un grand nombre de cas de gastrite intermittente, parmi lesquels je choisis le suivant : Mme Bergeon (des Échelles), âgée d'environ 45 ans, tempérament nerveux-sanguin, ayant depuis quelque temps une menstruation irrégulière, affectée depuis long-temps de douleurs rhumatismales vagues, surtout au printemps, éprouve au mois d'avril 1831, une gastrite aiguë, caractérisée par les vomissemens, la soif, la rougeur de la langue, la douleur et la chaleur de l'épigastre, la céphalalgie, l'agitation dans les membres, la prostration, l'élévation et l'accélération du pouls. Le second jour, je visite la malade qui me présente les symptômes que je viens d'énumérer : la céphalalgie est très-forte et il y a assoupissement. Je conseille une saignée de bras que je pratique aussitôt, et que je fais suivre d'une application de 8 sangsues à l'épigastre et de la moutarde aux cuisses ; limonade cuite, lavemens mucilagineux, fomentations émollientes sur l'épigastre, et diète complète.

Le lendemain, troisième jour, tous les symptômes de la gastrite ont disparu ; plus de céphalalgie, sommeil calme, l'appétit se prononce. Prescrip. : continuation de la limonade et des lavemens, eau de poulet, diète.

Quatrième jour, paroxisme très-violent vers le milieu de la nuit, avec vomissement, soif, chaleur de la peau, douleur épigastrique, céphalalgie violente, délire, pouls élevé et accéléré, et agitation générale. L'accès a duré environ trois heures ; il a été précédé d'un frisson et s'est terminé par une sueur légère. Le matin à 9 heures, la malade est accablée, mais sans fièvre ; la langue qui était très-rouge et très-sèche dans l'accès, est pâle et humide. Prescrip. : une pilule d'un grain de sulfate de quinine à prendre toutes les deux heures , dans l'apyrexie ; limonade, eau de poulet, diète.

Cinquième jour, l'accès est revenu dans la nuit, une heure plus tôt que l'autre ; mais il a été très-court et sans délire. La malade n'avait pris que 5 pilules. Prescrip. : prendre encore 4 pilules de sulfate de quinine ; limonade, et diète.

Sixième jour, plus d'accès, l'appétit est très-prononcé ; convalescence. Au bout de quinze jours environ, Mme Bergeon s'expose à l'humidité du soir dans un champ, et rentre avec un frisson suivi d'un accès fébrile qui dure au moins deux heures ; un second a lieu le surlendemain. Cette fois la fièvre est intermittente tierce, sans délire, et plutôt avec irritation qu'inflammation de la membrane muqueuse de l'estomac : en effet, pendant l'accès, la langue est peu colorée, il n'y a pas de douleur à l'épigastre, mais seulement embarras ; il y a quelques nausées, et une sueur assez considérable termine l'accès.

Le troisième paroxisme a été prévenu par quelques cuillerées de sirop de sulfate de quinine, et la malade a empêché une nouvelle rechute en observant attentivement les règles de l'hygiène.

Parallèle des phlegmasies gastro-intestinales aiguës. Rien ne se ressemble dans la nature , aucuns des corps des trois règnes n'ont une ressemblance parfaite. Des caractères généraux forment des ordres, des classes, des familles, des genres, des espèces, et chaque espèce fournit une foule de variétés. Dans le règne animal, prenons pour exemple l'espèce humaine : les hommes se ressemblent tous par des caractères généraux de conformation qui établissent l'espèce ; des caractères secondaires servent aux naturalistes historiens à distinguer les différentes nations, et aux physiologistes à établir les sexes et les tempéramens. Mais, malgré ces divisions, les variétés, soit de conformation, soit de tempérament, sont aussi nombreuses que les individus. En effet, est-il possible de trouver dans le monde deux hommes, même jumeaux, qui se ressemblent parfaitement en tout, c'est-à-dire par la taille, le volume et le poids du corps, les traits de la figure, la couleur du teint, la démarche, etc. etc. Si des caractères physiques, nous passions à ceux du moral, nous trouverions peut-être plus de dissemblance. Cette digression sur l'histoire naturelle, quoique en apparence étrangère à mon sujet, est assez utile pour faire comprendre d'avance les variétés des maladies. La médecine a été presque toujours une science spéculative ; quand deviendra-t-elle tout-à-fait une science naturelle, une science de fait ? Le dix-neuvième siècle, fécond en illustrations de toutes espèces, a opéré une révolution dans l'intelligence humaine, surtout en France, et fait éclore l'esprit d'observation et d'investigation qui, dans l'espace de quelques années, a imprimé à toutes les sciences une marche progressive étonnante ; espérons que la médecine, qui s'est ressentie, plus peut-être que les autres sciences, de cette commotion intellectuelle, verra fructifier de plus en plus ses découvertes physiologiques et pathologiques ; que les médecins, comme tous les hommes du siècle, conserveront l'esprit d'observation qui les distingue ; et qu'avec cet esprit qui a immortalisé les remarques d'Hippocrate, ils soutiendront la science dans sa nouvelle marche simple et naturelle, et lui feront faire de nouveaux progrès, en la débarrassant de tout ce qui pourrait l'entraver !

J'ai suivi la phlegmasie gastro-intestinale dans ses différentes nuances d'intensité, depuis le degré d'irritation, jusqu'au degré inflammatoire le plus aigu. Je l'ai étudiée sous certaines formes générales, que lui impriment le tempérament et l'action d'une foule de modificateurs, les uns par leur influence prédisposante, les autres en modifiant de telle ou telle manière les systèmes nerveux et circulatoire : ceux-là par leur action stimulante plus ou moins prompte et directe, et ceux-ci, en préparant certains organes à recevoir la réaction sympathique. J'ai choisi, dans un grand nombre d'observations, celles qui m'ont paru le plus propres à donner une idée exacte des formes de gastro-entérite, indiquées, sous d'autres noms, dans les nosographies des médecins étrangers aux découvertes modernes. Je me suis astreint à toutes ces divisions, parce qu'il faut à toute science naturelle, des noms, des ordres, des classes, des genres, etc., en un mot, une méthode quelconque pour l'exercice de l'intelligence. Toutefois, il faut reconnaître que les classifications répugnent à la nature, et qu'elle se plie difficilement à nos cadres nosologiques ; en effet, ne trouve-t-on pas dans l'embarras gastrique, dans les fièvres gastrique, bilieuse, muqueuse, catarrhale, ataxique, adynamique, les mêmes symptômes, tels que l'anxiété précordiale, le malaise épigastrique, le dégoût, les vomissemens, la soif, la prostration, etc. ? Ne voit-on pas l'embarras gastrique passer à l'état de fièvre gastrique, celle-ci à l'état bilieux, ataxique, adynamique ? N'en est-il pas de même de la fièvre dite muqueuse et des autres espèces de fièvres gastro-entériques. Tous les phénomènes vitaux s'enchaînent, et ce n'est que dans la nature qu'on peut les suivre et les étudier. Malgré tous nos efforts pour grouper des symptômes, nous ne pouvons que représenter un genre ou une espèce de maladies, dont les variétés sont aussi nombreuses que les sujets affectés. Cela est tellement vrai, qu'il est impossible de trouver deux observations de maladies entièrement semblables. La dissemblance qu'on remarque entre les corps de la nature de la même classe, du même genre, de la même espèce, se retrouve dans les maladies.

Cette variété de symptômes de l'altération morbide du même tissu, est due, comme je l'ai expliqué au commencement de cet ouvrage, à la sensibilité remarquable du centre épigastrique, qui, dans l'état physiologique comme dans l'état maladif, est le rendez-vous de toutes les sensations physiques et morales, et qui les perçoit différemment suivant l'idiosyncrasie individuelle, la prédisposition des organes, et toutes les modifications générales et locales. Si l'on pouvait intercepter les sympathies de l'estomac, son inflammation serait aussi franche, aussi dévoilée que celle des bronches, de la plèvre, du péritoine, de la vessie, du canal de l'urètre, etc. S'il en était ainsi, depuis long-temps les différentes altérations morbides des organes digestifs seraient aussi-bien connues que celles de la peau, du poumon, etc. Les médecins observateurs distingués de tous les temps, qui ont remarqué ces altérations dans les maladies aiguës, dans les fièvres, ne les auraient pas notées comme des épiphénomènes, ou des complications, en un mot, comme le résultat de l'altération générale des fluides et des solides; et Broussais qui, le premier, a osé lever entièrement le voile épais qui couvrait les lésions des voies digestives dans les fièvres, et qui les a montrés à découvert, au moyen de l'analyse physiologique et de l'anatomie pathologique, n'aurait pas vu sa découverte repoussée à sa naissance avec acharnement: aujourd'hui même que les lumières de la physiologie éclairent généralement, et que l'art, dans les maladies, fait plus ou moins la part de la souffrance des organes digestifs, on ne verrait pas la controverse diviser les médecins sur cette importante matière.

Il est certain que l'irritation et la phlegmasie

gastro-intestinales sont souvent méconnues, et que
les médecins les plus capables de bien les distinguer, doutent souvent de leur existence ou de
l'importance de leur rôle dans les maladies, parce
qu'ils s'attachent trop à leurs effets. D'autres tombent dans un excès opposé, et ne voyant que gastrite ou gastro-entérite dans la plupart des maladies,
ils négligent entièrement les effets sympathiques et
les complications, et croient ramener tout l'organisme à l'ordre, en ne s'occuppant exclusivement
que de l'irritation ou de l'inflammation de l'estomac. Les uns et les autres suivent une marche
contraire au progrès de la science et aux intérêts
de l'humanité. Le médecin judicieux, avide de
vérité, doit étudier l'irritation et l'inflammation
des voies digestives sous toutes les formes ; il doit
se rendre compte de toutes les modifications prédisposantes et déterminantes qui ont agi sur l'organisme entier, ou particulièrement sur l'appareil
digestif et sur d'autres organes, directement et
indirectement ou concomitamment ; il doit aussi
distinguer les symptômes idiopathiques, des symptômes sympathiques, et de ceux de l'affection idiopathique d'autres organes ; il distinguera encore
les affections sympathiques, devenues idiopathiques par la prédisposition des organes qui ont reçu
l'influence de la souffrance de l'estomac, et qui
finissent quelquefois par devenir le foyer essentiel
de la maladie : par ces remarques, dis-je, auxquelles il ajoutera toutes les particularités qui pro-

viennent de l'âge, du sexe, de la constitution individuelle, de la manière de vivre, des influences morales, etc., le médecin peut établir un diagnostic et un prognostic justes. Au moyen de cet esprit d'analyse, son traitement, basé sur des médications générales, sera aussi varié que l'état maladif auquel il l'applique.

Considérée sous ce point de vue physiologique, la pathologie de la phlegmasie de la membrane muqueuse gastro-intestinale est au moins aussi difficile à étudier que les fièvres des nosographes, avec cette différence, que ces dernières ne satisfont que les esprits superficiels. En effet, ceux qui ne peuvent marcher sans guide, s'habituent à ne voir les maladies que dans les livres; quelques symptômes observés sur le malade, leur suffisent pour faire l'application de la maladie décrite. Mais il n'en est pas de même des esprits philosophiques qui aiment la vérité en médecine comme dans les autres sciences naturelles, qui la recherchent en vain dans les traités des fièvres, et qui ne la trouvent toujours qu'incomplètement dans les meilleures descriptions; pour ces esprits, la médecine sera toujours une science difficile, parce qu'après l'avoir étudiée dans les livres, il leur restera à l'étudier dans la nature; et comme dans ce grand livre on observe à chaque instant de nouveaux faits, de nouveaux phénomènes, que d'autres avaient pu observer, mais qu'on avait oubliés ou qu'on n'avait pu noter, le médecin observateur judicieux ne vit jamais assez pour apprendre à

distinguer et à surmonter toutes les difficultés et
les écueils de son art. D'ailleurs, quand même il
emploîrait tout le temps d'une longue existence à
observer les maladies, sa dernière observation lui
offrirait quelque particularité nouvelle.

*Prognostic des phlegmasies gastro-intestinales
aiguës.* La lésion d'organes aussi importans que
l'estomac et les intestins, est sans doute grave;
mais comme la gravité d'une maladie est relative
à son incurabilité, la phlegmasie gastro-intestinale
aiguë est, sous ce rapport, moins dangereuse que
celles de la poitrine et de la tête. La pneumonie,
surtout quand elle est double, obstrue les voies
respiratoires et produit la mort par asphixie; d'ailleurs, les poumons naturellement pénétrés de
beaucoup de sang pour l'accomplissement de leurs
fonctions, en sont bien vîte surchargés et étouffés
lorsqu'ils sont enflammés. Les affections aiguës de
l'encéphale compromettent rapidement l'existence,
soit en anéantissant le principe vital à sa source,
par l'augmentation infinie de son action, soit plus
souvent encore par les produits de l'inflammation,
qui, en comprimant le cerveau, paralysent la vie.
La phlegmasie de la membrane muqueuse des voies
digestives suspend la digestion, et ne trouble que
sympathiquement la respiration et l'action cérébrale; de sorte que l'hématose étant presque toujours surabondante dans les phlegmasies aiguës,
la difficulté ou l'impossibilité de la digestion dans
la gastro-entérite est d'une importance bien se-

condaire. Quant à la phlegmasie en elle-même, elle n'est subitement très-grave que dans les empoisonnemens par des substances corrosives, ou lorsqu'elle se développe sur des voies digestives, affectées d'inflammation chronique. Autrement la phlegmasie gastro-intestinale a une période plus ou moins longue, suivant la prédisposition de l'organisme et surtout des voies digestives à l'inflammation. La gravité est d'autant plus grande, qu'elle occupe une plus grande étendue du tube digestif, que le sujet affecté est débile, âgé, et qu'il a été épuisé antérieurement par des causes énervantes. Alors, l'affection fébrile, qui représente la gastro-entérite, offre toujours des mauvais caractères.

La fièvre gastro-entérique, dans le cours de laquelle on observe des exacerbations avec des rémissions plus ou moins longues, est toujours plus facile à maîtriser que celle qui, après avoir résisté aux antiphlogistiques actifs, conserve un caractère continu. L'exaspération de la phlegmasie gastro-intestinale par des ingesta stimulans, rend toujours très-facheux le prognostic.

Les complications aggravent plus ou moins la gastro-entérite : de toutes, la plus fâcheuse est l'affection cérébrale. Cette complication est d'autant plus dangereuse, que l'encéphale, en vertu de son action naturelle ou d'une prédisposition morbide, nourrit plus fortement l'excitation sympathique qu'il reçoit de la phlegmasie des voies digestives.

Les signes funestes de la gastro-entérite, sous ses différentes formes fébriles, sont la prostration extrême qui force le malade à se tenir en supination ; la sécheresse de la peau, les pétéchies, les vibices, la sécheresse aride et la fuliginosité des différentes parties de la bouche ; la déglutition difficile, le métorisme, la stupeur, le délire, la concentration et l'irrégularité du pouls ; la raideur des bras, le tremblement des mains, le soubresaut des tendons ; la carphologie, l'émission involontaire des urines, la décomposition des traits et une odeur douceâtre cadavéreuse qu'exhale le corps du malade.

La chaleur humide de la peau, des exacerbations avec des rémissions après un calme sinistre, la souplesse des membres, l'humidité de la bouche et son dépouillement de l'enduit fuligineux, les borborygmes et quelques évacuations alvines, sont des signes favorables des gastro-entérites graves.

TRAITEMENT

DES PHLEGMASIES GASTRO-INTESTINALES AIGUES.

Considérations générales. S'il me fallait faire l'histoire ou simplement l'énumération des méthodes de traitement et des différentes espèces de médicamens que les médecins ont employées, depuis Hippocrate jusqu'à nos jours, moins peut-être

contre la phlegmasie gastro-intestinale, qu'ils igno-
raient, que contre les symptômes qui la leur voi-
laient, je renoncerais à écrire, parce que rien ne
me dégoûte autant que cette vaine érudition de
citations de méthodes opposées, de médicamens
contraires, qui ont opéré les guérisons des mêmes
maladies. Les écrits de ce genre, loin d'être utiles
aux médecins, n'ont servi qu'à les embarrasser
autant dans le diagnostic des maladies que dans
leur traitement. Aussi voit-on des médecins douter
de la puissance de la médecine, mettre tout sur
le compte de la nature, et n'exercer leur profession que par spéculation : d'autres, plus confians
en leur savoir, se jettent dans une médecine em-
pirique, et attribuent tous les succès qu'ils obtiennent, à leurs bonnes inspirations. Au milieu de
ce chaos s'est élevée une nouvelle génération de
médecins, qui, nourrie de l'esprit progressif du
siècle, s'est adonnée avec ardeur à l'étude des
découvertes d'anatomie, de physiologie, d'anatomie pathologique, et de pathologie chirurgicale
et médicale. Cette jeunesse médicale, fière de plusieurs découvertes importantes qui avaient entièrement échappé à l'observation de médecins distingués qui ont blanchi dans le métier, est quelquefois présomptueuse. Mais lorsqu'elle est pourvue d'un esprit judicieux, elle perd bien vîte
ce caractère dans l'exercice : là elle reconnaît que
ce qui est tant facile en théorie, ne l'est pas
autant en pratique ; là elle voit que les préceptes

du maître sont quelquefois en défaut, et que, pour voir comme lui, il faudrait avoir sa sagacité, son jugement ; enfin c'est là qu'on sent la nécessité de travailler soi-même pour vérifier les découvertes, soit pour y ajouter, soit plutôt encore pour arriver à ce discernement, à ce tact médical qu'on n'acquiert que par la pratique.

En faisant l'apologie de la nouvelle génération de médecins, je n'ai pas l'intention de critiquer les anciens praticiens ; je suis trop partisan du mérite, pour lui porter la moindre atteinte. Si quelques médecins n'ont pas voulu se mettre au niveau de la science, je les plains plus que je ne les blame ; ils sont d'ailleurs en petit nombre, et ne figurent pas dans les notabilités médicales. Tous les autres soutiennent dignement les progrès de l'art, et leur tact est le régulateur des opinions. Si des dissidences divisent quelquefois les médecins, c'est qu'il ne leur est pas accordé à tous de juger avec la même précision. Cependant, il faut le dire à la gloire de notre siècle, les médecins s'entendent, se comprennent, s'estiment, ne discutent que pour s'éclairer, et tous leurs efforts réunis tendent à l'avancement de la science et au bonheur de la société.

Traitement préservatif. Pour prévenir une inflammation quelconque, il faut empêcher la sur-excitation, ou la faire disparaître habilement lorsqu'elle existe ; voilà la base du traitement préservatif de l'inflammation. Appliqué à la gastrite ou à la gastro-entérite, ce traitement consiste à combattre, au moyen des précautions hygiéniques, les modifications diverses qui excitent directement ou indirectement les propriétés vitales de la membrane muqueuse gastro-intestinale, et à faire échouer l'irritation lorsqu'elle est fixée sur cette membrane.

Rien n'est plus difficile que de régler l'action vitale de l'estomac au degré convenable pour l'exercice de ses fonctions digestives. A cet égard, l'instinct de la brute est supérieur à l'intelligence humaine. L'animal livré à la nature, ne suit que le penchant qui l'entraîne : ce penchant, effet d'un besoin, le porte vers l'objet créé pour le satisfaire ; c'est ainsi qu'il mange, qu'il boit, qu'il se reproduit ; mais aussitôt que le besoin est satisfait, l'animal cesse de manger, de boire, de se livrer à l'accouplement ; il attend, pour se livrer de nouveau à ces actes de la vie, que la faim, la soif et le rut se fassent sentir. Aussi, la santé de l'animal n'est pas troublée par les indigestions et toutes les infirmités qui accablent l'espèce humaine. L'homme sauvage se rapproche beaucoup des animaux : ses besoins ne sont que dans la nature de son espèce, il les satisfait facilement et ne se sert pas de sa supériorité sur la brute, pour les exciter, les tromper, les pervertir. Il n'en est pas de même de l'homme civilisé : sa vie est plus morale que physique ; ses besoins sont plus dans son imagination que dans sa nature ; il méprise l'instinct conservateur de son espèce, il le repousse comme contraire à ses facultés intellectuelles ; il n'attend pas la faim pour manger, la soif pour boire, le besoin du coït pour se livrer aux plaisirs vénériens : il mange encore, qu'il n'a plus faim ; il boit encore, qu'il n'a plus soif ; il réitère le coït lors même que l'appétit vénérien est pleinement satisfait ; il précipite sa vie par son exercice immodéré. Heureux l'homme qui, avec une bonne organisation physique et morale, sait user de sa raison pour régler ses besoins ! qui s'étudie à les satisfaire et non à y ajouter ! qui se sert de son intelligence pour les vaincre à volonté et non pour les aiguiser, les animer et les faire revivre dans le moral quand ils s'éteignent dans le physique ! La civilisation est donc favorable au développement des affections de l'estomac, par les erreurs de régime et par toutes les excitations morales qui retentissent dans le centre épigastrique. La preuve de cette proposition est dans l'observation suivante : les indigestions et la gastrite sont bien plus communes chez les habitans des villes que chez les laboureurs, dont la nourriture plus simple, plus naturelle et plus saine, est prise par eux à des heures réglées, plus pour satisfaire la faim que pour jouir de la saveur de tels ou tels mets.

Pour prévenir l'excitation morbide des organes digestifs, il convient d'observer les précautions hygiéniques relatives à la nourriture, aux boissons, au coït, aux affections morales, à la température atmosphérique, aux irritations, phlegmasies et suppurations habituelles, et aux remèdes empiriques.

Régime. Le régime le plus convenable est celui qui prescrit une vie sobre, de n'user que modérément des stimulans nécessaires à l'action de la digestion, et d'éviter cette foule d'apprêts culinaires, inventés pour ranimer les palais usés, et souvent pour faire digérer artificiellement des estomacs privés depuis long-temps de ces bonnes digestions, qui sont une des plus grandes jouissances de l'existence. Il prescrit aussi, comme un point très-important, d'éviter l'usage, surtout l'abus des liqueurs spiritueuses alcoholiques, qui, si elles n'enflamment pas toujours, épuisent, énervent par l'excitation immodérée de l'action vitale, et préparent les organes digestifs qui en reçoivent la première impression, à des phlegmasies extrêmement graves ; et le système nerveux cérébral, qui en ressent les effets secondaires, à des troubles violens qui ajoutent au danger de celles-ci. L'homme sage doit manger pour vivre ; attendre la fin de la digestion avant de reprendre des alimens ; suivre son appétit sans s'y livrer entièrement ; s'habituer à tous les alimens dont fait usage la généralité des hommes, et excepter cependant ceux pour lesquels son aversion est insurmontable, parce que ce qui ne plaît pas au palais, répugne à l'estomac ; enfin s'il se permet quelques écarts, que ce ne soit que pour rompre de temps à autre la monotonie de la régularité ; mais qu'il se garde de les porter au point de troubler la sensibilité de son estomac, et l'harmonie de ses fonctions digestives.

Coït. Le coït est de tous les actes de l'économie animale, celui qui met en jeu le plus d'action vitale. C'est un besoin qui est dans la nature et dont la privation et l'abus sont également préjudiciables à la santé. L'estomac qui, comme je l'ai dit maintes fois dans cet ouvrage, ressent les effets de presque toutes les modifications vitales actives, peut éprouver une sur-excitation par la continence ou l'incontinence. Dans le premier cas, tous les organes, et surtout l'estomac, comme un des plus actifs, sont gorgés d'action vitale, et dans un état d'irritation voisin de l'inflammation ; dans le second cas, le cerveau et l'estomac sont particulièrement excités par la vibration réitérée de l'action vitale. En outre, l'abus des plaisirs vénériens altère l'innervation, et prédispose aux phlegmasies gastro-encéphaliques graves. Puisque la morale et les règles de l'ordre social ne permettent pas de conseiller indistinctement le coït comme moyen préservatif, il faut y suppléer par la saignée, l'exercice, la distraction et l'usage des tempérans ; quant à l'incontinence, la morale, la raison, la crainte d'user rapidement la vie doivent engager le sujet qui s'y livre, à revenir à des habitudes plus chastes, pour prévenir ou suspendre les troubles de son estomac et sa prédisposition à la phlegmasie.

Affections morales. Les rapports du moral et du physique sont incontestables. L'estomac irrité ou enflammé excite sympathiquement le cerveau et trouble son action morale; celle-ci, à son tour, lorsqu'elle dépend seulement de l'exercice des facultés intellectuelles, réagit sur le cerveau d'où elle émane, et en même temps secondairement sur le centre épigastrique, foyer vital où aboutissent toutes les affections vives du corps et de l'ame. Le médecin, qui connaît ces rapports, doit faire entrer, dans la prophilaxie des maladies de l'estomac, tous les moyens propres à calmer et à tempérer les affections morales, tels que l'exercice du corps, la promenade, les voyages à pied, les lectures opposées au sujet de la mélancolie, et pardessus tout, la douce persuasion qu'inspire la médecine du cœur.

Température atmosphérique. De toutes les causes des maladies, et particulièrement de la phlegmasie gastro-intestinale, la variation de l'atmosphère en sécheresse ou humidité, en froid ou en chaud, est sans contredit celle qui a le plus d'action, et contre laquelle nous pouvons le moins. Ce sont surtout les variations brusques de la température et des vents qui portent atteinte à l'équilibre vital, et qui, en modifiant différemment les propriétés vitales de la peau, altèrent l'harmonie des fonctions intérieures. C'est par la cause atmosphérique à laquelle s'ajoutent des miasmes et des conditions d'insalubrité, que naissent les maladies endémiques et épidémiques, et que se propagent ces dernières. Notre prophylaxie contre une pareille cause est très-bornée : nous pouvons sécher, échauffer et purifier quelques pieds cubes d'air ; mais nous ne pouvons rien contre la masse atmosphérique. On ne peut que s'y soustraire en changeant de climat, ou quelquefois seulement de localité ou d'habitation. Toutefois, différentes précautions hygiéniques peuvent préserver des affections gastriques ou gastro-entériques, au milieu d'une température favorable à leur développement. Dans les hivers alternativement froids, chauds et humides, on se garantit des phlegmasies muqueuses gastro-bronchites, par les vêtemens de flanelle, la bonne chaussure, les frictions sèches sur la peau, les bains de vapeur sèche ou humide et toniques, l'exercice et quelques légers stimulans diffusibles, moyens qui tous fournissent à la peau, directement ou indirectement, la force vitale nécessaire pour résister à l'action alternativement répercussive, relâchante et excitante de la température alternativement froide, humide ou chaude. Dans la saison chaude, on prévient l'excitation sympathique des voies digestives, déterminée par l'action irritante de la chaleur sur la peau, en tempérant les effets de cette dernière par les bains froids, par les boissons acidulées, et en donnant à l'estomac des alimens de facile digestion et suffisamment pourvus de principes nutritifs, pour fournir à l'assimilation des organes épuisés par la transpiration ; et en conseillant quelques légers stimulans, différemment étendus ou combinés, suivant le tempérament de l'individu, pour soutenir l'innervation. Pour arriver au même but, éviter autant que possible les exercices immodérés, les longues veilles, les suppressions brusques de transpiration, par le rapport de la peau avec un courant d'air froid, la fraîcheur d'un lieu quelconque, ou par l'ingestion de boissons à la glace.

Irritations, Phlegmasies et suppurations habituelles. Les irritations et les phlegmasies habituelles de la peau, telles que dartres, gale, teigne, pemphygus, etc., et les suppurations habituelles des exutoires, des ulcères, des fistules, établissent à l'extérieur du corps une accumulation d'action vitale et de fluides, tantôt au profit, tantôt au détriment de l'intérieur, suivant la disposition organique. L'équilibre vital, dérangé d'abord par cette dérivation, se rétablit peu à peu, et la suppression de cette dernière le trouble de nouveau, et d'autant plus gravement, que la dérivation morbide artificielle est ancienne, et que l'exudation est plus abondante. La liaison sympathique des fonctions de la peau avec celles du poumon et des voies de la digestion, fait que la métastase des phlegmasies cutanées et la suppression des écoulemens habituels, peuvent porter leurs effets sur les organes digestifs, de manière à troubler leurs fonctions en les y irritant, ou même en y faisant naître l'inflammation. Il en est de même de l'omission d'une saignée d'habitude, de la suppression de la leucorrhée, etc. D'après ces considérations, il est convenable, pour prévenir l'irritation de la membrane muqueuse gastro-intestinale, de maintenir les excitations naturelles ou artificielles qui profitent à la santé du corps, et de ne supprimer les autres qu'avec ménagement, c'est-à-dire en diminuant progressivement l'irritation, l'inflammation ou l'exudation habituelle de la peau, surtout avec des moyens tels que les vapeurs stimulantes qui les usent dans leur siége, et en prévenant, par un régime doux, et par quelques boissons diurétiques légères, l'établissement, sur les voies digestives, non de la dartre, du pemphygus, de la gale, etc., mais d'une irritation ou d'une phlegmasie particulière au tissu muqueux gastro-intestinal, et propre à les remplacer.

Rémèdes empiriques. L'empirisme ou le charlatanisme, c'est-à-dire l'infâme trafic de cette foule de guérisseurs éhontés, qui promettent effrontément, sur les tréteaux, dans les carrefours, sur les places publiques, la guérison non-seulement des maux réputés curables, mais aussi des incurables ; des commères, des vendeurs de baume, d'élixirs, de sirops ou autres composés merveilleux, contre les douleurs, les faiblesses d'estomac, les mauvaises digestions, les mauvaises humeurs, les vices du sang, les vers, les glaires, le rhumatisme, la goutte, l'apoplexie, la paralysie, etc., est un fléau qui fait la honte de l'art, qui montre l'incurie des gouvernemens qui les tolèrent, et qui ruine la santé des citoyens. Où sont déposés tous ces arcanes? dans l'estomac, et c'est dans ce viscère, dans les intestins, ou en se promenant dans les conduits chylifères, qu'ils doivent rencontrer et détruire les principes de toutes les maladies. Les médicastres ne connaissent pas l'estomac : qu'il soit affaibli, irrité, enflammé ou ulcéré, peu leur importe; ils ne s'inquiètent pas de ce qu'ils ignorent; leur science est noyée dans leurs fioles, et leur savoir-faire est d'exploiter, à leur profit, par de grands mots, par de grandes promesses, par de pompeuses observations de guérisons, la crédulité et la superstition des classes les moins éclairées de la société. Si leurs remèdes ont rencontré des organes digestifs disposés à en recevoir une impression avantageuse, ou si l'impression désagréable qu'ils en éprouvent est profitable au soulagement d'autres organes malades, ce que le hasard produit pour tous les remèdes universels, un mieux se manifeste, et c'est alors que les médicastres et leurs prôneurs s'écrient : tant mieux! vous voilà guéris! Si au contraire, ce qui arrive très-souvent, leurs remèdes procurent une agitation violente, le vomissement, la fièvre, en un mot, l'exaspération du mal, ils s'écrient encore, à moins que la mort ne s'en suive, tant mieux! vous guérirez! Mettons de côté les charlatans et tous les médicastres; c'est leur faire trop d'honneur que de les citer. Ne cherchons que les effets de leurs drogues sur la santé publique. Il est bien reconnu que la propriété spécifique de tous les remèdes secrets actifs, est de sur-exciter la membrane muqueuse gastro-intestinale, lorsqu'elle ne l'enflamme pas, et de la préparer à devenir le siége de l'irritation ou de l'inflammation. Heureux les estomacs qui, naturellement peu irritables ou émoussés par l'habitude de l'excitation, supportent sans danger la stimulation des drogues incendiaires!

Le médecin doit donc, pour prévenir le développement des affections de l'estomac, mettre en garde ses cliens contre la tentative des remèdes secrets; il excitera leur prudence à cet égard en leur citant des victimes du charlatanisme, que tout médecin est à même de fournir, de sa pratique ou de celles de ses confrères. Il devra insister surtout auprès des mères, et obtenir d'elles, par la persuasion, d'exempter leurs enfans d'une foule de petits remèdes plus ou moins irritans, qu'une sollicitude bien excusable porte à leur administrer, très-souvent pour combattre des maux qui ne les réclament pas ou qu'ils n'éprouvent pas.

Lorsque l'excitation morbide des voies digestives est formée, il est encore temps de prévenir leur inflammation; nous possédons deux méthodes pour arriver à ce résultat. La première et la plus rationnelle, consiste à diminuer les stimulans naturels de l'estomac ou à l'en priver entièrement, à affaiblir l'action vitale générale, et à tempérer et

éteindre celle accrue des voies digestives. La seconde, appelée aussi méthode perturbatrice, tend
à déplacer l'irritation gastro-intestinale, à l'appeler sur d'autres points, et à l'user par l'exercice
violent des mouvemens vitaux et par des sécrétions abondantes. La première méthode est celle
qu'emploie presque toujours le médecin physiologiste; il lui répugne d'irriter, pour le guérir,
un organe qui est le siége de l'irritation. Ainsi,
lorsqu'il a affaire à une excitation morbide de la
membrane muqueuse gastro-intestinale, prélude
d'une gastro-entérite simple, ou sous une forme
fébrile quelconque, il conseille la diète, les boissons gommées, mucilagineuses et un peu acidulées, suivant l'état de la poitrine; il joint à cela
des fomentations ou des cataplasmes émolliens sur
le ventre, des lavemens mucilagineux et huileux,
autant pour débarrasser le tube intestinal des matières qu'il contient, que pour adoucir sa membrane muqueuse : s'il y a pléthore et disposition
aux congestions sanguines, il pratique une saignée
générale, ou fait appliquer des sangsues aux cuisses ou à l'anus, suivant qu'il y a rétention des
règles ou retard d'un flux hémorrhoïdal habituel;
il conseille les bains domestiques tièdes, et il ne
se permet, comme révulsifs actifs, que quelques
sinapismes légers sur les extrémités. Très-confiant
dans cette marche, et bien convaincu qu'en la
suivant il ne peut faire du mal, le médecin physiologiste attend la résolution de l'irritation, tou-

jours prêt à déployer avec énergie les antiphlogistiques les plus puissans, si celle-ci ne s'opère
pas et que l'inflammation se déclare. Cette méthode est presque toujours couronnée de succès,
quand l'excitation morbide de la membrane muqueuse gastro-intestinale est franche, c'est-à-dire
lorsqu'elle se présente chez un sujet sain, quel que
soit son âge, qui n'a pas été soumis à l'influence
de causes qui ont accumulé dans presque tous ses
organes, une surabondance d'action vitale, et qui
les prédispose à la diathèze inflammatoire. Dans ce
dernier cas, l'inflammation est inévitable non-seulement dans le tube digestif irrité, mais encore dans
d'autres organes. Les adoucissans préviennent difficilement le développement de la phlegmasie gastrique, lorsque l'irritation de la membrane muqueuse
gastro-intestinale est alliée à l'excitation morbide
d'autres organes, par l'action concomitante de
plusieurs causes, ou lorsque les propriétés vitales
ont été modifiées par des causes débilitantes, qui
diminuent l'action vitale sur plusieurs points de
l'économie animale, rompent l'équilibre de la vie,
troublent tout l'organisme, augmentent l'irritabilité des principaux viscères, rendent plus mobile
l'action nerveuse, et plus violentes et plus graves
les réactions vitales et les congestions inflammatoires. Alors la liaison sympathique de plusieurs
organes irrités, et la mobilité de l'action vitale qui
fait succéder rapidement à la première excitation
des voies digestives la congestion inflammatoire,

rendent impuissante, pour prévenir les accidens, la méthode adoucissante qui d'ailleurs n'agit que sur l'estomac, ou dont l'action est insuffisante contre les autres organes irrités, ou contre les troubles généraux de l'économie animale. Ceci s'applique aux gastro-entérites des fièvres muqueuse et catarrhale, et à la gastro-encéphalite de la fièvre ataxique.

La méthode perturbatrice ou révulsive se compose d'une médication stimulante qui, en augmentant les troubles de l'organisme, rend plus mobile l'action vitale et les mouvemens morbides. Elle s'applique indistinctement à toutes les maladies, et réussit bien mieux dans celles où l'estomac ne joue qu'un rôle secondaire. Ses effets sont produits par la saignée générale, et par la stimulation de la surface extérieure du corps, ou de la membrane muqueuse des voies digestives. La saignée générale, tout en diminuant la force de la circulation, excite la réaction vitale qui a toujours lieu contre les causes qui portent atteinte aux ressources de la vie, et, si l'on profite de la mobilité de l'action nerveuse, pour exciter la peau immédiatement ou médiatement, de manière à produire une transpiration abondante, ou pour stimuler une large surface de la membrane muqueuse gastro-intestinale, par le tartrate antimonié de potasse en lavage, afin d'occasionner des vomissemens et des selles, l'irritation morbide de l'estomac et des autres organes peut s'évanouir, au milieu de cette grande agitation, et l'organisme reprendre son équilibre naturel. C'est par cette méthode que, depuis des siècles, on accueille l'irritation gastro-intestinale, gastro-encéphalite et gastro-bronchite des différentes fièvres des nosographes, et qu'on prévient souvent le développement de ces dernières.

Les saignées, les vomitifs, les purgatifs et les stimulans diffusibles ont occupé le premier rang parmi les agens révulsifs ; les sudorifiques ont été abandonnés aux gens du monde, surtout aux habitans des campagnes, qui les emploient indistinctement au début de toutes leurs maladies. Le succès de la méthode révulsive est d'autant moins certain, que l'irritation gastro-intestinale est plus franche, que le sujet affecté est plus riche d'action vitale, et que les organes redoutent davantage la stimulation. Comme c'est dans ces cas que la méthode adoucissante est très-avantageuse, il en résulte que les stimulans révulsifs ne conviennent guères qu'au début des gastro-entérites où les adoucissans restent sans effet. La saignée et l'excitation de la transpiration, par les infusés aromatiques chauds, sont préférables à l'émétique et aux stimulans diffusibles, lorsque l'excitation gastro-intestinale dépend du refoulement de l'action vitale à l'intérieur par le froid, et que la réaction est facile. Alors en rappelant brusquement l'excitation à l'extérieur, on fait avorter, dans sa période d'irritation, la phlegmasie gastro-intestinale, et tous les symptômes fébriles qui l'accompagnent. On obtient ce succès, au début des fièvres inflammatoire, catarrhale et muqueuse. L'émétique est plus convenable lorsque l'irritation gastro-intestinale est déterminée par une nourriture plutôt indigeste qu'irritante, que la sensibilité de l'estomac est habituellement émoussée par l'intempérance, et qu'avec cela la vitalité du sujet est peu active. Dans ce cas, le vomitif précédé de la saignée générale, s'il y a pléthore, dissipe l'irritation, soit par son action immédiate sur la membrane muqueuse des premières voies, et l'augmentation des sécrétions gastrique, pancréatique et biliaire, soit par les mouvemens révulsifs généraux auxquels il donne lieu par les vomissemens : c'est surtout à la faveur de ces derniers effets, que l'émétique fait avorter l'irritation morbide des voies digestives. La stimulation artificielle de l'émétique peut bien agir sur l'excitation morbide gastro-intestinale, de manière à la répercuter, comme les fomentations d'oxicrat suppriment l'érysipèle ; les collyres très-chauds, le premier degré de l'ophtalmie ; les gargarismes d'eau-de-vie ou d'eau de goulard, l'esquinancie commençante, etc. Toutefois sans ses effets révulsifs, l'émétique aurait bien moins de succès contre l'irritation gastro-intestinale.

Lorsque celle-ci a été fortement ébranlée par la perturbation, on la disperse par les diffusibles, tels que l'éther, l'acétate d'ammoniaque, le camphre dans des véhicules aromatiques. C'est avec de pa-

reils moyens qu'on peut faire tomber, à leur début,
les différentes gastro-entérites, surtout celles qui
se présentent sous les formes de fièvre gastrique,
bilieuse, et la gastro-encéphalite ou fièvre ataxique. La méthode perturbatrice convient bien dans
ces cas, elle peut même, dirigée par des mains
habiles, être couronnée de grands succès. Elle a
l'avantage sur la méthode adoucissante, par ses
effets plus prompts, et parce que, lorsqu'elle opère
efficacement, la résolution de l'état morbide est plutôt décidée. Mais quel discernement ne faut-il pas
au médecin pour préciser la médication ? En effet,
si l'estomac est trop irritable, ou pour mieux dire
trop disposé à la phlegmasie, l'émétique, au lieu
de prévenir l'inflammation, en précipite le développement. Il en est de même lorsque l'action vitale
organique surabonde, et que la diathèse inflammatoire est prononcée. Alors les moyens perturbateurs allument de toute part la phlegmasie, et précipitent rapidement le malade dans l'état le plus
grave. Le danger de l'émétique et des autres stimulans, dans le traitement de la gastro-entérite,
n'est pas moins grand lorsqu'ils sont administrés
dans la période de phlegmasie. Dans ce cas, ils
agissent à la manière des poisons.

Avant la découverte de l'état pathologique de
la membrane muqueuse gastro-intestinale dans
les fièvres, il pouvait paraître moins important de
préciser le moment favorable à l'emploi de l'émétique, et encore alors l'observation de ses effets,

dans différens cas, remplaçait, chez les médecins habiles, la connaissance de la gastro-entérite. Mais aujourd'hui que la science possède toutes les nuances d'irritation et de phlegmasies gastro-intestinales, et que tous les médecins un peu versés dans la science, connaissent le rôle de cet état pathologique dans les fièvres, il serait plus que téméraire d'administrer inconsidérément l'émétique.

Les considérations que je viens d'exposer relativement à l'emploi de l'émétique, s'appliquent aussi aux purgatifs : en effet, les substances purgatives, pour arriver aux intestins, passent dans l'estomac, et si elles trouvent ce viscère trop irrité, et conséquemment peu disposé à supporter leur passage, il se soulève contre elles et les rejette au dehors ; alors les purgatifs deviennent vomitifs. Il convient donc de ne les administrer que lorsque l'émétique a suffisamment atténué l'excitation gastrique, et, dans ce cas, ils agissent avantageusement, en étendant et dispersant les restes de cette dernière sur toute l'étendue du tube digestif. Ils ont encore l'avantage d'évacuer les matières fécales, les vers et autres produits de mauvaises digestions. Mais il est plus convenable d'obtenir une vomi-purgation par l'émétique administré en lavage, ou uni à une dose de sulfate de soude ou de magnésie.

L'opium, à petites doses, associé, soit à la méthode adoucissante, soit à la méthode perturba-

trice, est quelquefois utile dans la période d'irritation de la gastro-entérite, pour affaiblir l'élément
douloureux qui, chez les personnes nerveuses,
est le symptôme dominant de l'irritation. Ce moyen
est nuisible lorsque le sujet est pléthorique, et que
l'afflux du sang vers la tête est prononcé.

Les diurétiques doux favorisent aussi la résolution de l'irritation gastro-intestinale, en dirigeant
l'action vitale vers l'appareil urinaire. Mais comme
ils agissent sur l'estomac avant d'opérer sur les
reins, pour que leurs effets ne soient pas nuisibles,
il faut que l'irritation gastrique soit très-légère,
très-mobile et en voie de résolution.

Enfin la diète, dans le traitement de l'irritation
gastro-intestinale, est indispensable autant avec la
méthode adoucissante qu'avec la méthode perturbatrice. Il en est de même des délayans tels que l'eau
d'orge, l'eau de gramen, les boissons acidulées,
l'eau de veau ou l'eau de poulet, simple ou légèrement nitrée.

En combattant ainsi le premier degré des gastro-entérites, on fait disparaître l'embarras gastrique et la fièvre inflammatoire simple dans lesquels les voies digestives ne sont qu'irritées.

TRAITEMENT CURATIF.

Gastrite aiguë, empoisonnement. Le traitement
de la gastrite aiguë qui se présente avec des symptômes inflammatoires très-intenses, tels que vomissement, crampes d'estomac, chaleur brûlante à

l'épigastre ; ardeur d'entrailles , etc., en un mot, de la gastrite qui succède aux excès d'alimens et de boissons ; ou qui dépend de l'empoisonnement par des substances âcres et corrosives , a été basé par les médecins de tous les temps ; sur les mêmes indications. En effet , dans ce cas , pour tous , la souffrance des voies digestives est incontestable ; aucun n'a songé à voir de l'asthénie dans un pareil état, tous y ont vu au contraire l'irritation , la phlegmasie et la corrosion de la membrane muqueuse gastro-intestinale ; tous ont compris la nécessité de faciliter la sortie des substances irritantes, âcres et corrosives, qui ont produit le désordre , et de tempérer leurs effets par les adoucissans et les calmans : et si toutes les affections gastro-entériques s'annonçaient avec des symptômes aussi caractéristiques que ceux de la gastrite par empoisonnement ; leur thérapeutique n'aurait pas été sujette à autant d'interprétations qu'il y a de systèmes, et l'on pourrait presque dire, qu'il y a de médecins. Le traitement de cette gastrite présente trois indications à remplir : 1° évacuer ou aider à l'évacuation des substances âcres ; 2° faire arriver sur la surface veloutée de l'estomac , des liquides propres à calmer sa souffrance et à s'interposer entre elle et des restes du poison , ou à les délayer et à en atténuer l'action en les étendant dans un grand véhicule ; suivant qu'ils sont insolubles ou solubles ; 3° combattre l'inflammation par les anti-phlogistiques ordinaires. La nature remplit presque tou-

jours la première indication en excitant les vomissemens ; elle demeure quelquefois impuissante
lorsque les substances âcres sont en même temps
narcotiques , et que l'action cérébrale étouffée
par la congestion vitale et sanguine, paralyse les
mouvemens de l'estomac. Alors, il faut se hâter
de donner l'émétique, autant pour débarrasser
l'estomac que pour soulager la tête des effets du
poison, par une violente secousse révulsive. Dans
tous les autres cas où le vomissement est facile,
il faut n'y ajouter que par des liquides tièdes un
peu mucilagineux et par la titillation de la luette.
Le véritable contre-poison est donc le vomissement : la nature l'emploie presque toujours avec
succès, et toute l'attention du médecin dans le
premier moment doit être vers ce but. Tous les
effets des substances vantées comme propres à décomposer le poison dans l'estomac, au moyen de
réactions chimiques connues, sont plus ou moins
illusoires et plus ou moins dangereux, en ajou-
tant leur action irritante propre à celle de la substance qu'ils doivent décomposer. D'ailleurs, le
nouveau composé n'est pas toujours un corps
inerte, et l'estomac ne peut être assimilé à une
cornue ou à un matras. Toutefois, à part une
foule de réactifs chimiques vantés par les auteurs
comme contre-poisons, et dont le bon sens physiologique a fait justice , il est plusieurs substances que l'on peut considérer comme propres à
neutraliser les restes de poisons ou leurs effets

sur la sensibilité de la membrane muqueuse des voies digestives, par une modification opposée. C'est ce que l'on obtient par les alcalis, tels que la magnésie calcinée, l'eau de savon, dans l'empoisonnement par les acides; par les acides végétaux, tels que le vinaigre et le jus de citron dans l'empoisonnement par les alcalis. Mais il est très-important d'étendre ces contre-poisons dans des véhicules mucilagineux. Le blanc d'œuf délayé dans de l'eau froide, et le lait sont conseillés avec raison dans l'empoisonnement par les préparations de cuivre, de mercure, d'étain, de bismuth, d'or et de zing ; ils agissent autant et plus par leur propriété mucilagineuse que par une combinaison particulière avec la substance corrossive. On a conseillé la décoction de noix de gale ou d'écorce de chêne, dans l'empoisonnement par l'émétique et autres préparations d'antimoine; malgré quelques expériences en faveur de la propriété de ces astringens, je suis d'avis de leur préférer toujours les mucilagineux, les anti-phlogistiques et les calmans. L'eau de chaux coupée avec un liquide mucilagineux a été employée, dit-on, avec succès, contre l'empoisonnement par l'arsenic; mais est-il bien certain que l'eau de chaux ait agi plus avantageusement que le liquide mucilagineux auquel elle était alliée ? Dans l'empoisonnement par la baryte ou par les sels de plomb, on conseille de faire prendre une solution légère de sulfate de soude ou de ma-

gnésie, dont on retire de grands avantages par
son action neutralisante, et en excitant les vomissemens. Les mucilagineux doivent bientôt succéder à ce remède. La solution de muriate de
soude est vantée comme contre-poison du nitrate
d'argent.

Lorsque les voies digestives se sont débarras-
sées des poisons âcres, soit par les évacuations
naturelles, soit par le secours de l'art, suivant
les circonstances, il ne reste plus qu'à combattre l'irritation et l'inflammation de la membrane muqueuse gastro-intestinale, par les boissons adoucissantes, telles que l'eau sucrée, l'eau
laiteuse, l'infusé de fleurs de mauve, l'eau d'orge,
l'eau de gomme, l'eau légère de lin ou de guimauve; par les potions opiacées, les fomentations émollientes, les lavemens de même nature,
les bains tièdes, les saignées générales, et surtout par les saignées locales, avec les sangsues,
à l'épigastre, au ventre, et quelquefois sur le
trajet du pharinx.

L'abstinence complète de toute espèce de nourriture est indispensable dans le traitement de la
gastro-entérite par empoisonnement, surtout les
premiers jours; plus tard, on peut permettre
l'eau de poulet ou l'eau de veau.

L'opium est d'une grande utilité pour émousser
la vive sensibilité des parties phlogosées ou cor-
rodées, et pour calmer les mouvemens spasmodiques. Mais l'opium n'est qu'un moyen pallia-

tif, il ne peut que masquer la souffrance, c'est-à-dire, qu'il agit sur l'irritabilité de manière à rendre les nerfs et le cerveau moins impressionnables; et conséquemment moins susceptibles de percevoir la vive irritation des voies digestives. Les moyens essentiels sont les émolliens mucilagineux sous toutes les formes, et les saignées locales réitérées. Quant aux effets sympathiques des poisons, ils ne doivent fixer l'attention des médecins que dans l'empoisonnement par les substances narcotico-âcres. L'effet sympathique de l'action de ces poisons se porte sur le cerveau et la moëlle épinière, en trouble les fonctions, et menace la vie dans sa source. Après avoir aidé à leur expulsion par le chatouillement du gosier ou par les substances vomitives, on combat l'affection cérébrale par les saignées générales, par les potions anti spasmodiques, par les acides, suivant la nature de la substance, et l'on ne doit jamais oublier d'agir en même temps contre la souffrance gastro-intestinale par les anti-phlogistiques indiqués.

Malgré tous les efforts de l'art, la gastro-entérite des empoisonnemens, si elle ne se termine pas par la mort, passe souvent à l'état chronique. L'érosion du tissu muqueux des voies digestives explique facilement cette terminaison.

Gastrite et gastro-entérite dans ses différentes formes fébriles. Quel jugement ne faut-il pas au médecin pour se défendre, dans le traitement des gastro-entérites fébriles, de la médecine symp-

tômatique à laquelle on se livre quelquefois exclusivement! Il ne faut pas moins de discernement au
jeune praticien, fort des principes physiologiques
de son art, et de la connaissance positive du rôle
considérable de la gastro-entérite dans les fièvres,
pour savoir abandonner momentanément l'action
idiopathique pour ne s'occuper que des effets sympathiques.

Les mots ont toujours exercé une trop grande
influence en médecine, surtout dans la thérapeutique. N'a-t-on pas vu les systèmes des humoristes
faire prodiguer, dans le traitement des maladies,
les émétiques, les purgatifs, les diurétiques, les
dépuratifs, les incisifs, les incrassans, pour évacuer les humeurs, les diviser, les purifier, etc. ?
n'avons-nous pas vu la doctrine de l'asthénie faire
prévaloir, dans le traitement des quatre cinquièmes
des maladies, les stimulans de toutes espèces, pour
remonter l'action vitale prétendue affaiblie ? enfin
ne voyons-nous pas de nos jours la doctrine de
l'irritation, fondée sans doute sur des principes
rigoureux, étendre l'emploi des débilitans à presque toutes les maladies, et faire, de l'eau de gomme
et des sangsues, une panacée universelle? Comment
concevoir la faveur de ces doctrines opposées, et
les succès qui ont servi à les propager? c'est que
la nature plus riche de ressources de guérison que
toutes les académies de l'univers, sait utiliser,
pour arriver à son but, les moyens les plus opposés, qu'on ajoute à ses efforts toujours conser-

vateurs ; c'est que l'homme, naturellement présomptueux, croit trop à la puissance de ses moyens; enfin, c'est qu'en médecine, plus que dans les autres sciences, les esprits superficiels, ne pouvant pas suivre le travail de la nature, dans les plus petits comme dans les plus grands mouvemens morbides, ont besoin d'un guide quelconque. Ces considérations expliquent le succès des méthodes les plus opposées dans le traitement de la même maladie, et l'attachement quelquefois servile de beaucoup de médecins à une thérapeutique exclusive quelconque, par la routine ou l'habitude des faits bien ou mal observés. Les erreurs, les mauvais jugemens, les fausses doctrines, seront toujours de l'apanage de l'esprit humain. La vérité en toutes choses ne sera jamais que pour le plus petit nombre des hommes, parce que le plus grand nombre la voilent par de fausses recherches et par de faux raisonnemens, et par leur indifférence pour sa découverte. Hippocrate, doué d'un génie supérieur, et fidèle adepte de la nature, a su saisir souvent la vérité dans les maladies, et comme la nature est l'expression d'un ordre immuable, et que la vérité qui la représente est de tous les siècles, ses observations sont arrivées jusqu'à nous, pour nous étonner par leur justesse, et nous faire reconnaître la futilité des raisonnemens des médecins qui lui ont succédé et qui ont abandonné l'observation. Il faut le reconnaître et le dire franchement : c'est par la nouvelle direction de l'intelligence humaine vers l'observation de la nature, communiquée par les Pascal, les Jean-Jacques Rousseau, les Buffon, les Delisle, les Bernardin-de-St-Pierre, les Cuvier, etc. que, dans les sciences naturelles, l'esprit s'est renfermé dans les bornes de son pouvoir. C'est en vertu de cette nouvelle direction de l'intelligence, qu'on a observé attentivement la structure de l'homme, et qu'on a fait des découvertes importantes en anatomie; qu'on a étudié avec attention le jeu des organes dans l'exercice de leurs fonctions, et l'action particulière de chaque tissu, sous le rapport de son rôle dans le grand acte de la vie, et que la physiologie s'est enrichie de découvertes de la plus haute importance; qu'on a observé attentivement l'homme malade; qu'on a comparé l'état sain à l'état pathologique; qu'on a analysé, pour ainsi dire, l'état morbide dans chaque tissu en particulier; et que l'anatomie pathologique et la médecine clinique ont fait d'immenses progrès. Les sciences n'avancent qu'en se prêtant un mutuel appui : en effet, l'anatomie descriptive a fait avancer la physiologie; celle-ci, à son tour, a imprimé à la médecine une marche progressive : l'union de la chirurgie à la médecine a été très-favorable aux progrès de l'une et de l'autre. Ces deux parties de l'art de guérir se protègent sans rivalité dans leur marche, et tendent toutes deux à l'avancement de la science. Si, avant Broussais, quelques médecins ont entrevu l'état pathologique de l'estomac et des intestins dans les fièvres, il est le premier qui ait précisé cet état et qui ait fait ressortir le rôle qu'il joue dans ces maladies. La découverte de la gastro-entérite, dans beaucoup de maladies où elle n'était pas même soupçonnée, ou considérée que comme secondaire, suffit pour faire vivre Broussais dans la postérité aussi long-temps qu'Hippocrate, parce que la gastrite ou la gastro-entérite, dans les fièvres, est une vérité qui ne passera pas plus que celles découvertes par le père de la médecine. Si les médecins savent utiliser les découvertes et y ajouter en poursuivant, par l'observation plus que par le raisonnement, les parties obscures de l'art, la médecine du dix-neuvième siècle brillera d'un éclat qui rejaillira sur les siècles les plus reculés.

Le but du médecin dans le traitement de la phlegmasie gastro-intestinale, est de la faire cesser le plus promptement possible par tous les moyens qui sont en son pouvoir. Pour mettre de l'ordre dans le traitement de la gastro-entérite aiguë, je commencerai d'abord par passer en revue tous les anti-phlogistiques indiqués dans cette maladie; j'entrerai ensuite dans des détails sur les modifications que le traitement doit éprouver, selon sa forme et ses complications.

Diète. Le premier moyen dans le traitement de la gastro-entérite aiguë, est la diète : la nature y force presque toujours en excitant, par les vomissemens, l'expulsion des ingesta. Il faudrait connaître bien peu la délicatesse de la membrane muqueuse gastro-intestinale enflammée, pour permettre des alimens à un estomac qui souvent a de la peine à supporter les boissons douces. D'ailleurs, dans toutes les maladies aiguës, la vie étant en plus, il est bien important de ne pas y ajouter par l'alimentation. L'accroissement des accidens dans les inflammations aiguës, surtout dans la gastro-entérite, par des ingesta nutritifs, parle plus haut que tous les raisonnemens du monde, en faveur de la diète. L'abstinence complète de toute nourriture solide ou liquide est indispensable dans toute la période aiguë de la gastro-entérite. Lorsque la maladie se prolonge au delà du deuxième ou du troisième septénaire, il est quelquefois utile, selon le tempérament et l'âge du sujet, de permettre les bouillons de viande blanche, pour soutenir les forces contre l'épuisement de la fièvre. Les enfans, les vieillards et les sujets naturellement débiles, ne peuvent pas supporter très-long-temps la diète ; chez eux, les réservoirs vitaux ne sont pas assez fournis pour résister à une longue abstinence ; d'ailleurs, chez ces sujets, surtout chez les derniers, l'inflammation ne conserve pas long-temps son caractère aigu. Les tempéramens lymphatiques-sanguins ou nerveux supportent plus long-temps et plus facilement la diète que les bilieux-sanguins. L'abstinence coûte peu au malade dont l'estomac est enflammé, parce qu'il éprouve presque toujours de l'aversion pour la nourriture, et que lorsqu'il

la désire, le besoin est tout dans son imagination :
ce qui le prouve, c'est qu'il dédaigne l'aliment
qu'il demande aussitôt qu'il l'a vu. Les enfans, dont
l'attention est habituellement portée vers la nourriture, dans l'état de santé, sont très-susceptibles,
lorsqu'ils sont malades, de rêver le besoin de manger. L'homme sain ne peut supporter long-temps la
privation d'alimens, tandis que celui qui est en proie
à la gastro-entérite aiguë, la supporte sans s'en aper-
cevoir. L'excitation des organes, par le travail inflammatoire, soutient suffisamment la vie, et
comme il faut diminuer l'action vitale pour obtenir l'avortement ou la résolution de l'inflammation, la diète, qui force cette action à se soutenir
d'elle-même et conséquemment à s'user, doit figurer en tête des moyens anti-phlogistiques. Elle
seule suffit quelquefois pour éteindre la phlegmasie gastro-intestinale, lorsqu'elle est peu intense et
que le sujet lui fournit peu d'alimens par sa constitution. Sans la diète, les autres anti-phlogistiques
restent souvent impuissans. Toutefois j'ai vu
guérir des gastro-entérites aiguës, chez des enfans
auxquels on donnait journellement de la soupe, et
souvent une nourriture plus substantielle. Dans ce
cas, lorsque l'estomac ne rejette pas les alimens par
le vomissement, la membrane muqueuse enflammée, et sans cesse agacée par le travail de la digestion, s'accoutume à cette pénible impression : les
accidens inflammatoires sont plus concentrés sur
les voies digestives; la chaleur de la peau, surtout

de la région épigastrique, est plus vive ; les exacerbations sont plus fréquentes, principalement
après l'ingestion des alimens ; enfin la maladie
prolonge sa durée, s'étend au colon, se complique
de diarrhée, et passe souvent à l'état chronique.
J'ai remarqué que dans ces gastro-entérites irritées par les alimens, les accidens sympathiques,
surtout sur le cerveau, sont moins redoutables.
L'inflammation fixée fortement sur la membrane
muqueuse du tube digestif, et étendue sur toute la
surface intestinale par des substances alimentaires
ou autres essentiellement stimulantes, est moins
susceptible d'abandonner son siége pour suivre la
sympathie qu'elle a excitée, et se fixer dans le
cerveau où elle aboutit ordinairement. Cette
considération n'est d'aucune valeur dans le traitement de la gastro-entérite, parce qu'au moyen des
anti-phlogistiques bien dirigés, on peut anéantir
la phlegmasie dans son siége primitif et prévenir
sa métastase. La diète trop prolongée peut devenir nuisible : la nature à cet égard est un meilleur guide chez les animaux que chez les hommes.
En effet, l'instinct qui est toujours l'expression
d'un besoin physique, ne se prononce jamais en
vain dans la brute ; l'animal malade ne mange que
lorsque son instinct lui fait sentir le besoin de
prendre des alimens, et ce besoin est toujours lié
au rétablissement des fonctions digestives. J'ex-
cepte de cet exemple l'animal domestique, dont
on a dénaturé l'instinct en l'accoutumant à une

nourriture plus appétissante et qu'on varie pour
exciter son appétit, et auquel on présente, lorsqu'il est malade, tout ce qui peut tenter son
goût. Chez l'homme, l'instinct, presque toujours
modifié par l'intelligence, ne peut être un bon
guide. Le médecin, attentif à toutes les sensations
qu'éprouve son malade, doit distinguer autant que
possible celles qui lui viennent de son instinct, de
celles que lui fournit son intelligence; et pour ce
qui concerne l'alimentation, il ne suffit pas qu'un
sujet affecté de gastro-entérite aiguë, dise, j'ai faim,
pour qu'on doive lui donner à manger. Il est utile
de reconnaître si cette faim est fausse ou réelle. La
première est imaginaire, elle est peu pressante,
elle n'agite pas le malade et ne lui fait désirer que
certains alimens; si on les lui présente, il les goûte
et n'en veut plus ; d'ailleurs l'estomac n'est pas
suffisamment rétabli, son inflammation n'est pas
entièrement dissipée, ou l'atonie a succédé à sa
résolution complète : dans l'un et l'autre cas, les
fonctions digestives ne sont pas libres et le véritable appétit ne peut exister. La faim est un sentiment impérieux, qui se prononce, dans l'état
maladif comme dans l'état normal, par le malaise,
les défaillances, l'agitation, le trouble de la vue,
les rêves, un léger délire, le dégoût complet des
liquides dépourvus de principes nutritifs, la petitesse du pouls, les sueurs froides, etc. Le sujet
qui éprouve ce besoin, demande de la nourriture
et non tel ou tel aliment; les premières doses de

bouillon, ou de potage qu'on lui donne, lui font bientôt sentir le besoin de les réitérer. La diète trop long-temps prolongée, excite l'action nerveuse, trouble le cerveau, et peut, par le jeu des réactions, faire revivre la gastro-entérite, ou donner lieu à une affection cérébrale extrêmement grave. Faut-il attendre pour donner des alimens, que tous les symptômes qui dénotent une faim bien réelle soient prononcés? Non, il est plus convenable de prévenir un appétit impérieux, en donnant au malade du bouillon de viande blanche ou du lait coupé, aussitôt que la résolution de la gastro-entérite est assez avancée pour ne plus craindre des exacerbations par des ingesta un peu nutritifs. C'est au praticien à distinguer le moment favorable pour nourrir le malade, et à cet égard, aucun précepte ne peut suppléer à son tact. Si des inconvéniens peuvent résulter d'une diète trop prolongée, dans le cours d'une gastro-entérite aiguë arrivée à sa période de décroissement, des accidens bien plus graves résultent d'une alimentation trop prématurée. L'exaspération de la gastro-entérite aiguë par des alimens, est d'autant plus forte et plus dangereuse, que la diète a été plus sévère, et que la phlegmasie a été combattue avec plus d'énergie par les saignées locales. Alors, les alimens agissent comme des poisons, et la gravité des accidens qu'ils occasionnent, dépend autant de l'accroissement de la phlegmasie, que de l'augmentation de l'irritabilité nerveuse et de la mobilité de l'action vitale qu'on remarque toujours dans les gastro-entérites aiguës soumises aux débilitans.

Saignées. La gastro-entérite aiguë, de même que toutes les phlegmasies membraneuses, réclame moins la saignée générale que la saignée locale. En effet, la phlegmasie gastro-intestinale est établie dans le domaine de la circulation capillaire, et, quoi que la grande circulation vasculaire lui fournisse et lui prenne, la déplétion du grand réservoir n'agit que bien secondairement sur le système capillaire délié des membranes; son effet est même entièrement nul si l'hématose est abondante, et, dans ce cas, si on ne fait pas succéder la saignée locale, il peut devenir nuisible, en excitant les réactions vitales, et en augmentant l'afflux sanguin vers l'organe enflammé, qui est d'autant plus facile que la vie générale est troublée.

La saignée locale avec les sangsues puise dans le réservoir capillaire, et comme celui-ci est réparti dans tout l'organisme, il résulte, et l'expérience le démontre tous les jours, que lorsqu'on ouvre les vaisseaux capillaires de la partie la plus rapprochée de la membrane enflammée, au moyen des morsures de sangsues ou des ventouses scarifiées, celle-ci éprouve un soulagement. C'est ainsi qu'on opère contre la gastro-entérite par l'application des sangsues à l'épigastre. Mais pour obtenir le soulagement de l'organe enflammé, il faut dégorger suffisamment le système vasculaire. La saignée locale est toujours dérivative, c'est-à-dire qu'elle n'agit sur l'engorgement inflammatoire, qu'au moyen des sympathies qui lient la circulation de la peau avec celle des organes sous-jacens, de manière à détourner l'afflux sanguin du siége de l'inflammation, en l'appelant vers l'hémorragie artificielle de la peau. Ainsi elle n'opère jamais immédiatement sur les vaisseaux capillaires enflammés, et je suis persuadé que ses bons effets ne sont dûs qu'à son action dérivative. Ce qui le prouve, c'est que les sangsues placées immédiatement sur l'érysipèle, augmentent presque toujours l'inflammation, ou du moins n'opèrent pas aussi efficacement que lorsqu'elles sont appliquées sur la peau saine du pourtour de l'érysipèle. Les sangsues agissent de deux manières, par l'irritation de leurs morsures, et par le dégorgement sanguin auquel elles donnent lieu. Les morsures de sangsues irritent et établissent de petits points de fluxion qui appellent le sang ; la circulation capillaire des environs fournit à l'écoulement des morsures, et, de proche en proche, la dérivation s'étend jusqu'à l'organe enflammé. Celui-ci se ressent bientôt des effets de la saignée locale ; mais pour que le soulagement soit grand et soutenu, il faut que la circulation générale ne soit pas trop riche de sang, que l'irritabilité de l'organe enflammé soit calmée, et que la dérivation de la saignée locale soit assez forte, d'un côté, pour établir une fluxion d'irritation à l'extérieur, autant pour y appeler le sang que pour détourner l'irritation de l'organe enflammé, et de l'autre, que le dégorgement sanguin soit assez abondant pour user la congestion sanguine déterminée par l'action des sangsues, et pour, de proche en proche, gagner jusqu'à la partie enflammée. C'est sans doute à cause de ce dernier effet, que les saignées locales opèrent bien plus promptement et avec moins de dégorgement, dans les phlegmasies séreuses, lorsqu'on les applique sur la région des tégumens, correspondante à la douleur péritonéale ou au point pleurétique. La connexion plus étroite de l'action de la peau avec celle des membranes séreuses, desquelles elle n'est séparée que par une couche fibro-musculaire plus ou moins épaisse, peut servir aussi à expliquer cette différence d'effets. D'après les considérations qui précèdent, il est utile, avant d'appliquer les sangsues à l'épigastre pour combattre la gastro-entérite aiguë, de pratiquer une saignée de bras ou de pied, proportionnée à la force de la circulation, lorsque l'âge, le tempérament du sujet, sa manière de vivre, les causes morbifiques prédisposantes et efficientes, rendent très-puissante la grande circulation, et favorisent les congestions des organes parenchymateux. D'après ces mêmes considérations, il n'est pas moins utile de calmer l'irritabilité de la membrane muqueuse gastro-intestinale par les émolliens, de faire couler abondamment le sang, et d'ajouter à l'action révulsive des morsures de sangsues, en les couvrant de ventouses, ou mieux encore par de légers sinapismes aux cuisses. Le nombre de sangsues à appliquer à l'épigastre pour combattre la gastro-entérite, doit varier suivant la force du sujet et l'intensité de la phlegmasie. En général, lorsqu'on peut agir au début de la maladie, que le sujet affecté était sain, il convient d'obtenir une émission sanguine considérable, pour que les effets puissent s'étendre jusqu'à la membrane muqueuse de l'estomac, très-éloignée du point de dégorgement artificiel. Toutefois, je ne conseille jamais plus de huit à vingt sangsues à la fois. J'ai remarqué que lorsque la gastro-entérite n'avorte pas sous les premières applications de sangsues, ce qui a lieu souvent, la seconde et même la troisième applications ont plus de succès. Lorsqu'on applique trente à quarante sangsues à la fois à l'épigastre, et que les piqûres fournissent beaucoup, une grande réaction vitale accompagne la perte de sang ; et, si la gastro-entérite n'avorte pas du coup, ce qui doit arriver fréquemment, soumise aux troubles de la réaction, elle reprend bientôt toute sa violence, et ce n'est qu'au moyen de nouvelles grandes pertes de sang, que l'on peut la dompter. Heureux quand la lutte ne se prolonge pas, et que le malade n'est pas la victime du combat ! Tandis qu'en appliquant un moins grand nombre de sangsues à la fois, si l'on ne parvient pas à éteindre entièrement, par une première application, la phlegmasie gastro-intestinale, on se réserve de nouvelles ressources pour la combattre le lendemain et les jours suivans. D'ailleurs, j'ai observé que la première application de sangsues, après avoir dégorgé suffisamment le système capillaire, établit une dérivation de sang à l'extérieur, qui prépare les effets d'une seconde émission toujours plus efficace que la première, et si d'autres applications de sangsues deviennent nécessaires, on peut les faire sans crainte de compromettre la vie du malade, parce qu'on n'a pas épuisé tout d'un coup les réservoirs, et qu'on leur donne le temps de se fournir pour l'équilibre de la vie. Il me paraît donc plus convenable de multiplier les applications de sangsues contre la gastro-entérite aiguë, que de produire à la fois une saignée locale trop copieuse. J'ai traité un grand nombre de gastrites et de gastro-entérites aiguës, et j'assure que toutes celles qui étaient franches ont cédé à une, deux, trois et rarement quatre applications de sangsues au troisième, cinquième, septième ou vingtième jour, et que, pour les plus intenses, je n'ai jamais dépassé le nombre de soixante sangsues. Il faut dire que dans les gastro-entérites très-aiguës, j'ai fait précéder les saignées locales de la saignée générale; que j'ai employé, autant que possible, de grosses sangsues, et que je recommande de faciliter l'écoulement du sang. Si la phlegmasie n'était déterminée que par la présence du sang dans l'organe, bien certainement une saignée locale poussée jusqu'à la syncope, devrait toujours la faire disparaître : mais il faut considérer que l'excitabilité des tissus enflammés est la cause de l'afflux sanguin , et que si elle ne cède pas sous l'action des saignées, on épuiserait en vain toute la circulation, Aussi est-il utile de suspendre les saignées lorsqu'après une perte considérable de sang, la gastro-entérite résiste. Il est essentiel de conserver alors au malade assez de sang, pour qu'il puisse résister à la maladie qui prolonge souvent sa durée , et qui ne peut plus être poursuivie que par les adoucissans et les révulsifs.

Les sangsues appliquées à l'anus, pour combattre la gastro-entérite, n'opèrent pas aussi-bien que sur le ventre, sauf chez les individus habitués aux hémorroïdes, et lorsque la phlegmasie s'est étendue jusqu'aux gros intestins ; et encore, dans ce dernier cas, il est préférable de faire précéder la saignée locale à l'anus d'une application de sangsues à l'épigastre. Les ventouses scarifiées remplacent toujours incomplètement les sangsues dans le traitement de la gastro-entérite aiguë , parce que les scarifications ne fournissent jamais autant de sang que les morsures de sangsues. En outre, la vive irritation de la peau, produite par les incisions, est nuisible aux personnes irritables qui ont la peau pourvue de beaucoup d'action, et chez lesquelles les réactions vitales sont très-faciles. Alors l'excitation cutanée peut réagir sur l'estomac de manière à augmenter les troubles de sa souffrance. Cette espèce de saignée locale, fortement révulsive, est utile chez les sujets lymphatiques dont la peau est peu sensible. Encore ici les sangsues peuvent opérer aussi-bien que les ventouses scarifiées, en préparant leur action par des frictions ou des ventouses sèches à l'épigastre, avant l'application des sangsues, pour favoriser la dérivation, et après la chute de ces animaux, autant pour faire couler le sang, que pour entretenir l'action dérivative et révulsive de la saignée locale. On peut produire ce dernier effet par un cataplasme chaud saupoudré de moutarde, et appliqué à nu sur l'épigastre. Je le répète, cette excitation cutanée, ajoutée à celle déterminée par les sangsues, serait nuisible chez les personnes irritables, où il faut au contraire calmer l'irritation des morsures par les applications émollientes. Lorsque la phlegmasie est étendue également sur l'estomac et les intestins, il convient d'appliquer les sangsues à l'épigastre et sur les autres parties du ventre, surtout dans la région ombilicale. On est souvent obligé de combattre l'entérite par une saignée locale sur le milieu de l'abdomen, après avoir affaibli visiblement la gastrite par l'application des sangsues à l'épigastre.

Dans le traitement de la gastro-entérite aiguë, quoique les saignées locales conviennent mieux sur les régions abdominales que sur d'autres parties du corps, il ne faut pas croire qu'on doive toujours les appliquer seulement dans ces régions, pour combattre tous les accidens inflammatoires sympathiques, idiopathiques ou concomitans de la gastro-entérite. La pleurésie, la bronchite, la céphalite, la cystite, les engorgemens articulaires, etc., qui peuvent compliquer la gastro-entérite, doivent être combattus par des sangsues sur la poitrine, à la tête, à l'hypogastre et au périné, ou sur les articulations enflammées. Mais tout en attaquant ces phlegmasies isolées, il ne faut pas perdre de vue l'inflammation gastro-intestinale, qui domine l'état maladif, et la combattre en même temps avec toute l'énergie qu'elle réclame.

La présence des règles chez une femme affectée de gastro-entérite aiguë est-elle une contre-indication à l'emploi des saignées? Lorsque les règles coulent abondamment, et que, sous leur influence, la gastrite perd un peu de son intensité, ou que modérée, elle ne s'accroît pas, il est convenable d'attendre la fin de leur écoulement pour appliquer les sangsues à l'épigastre, si la gastrite ne cède pas. En suivant cette marche, on prévient la suppression de la menstruation, et les troubles généraux de l'organisme, qui accompagnent ordinairement le dérangement de cette fonction. Néanmoins, lorsque la gastro-entérite est très-intense, et que les accidens s'accroissent, malgré l'écoulement menstruel, il ne faut pas hésiter à appliquer les sangsues à l'épigastre, en nombre aussi considérable que dans les cas ordinaires. Alors en combattant vivement la phlegmasie gastro-intestinale, par des émissions sanguines suffisantes, on ne doit pas craindre la diminution ou la suppression des règles, parce que, dans ce cas, la souffrance des voies digestives agit sympathiquement sur l'utérus, de manière à les exciter et à les entretenir, et que la menstruation peut à son tour réagir sur l'estomac; de sorte que cet écoulement sanguin peut épuiser la malade sans diminuer la force de la gastro-entérite.

Faut-il appliquer les sangsues à la vulve ou sur le ventre lorsque la gastro-entérite succède immédiatement à la suppression de la menstruation? Comme l'aménorrhée peut être aussi-bien l'effet que la cause du développement de la gastro-entérite, je conseille toujours, dans ce cas, de partager le nombre de sangsues indiqué par la violence de la phlegmasie, et d'en placer la moitié à l'épigastre, et l'autre moitié à la vulve ou aux cuisses. De cette manière, on soulage à la fois l'estomac de son inflammation, et l'utérus ou sa membrane muqueuse, de l'engorgement qui accompagne ordinairement la suppression brusque des règles.

Boissons. Existe-t-il des ingesta liquides contrestimulans, c'est-à-dire qui puissent diminuer directement l'inflammation des voies digestives? On peut répondre hardiment à cette question, et dire qu'on ne connaît point jusqu'à présent de liquides qui aient une propriété essentiellement débilitante, essentiellement atonique, essentiellement contre-stimulante, en un mot, une propriété diamétralement opposée à celle des substances évidemment stimulantes. Cette proposition est démontrée par l'impossibilité de trouver un liquide qui ne soit pas vomi, dans les gastrites intenses; on remarque également cet effet dans l'ophtalmie très-aiguë, où tous les collyres réputés les plus doux, les plus atoniques, augmentent la souffrance de l'œil. Le froid est très-calmant, mais il n'est pas débilitant : il diminue la douleur et l'irritation en repoussant l'action vitale de l'organe enflammé, et non en l'usant. Ce qui prouve cet effet, c'est que si la nature réagit violemment contre cette répulsion, l'inflammation augmente d'intensité. Nos émolliens ne sont donc anti-phlogistiques que parce qu'ils excitent beaucoup moins les organes que leurs stimulans naturels. Pour bien apprécier cette vérité, il faut examiner ce qui se passe dans l'état physiologique. Prenons pour exemple une personne saine, habituée, depuis son enfance, à ne boire que l'eau vineuse : qu'on ne lui fasse boire que de l'eau pure, son estomac moins excité que de coutume, digérera moins facilement; qu'on remplace cette eau par l'infusé de mauve, il ne pourra plus digérer. L'estomac de la personne soumise à ces expériences, s'affaiblit moins par l'action essentiellement débilitante de l'eau pure et de l'eau de mauve, que par la privation successive de la stimulation du vin et de celle moins forte de l'eau.

Que cet estomac devienne le siége de l'inflammation aiguë, il rejettera aussi-bien l'eau de mauve qui le privait de sa force digestive en ne le stimulant pas assez, que l'eau vineuse qui entretenait son action normale en le stimulant à un degré convenable; alors, les débilitans de l'état normal deviennent stimulans de l'état maladif.

D'après toutes ces considérations, nous devons chercher nos anti-phlogistiques parmi les substances qui stimulent nos organes au-dessous de l'état normal, et préférer, comme meilleurs émolliens, celles dont la stimulation s'éloigne de plus en plus de cet état. Dans la gastro-entérite aiguë, l'eau pure ou légèrement chargée de sucre, de mucilage de gomme arabique, de mauve, de guimauve, de lin, ou blanchie avec un peu de lait de vache, aussi récent que possible, est le meilleur émollient que l'on connaisse; mais il faut que le liquide soit froid ou légèrement tiède, parce que la chaleur, qui est essentiellement stimulante, donne à la boisson la plus émolliente une qualité excitante. La nature parle encore à cet égard, en donnant au malade affecté de gastro-entérite aiguë, le désir des boissons froides, acidulées.

Les acides végétaux, tels que les sucs de citron, d'orange, de groseilles, de framboises, de pomme, le vinaigre de vin rouge, étendus suffisamment dans l'eau froide ou dans un véhicule émollient, agissent sur la membrane muqueuse gastro-intestinale enflammée, de manière à diminuer, par leur propriété astringente, l'engorgement inflammatoire, ou à en favoriser la résolution sous l'action des saignées locales. L'action sédative de la boisson froide ajoute beaucoup aux effets des acides. L'appétence des boissons acides et froides, très-prononcée dans la gastro-entérite aiguë, est, comme je l'ai dit, l'expression de l'instinct. On est obligé de prescrire les boissons tièdes lorsque la gastro-entérite est compliquée de quelque affection de poitrine, ou que sa sympathie sur cette cavité est très-active. Dans ce cas, il convient aussi de supprimer les acides ou de les étendre beaucoup. Les décoctions légères d'orge, de gramen, de ris, de réglisse, de guimauve, de raisins confits, de figues, de jujubes, et l'émulsion légère et cuite d'amandes douces, peuvent figurer parmi les boissons antiphlogistiques, propres à tempérer la phlegmasie gastro-intestinale. Il faut varier ces boissons selon le goût du malade, et surtout suivant la sensibilité de l'estomac, et les donner en général d'autant plus légères et en petite quantité à la fois, que la phlegmasie est plus aiguë, plus récente, et que le ventricule se contracte plus facilement pour le vomissement. Dans ce dernier cas, l'orangeade froide un peu édulcorée avec le sirop de gomme, ou légèrement sucrée, est la boisson qui déplaît le moins à l'estomac. Quelquefois, toutes les boissons mucilagineuses sont rejetées, et l'eau pure froide ou légèrement blanchie avec du lait est supportée;

d'autres fois, c'est l'oxicrat, etc. Toutes ces nuances d'appétence de l'estomac doivent être étudiées par le médecin, qui peut les satisfaire lorsqu'elles ne roulent que sur des boissons reconnues anti-phlogistiques. Dans la gastrite aiguë, il faut administrer les boissons, par petites doses, d'environ un quart, un tiers ou demi-verrée, selon la soif, et qu'elles sont plus ou moins facilement digérées. On doit aussi recommander aux gardes-malades de laisser un intervalle suffisant entre chaque dose de boisson. En général on a la mauvaise habitude de gorger le malade de boissons, de noyer sa soif et de le dégoûter de boire lorsqu'il en a encore grand besoin. Il est utile de comprendre qu'une dose quelconque de liquide demande à être digérée et absorbée, et que ce travail est plus ou moins facile et prompt, suivant l'idiosyncrasie de l'individu, le mode et l'époque plus ou moins avancée de la phlegmasie gastro-intestinale. L'instinct qui porte le malade à demander ou à refuser les boissons, doit être pris en considération; mais il ne faut jamais s'y attacher exclusivement, parce que l'influence intellectuelle le dénature plus ou moins. En effet, lorsque la soif est vive, l'homme, dont l'imagination exagère toujours les besoins, boirait jusqu'à regorgement, si l'on ne tempérait son désir. D'autres fois, son aversion pour les boissons gît plus dans son imagination que dans l'inappétence de son estomac, et il faut alors le presser pour le faire boire. Pendant les premiers jours de la gastro-entérite aiguë, la soif est toujours très-grande, et sans la satisfaire pleinement, il faut donner souvent à boire au malade, environ une tasse à café toutes les vingt minutes ou demi-heures. Lorsque la gastro-entérite se prolonge et qu'elle tend à la chronicité, la soif diminue et l'aversion des boissons se prononce; il convient alors d'en diminuer un peu la quantité, ou seulement de les donner à des intervalles plus éloignés. Les voies digestives, à cette époque de la maladie, quoique encore enflammées, ont perdu de leur activité absorbante, et ce serait les fatiguer que de les surcharger de boissons. Il est donc aussi nuisible de ne pas étancher suffisamment la soif du malade, dans la période aiguë de la gastro-entérite, que de le forcer à boire trop souvent lorsque cette maladie a perdu de son intensité, et qu'elle se prolonge sous une forme presque chronique. Il est utile de varier les boissons anti-phlogistiques, surtout lorsque l'aversion de la tisane prescrite commence à se faire sentir. La variété des boissons offre le double avantage d'aiguiser l'appétence et de soutenir l'importance des soins du médecin. Il faut que celui-ci se garde bien de se laisser dominer par cette dernière considération, qui ne doit jamais être qu'accessoire dans sa conduite.

Ne peut-on pas joindre, dans le traitement de la gastro-entérite, aux anti-phlogistiques, les eaux distillées de tilleul, de laitue, de lis, de pourpier, l'opium, l'éther, comme calmans? J'ai fait

comprendre que le meilleur calmant de la plegmasie gastro-intestinale, est l'abstinence de tout
ingesta, et que les boissons les plus anti-phlogistiques, sont celles qui stimulent le moins les voies
digestives; et comme il est reconnu que le tilleul,
l'opium et l'éther ne produisent des effets qu'en
stimulant l'estomac, au moins au degré de l'état
normal, ils sont donc nuisibles dans la gastro-entérite aiguë. Quant aux eaux de lis, de laitue et
de pourpier, je les crois bien moins anti-phlogistiques et calmantes que les boissons émollientes indiquées. L'expérience confirme tous les jours ces
remarques. Mais pour bien apprécier les effets des
potions dites calmantes à l'opium et à l'éther, il
ne faut les administrer qu'après un traitement
anti-phlogistique pur; c'est alors que l'on reconnaît
bientôt leurs effets stimulans. L'opium ne calme
qu'en émoussant la sensibilité du cerveau, ou
plutôt en étouffant son action par la congestion
sanguine qu'il détermine à la tête. Ce dernier effet
de l'opium est beaucoup plus fort lorsque l'estomac est enflammé et qu'il réagit sympathiquement
sur la tête. De sorte que l'opium est nuisible dans
la gastro-entérite aiguë, et à plus forte raison l'éther
qui est incontestablement stimulant. Toutefois, il
est des sujets d'une constitution nerveuse, tellement irritable, que l'agitation et l'insomnie ne
peuvent être calmées suffisamment par les anti-
phlogistiques: on est obligé alors d'administrer un
julep composé d'une infusion de fleurs mucilagi-

neuses, édulcorée avec un sirop simple, et qu'on rend calmant par l'addition de quelques gros de sirop de pavots blancs. Ce moyen peut encore convenir lorsque les exacerbations s'accompagnent de mouvemens nerveux violens et d'insomnie. Dans tous les autres cas, il ne faut administrer que des juleps simples.

Tout médecin qui reconnaît la gastro-entérite, doit donc reconnaître aussi la nécessité de priver les voies digestives de stimulans; mais l'on ne se comporte pas toujours ainsi. On reconnaît bien que l'estomac et les intestins sont le siége de la souffrance, mais on n'est pas sûr qu'ils soient enflammés; on sait bien qu'il faut à l'estomac et aux intestins souffrans des adoucissans, mais on ne pense pas que l'opium, l'éther, une légère nourriture, quelques bols de camphre et de nitre soient assez stimulans pour nuire à l'estomac et aux intestins. Ne faut-il pas, d'ailleurs, se tenir en garde contre les accidens nerveux, contre le délire? ne faut-il pas exciter la sécrétion des urines pour purifier le sang, etc., etc.? La phlegmasie gastro-intestinale, ainsi traitée, marche avec des redoublemens plus ou moins forts, et si le malade arrive à bon port, on se félicite du traitement qu'on a employé pour la combattre, et l'on se promet bien de n'en jamais employer d'autre. C'est ainsi que des médecins bien capables, sans doute, de discerner la vérité, restent dans l'erreur sans s'en douter.

Lorsque la gastro-entérite ne se résout pas dans le premier septénaire, que la soif a diminué, on peut commencer à donner au malade les décoctions d'orge, de gramen, de ris, de raisins secs, les émulsions d'amandes douces, et même l'eau légère de poulet, soit pour soutenir son goût pour les boissons, soit aussi pour lui fournir quelques légers principes nutritifs. On peut même administrer au début ces décoctions, si la phlegmasie gastro-intestinale ne s'annonce pas avec des symptômes très-aigus, comme aussi on doit en retarder l'usage, si, après le premier septénaire, la gastrite conserve toute sa violence. Ce régime doit être continué jusqu'au moment où la résolution de la gastro-entérite paraît évidente : alors il convient de protéger ce travail salutaire de la nature par des liquides un peu plus nutritifs, tels que l'eau d'orge coupée avec du lait de vache, le bouillon de poulet, de veau, de grenouilles, les fruits mucoso-sucrés. L'estomac qui commence à reprendre l'usage de ses fonctions digestives, appète et digère facilement ces alimens liquides. Bientôt la convalescence, caractérisée par la cessation complète de la phlegmasie gastro-intestinale, se prononce et exige un régime plus substantiel.

Lorsque la gastro-entérite s'étend jusqu'aux sixième, septième, huitième et même neuvième septénaires, faut-il, pendant toute sa durée, priver le malade d'alimens, et ne faut-il pas lui donner quelques boissons toniques? Avant de répondre à cette question, il est utile de reconnaître que la phlegmasie des voies digestives et la fièvre qu'elle produit, sont de puissans stimulans qui soutiennent aussi-bien l'action vitale que les alimens et autres stimulans de l'état sain ; ce qui le prouve, c'est qu'aussitôt que la gastro-entérite cesse, le malade, quoique plus libre de ses mouvemens, tombe dans la langueur et s'épuiserait bien vîte si on ne l'alimentait pas. En sorte qu'il est incontestable que les stimulans directs des voies digestives, tels qu'alimens et toniques, administrés avant la résolution de la gastro-entérite, en excitant cette dernière, ne peuvent qu'accroître la stimulation de l'organisme, accélérer les mouvemens vitaux et en précipiter la ruine. L'observation de la nature, dans ce cas, facilite beaucoup le médecin dans la marche qu'il doit suivre. Lorsque la gastro-entérite a passé les premiers septénaires, c'est qu'elle n'a pas été combattue énergiquement à son début, ou, ce qui est ordinaire, c'est que la phlegmasie s'est étendue sur une longue surface du conduit digestif, qu'elle a établi, par ses sympathies et par les prédispositions du sujet, des connexions morbides avec tout l'organisme. Alors la vie est dans le plus grand danger. La nature livrée à elle-même, n'est pas toujours impuissante. Après des paroxismes violens, ou après un affaissement voisin de la mort, la vie se relève d'elle-même, le malade reprend l'usage de ses sens, exprime le besoin de prendre des alimens, et la convalescence se déclare. C'est souvent après plusieurs jours de privation complète, par l'impossibilité de la déglutition, que cette terminaison heureuse a lieu. Je l'ai observé chez les habitans des campagnes où les gastro-entérites graves sont souvent livrées à la nature. Celle-ci peut donc quelquefois se suffire avec ses propres forces pour surmonter la gravité de ces maladies. Examinons maintenant si la nature est plus puissante lorsque la médecine lui fournit des stimulations artificielles. Ne voyons-nous pas souvent des malades affectés de gastro-entérite, succomber malgré l'emploi du camphre, du quinquina, du musc, de l'éther, de l'acétate d'ammoniaque? La nature ainsi protégée se défend-elle mieux contre les mouvemens morbides? En l'examinant avec attention, on la trouve plus agitée et plus prête à succomber. Comment pourrait-il en être autrement? La stimulation du camphre, du musc, du quinquina, etc., ne porte-t-elle pas sur des surfaces déjà trop stimulées, et puisque les troubles morbides dépendent de cette stimulation, comment concevoir de les faire cesser en augmentant cette dernière? Mais on ne raisonne pas ainsi auprès d'un malade épuisé par la durée de la gastro-entérite ; on ne voit que sa faiblesse, sa langueur, et la nécessité de le stimuler pour soutenir sa vie et le soustraire à l'épuisement mortel. Ainsi, si l'on stimule trop, la gastro-entérite se ranime, et le danger s'accroît ; si l'on ne stimule pas du tout, l'épuisement devient mortel. Dans ces deux cas, la nature peut sortir triomphante : de sorte que ceux qui stimulent leurs malades affectés de gastro-entérite, comme ceux qui les privent de toute stimulation pour ne pas ranimer la phlegmasie de l'estomac et des intestins, obtiennent des guérisons, et les uns et les autres se félicitent de leur conduite. Plusieurs médecins qui n'ignorent pas que la faiblesse est due à la phlegmasie gastro-intestinale, et qu'elle ne peut disparaître que lorsque celle-ci a assez diminué pour permettre l'alimentation, ne conseillent le camphre, le musc, l'éther, etc., que pour prévenir les accidens nerveux-cérébraux qui compliquent ordinairement les fièvres graves ; mais s'ils font arriver leurs anti-spasmodiques sur les surfaces digestives enflammées, ils ne sont pas plus heureux que ceux qui stimulent pour donner des forces. Que faire au milieu de ce conflit ? Doit-on employer les stimulans dans la gastro-entérite dès qu'on apperçoit la chute des forces, ou doit-on soustraire le malade à toute stimulation intérieure jusqu'à la résolution complète de la phlegmasie ? La nature dont il ne faut jamais perdre de vue la vigilance, indique encore la marche qu'il faut suivre. Lorsque la gastro-entérite prolonge sa durée, et que le cerveau n'est pas plongé dans une stupeur complète ; en un mot, quand sa souffrance n'est que sympathique, presque toujours des exacerbations, sous forme de paroxismes, ont lieu, et quelques heures de calme leur succèdent. C'est dans ce calme qui est marqué par la rémission plus ou moins complète de la phlegmasie gastro-intestinale, et que la nature fait naître, pour ainsi dire, à propos, que l'art doit essayer la stimulation. Ainsi, le médecin, après avoir examiné attentivement son malade, s'il reconnaît que son estomac n'est plus ou que fort peu irrité, ce qu'il distingue à la langue qui n'est plus rouge, et qui est un peu humide ; à l'épigastre qui n'est plus chaud, à la soif qui ne se fait sentir qu'au moment des paroxismes, etc., il ne doit pas hésiter à precrire une potion composée des eaux distillées de tilleul, de laitue, de pourpier, avec 3 ou 4 grains de camphre, l'extrait ou le sirop de quinquina et un sirop simple, qu'il fait prendre, par cuillerées à café, dans l'intervalle des redoublemens fébriles. Il faut surveiller les effets de cette potion ou de tout autre remède de ce genre, et en suspendre l'usage aussitôt qu'on s'apperçoit qu'elle est plus favorable que nuisible à la fièvre. Néanmoins, lorsque le médecin saisit bien le moment opportun, la stimulation artificielle enraye le mouvement fébrile et favorise la résolution de la gastro-entérite. Mais si dans la rémission, l'estomac conserve trop d'irritation, il est prudent

et bien plus convenable d'administrer, en lavemens, le camphre et le quinquina, pourvu que
le gros intestin ne soit pas lui-même trop irrité. Quand cela a lieu, il n'y a que la peau
qui puisse recevoir la stimulation. Sur la fin de
la gastro-entérite, c'est-à-dire lorsque la fièvre est
dans sa période de décroissement, il est utile
d'aider à sa résolution, en portant l'action vitale à la peau ou sur les reins, selon que l'effort critique excite les sueurs ou les urines. On
prescrit, dans cette intention, les infusions de
fleurs béchiques, dans lesquelles doivent entrer
le coquelicot et un peu de fleurs de sureau. On
donne aussi les potions aromatiques éthérées.
Pour exciter la sécrétion urinaire, on ajoute de
douze à quinze grains de nitrate de potasse,
par litre, aux boissons ordinaires. Le vin, le
bouillon de bœuf, les décoctions amères ne doivent trouver place que dans la convalescence
de la gastro-entérite, lorsque l'atonie du tube
digestif succède à la résolution de la phlegmasie.

Lavemens. La voie du gros intestin nous offre
une grande facilité pour agir contre la gastro-
entérite. Les lavemens, dans toute la période aiguë,
doivent être mucilagineux : on les compose avec
les décoctions de mauve, de guimauve, de lin ;
on y ajoute l'huile d'olive, d'amandes douces ou
de chenevis. On les prescrit d'abord pour vider
le colon des matières fécales qu'il contient, et on
les continue tous les jours, pour agir contre l'irri-

tation de l'intestin grêle, et prévenir son extension au gros intestin ; complication qui aggrave toujours la gastro-entérite, surtout lorsqu'un flux abondant accompagne l'irritation ou l'inflammation du colon. Les lavemens émolliens, en prévenant l'extension de la gastro-entérite aux gros intestins, ou en la faisant cesser lorsqu'elle existe, ont le grand avantage de préparer l'intestin colon à recevoir au besoin une médication stimulante, propre à parer à un accident cérébral, ou à enrayer des mouvemens morbides désordonnés. Il ne faut pas introduire une grande quantité de liquide à la fois en lavement. Il doit être légèrement tiède, et il faut recommander au malade de ne pas se presser de le rendre, parce que le liquide émollient qui séjourne dans l'intestin, est en partie absorbé, et qu'il agit d'ailleurs au moins aussi-bien que les fomentations qu'on applique à l'épigastre. La diarrhée n'est pas une contre-indication à l'emploi des lavemens ; il faut seulement les rendre un peu astringens par l'eau de ris, l'eau de son, et quelquefois par l'addition d'une petite dose de laudanum, d'environ dix à trente gouttes. Sous l'influence de ces lavemens, la diarrhée et les coliques qui l'accompagnent ordinairement, cessent, et la gastro-entérite se trouve débarrassée de cette complication.

Vers la fin de la phlegmasie gastro-intestinale, on peut rendre les lavemens un peu nutritifs, au moyen du bouillon de poulet ou du lait coupé avec l'eau d'orge. Quoique l'absorption soit bien moins facile dans le gros intestin que dans l'intestin grêle, et qu'on ne puisse pas fournir une grande alimentation au malade par cette voie, on ne doit pas toutefois dédaigner la ressource qu'elle nous offre, surtout quand l'estomac encore trop irrité se refuse à l'ingestion des liquides nutritifs, et que l'épuisement de la vie s'accroît rapidement. Enfin on rend les lavemens médicamenteux dans le traitement de la gastro-entérite, lorsque l'affection cérébrale semble se détacher de l'influence sympathique de la gastro-entérite, ou que cette dernière, arrivée à ses dernières périodes, présente des paroxismes avec des rémissions. Dans ces cas, la médication qu'on se propose d'exercer sur le colon, doit être stimulante. On la détermine pour appeler, dériver, révulser, comme on voudra le dire, l'irritation et la congestion encéphaliques, ou pour opposer une excitation artificielle à la stimulation intermittente-morbide de la gastro-entérite, dont on suspend la marche en faisant agir le médicament stimulant pendant la rémission. On obtient cette médication avec une décoction plus ou moins forte de quinquina concassé et de têtes de pavots, avec addition de vingt à trente grains de camphre. On doit surveiller l'effet de ce lavement sur le tube digestif : ordinairement il excite une diarrhée sans colique, qui en opérant la révulsion salutaire qu'on désire, favorise le mouvement péristaltique du conduit digestif, l'évacuation des résidus intestinaux, et hâte la résolution de la gastro-entérite, en étendant l'irritation sur des portions intestinales saines. Mais lorsque la gastro-entérite est encore trop aiguë, les effets des lavemens stimulans ne sont pas toujours aussi avantageux ; l'excitation qu'ils déterminent sur la membrane muqueuse du colon, réagit sur celle de l'intestin grêle et de l'estomac, et les accidens s'accroissent. Il faut alors en suspendre l'usage, et attendre un moment favorable pour la stimulation intérieure. Quand la gastro-entérite est arrivée à la période de décroissement, on emploie avec succès les lavemens qu'on rend diurétiques par la pariétaire, la bourrache, ou un peu laxatifs avec les feuilles de poirée, d'épinard, d'oseille, et le miel.

Fomentations, bains tièdes, cataplasmes, linimens. Les applications émollientes sur l'abdomen, surtout sur l'épigastre, sont très-avantageuses dans le cours de la gastro-entérite aiguë ; elles concourrent puissamment à sa résolution, concurremment avec les boissons et les lavemens de même nature. Les émolliens qu'on emploie ordinairement en fomentations, sont les décoctions de mauve, de guimauve, de lin ; on y joint quelques têtes de pavots seulement quand la douleur épigastrique est vive : on emploie aussi le lait de vache pur ou coupé avec les décoctions émollientes. Les fomentations doivent être légèrement tièdes lorsqu'il y a beaucoup d'irritabilité, que la phlegmasie est très-aiguë, et que la peau est pourvue de beaucoup d'action. Lorsque la phlegmasie est moins intense, ou que l'individu est moins irritable, et que la peau est un peu dans l'atonie, il convient de faire les fomentations aussi chaudes que le malade peut les endurer ; l'action stimulante du calorique sur la peau produit dans ce cas une révulsion salutaire. On pratique les fomentations avec une vessie de porc, un linge ou une pièce de flanelle. Les deux premiers objets doivent être préférés lorsqu'on fait les fomentations tièdes, et la flanelle convient mieux pour les fomentations chaudes. Il faut rejeter du traitement de la gastro-entérite, les fomentations avec les infusions et les décoctions de camomille, de quinquina et autres toniques de ce genre : je n'en comprends pas du tout l'utilité dans aucune période de la maladie. D'abord je ne peux admettre que les médecins emploient la camomille comme émollient ; si quelques-uns lui accordent une propriété anti-spasmodique, je la lui conteste, parce que ce qui irrite une partie souffrante, ne peut être considéré comme calmant. Les médecins qui prescrivent les fomentations toniques sur le ventre, dans la gastro-entérite aiguë, pour prévenir son passage à l'état chronique, pour empêcher l'adynamie, pour arrêter le cours de la fièvre, en un mot, pour donner aux organes digestifs la force de surmonter leur souffrance, commettent une erreur très-grave ; et si la maladie arrive à une heureuse terminaison, qu'ils ne croient pas qu'elle ait été favorisée par ce moyen. Pour se convaincre de cette proposition, il suffit d'examiner attentivement et avec impartialité, les effets des fomentations émollientes pratiquées sur le ventre dans la gastro-entérite, soumise d'ailleurs à un traitement anti-phlogistique pur ; et pour mieux les apprécier encore, il ne faut les employer qu'après les fomentations mucilagineuses. En se comportant ainsi, on ne manquera pas d'observer l'exaspération de la gastro-entérite sous l'action des fomentations toniques.

Les bains entiers et les demi-bains tièdes, rendus mucilagineux et calmans par les décoctions d'espèces mucilagineuses et de têtes de pavots, sont souvent employés avantageusement dans le traitement de la gastro-entérite. Ils conviennent aux personnes irritables, et sont bien plus avantageux que le camphre, le musc, l'éther, et même l'opium, pour apaiser les contractions spasmodiques. Pour obtenir de bons effets des bains chez les sujets affectés de gastro-entérite, il faut les leur donner à une température très-douce, et ne pas les y laisser plus de trente à quarante minutes, pour éviter l'augmentation du trouble vital par la diminution trop prolongée de la sensibilité extérieure du corps. En sorte que d'après cette considération, les bains sont toujours avantageux lorsque l'irritabilité générale est trop grande, et que la peau est irritée sympathiquement par le foyer inflammatoire gastro-intestinal, ou par une éruption simple. Les bains entiers tièdes conviennent encore vers la fin de la gastro-entérite , pour favoriser sa résolution en préparant la peau à la transpiration. En général, il ne faut pas réitérer trop souvent le bain tiède dans la phlegmasie des voies digestives, parce que sa propriété essentiellement relâchante et débilitante , augmente l'épuisement attaché à cette maladie , dont la durée se prolonge. Ainsi, lorsqu'au moyen d'un ou de deux bains on a calmé l'irritabilité générale , il convient mieux de les remplacer par les fomentations émollientes sur le ventre. Les cataplasmes convenables dans le traitement de la gastro-entérite , doivent être émolliens et appliqués suffisamment chauds, à nu ou entre deux linges , sur toute l'étendue du ventre. On les prépare avec la mie de pain , ou le ris qu'on fait cuire à l'eau de mauve : ceux d'amidon ou de farine de lin sont également bons, on les arrose avec l'huile d'olives ou d'amandes douces. Il faut tenir appliqués ces cataplasmes aussi immédiatement que possible, et les renouveler toutes les quatre à cinq heures. Les cataplasmes excitans , ou rendus tels par des huiles ou des liqueurs dont on les arrose, doivent être proscrits du traitement de la gastro-entérite.

Les fomentations et les cataplasmes émolliens dissipent , dans la période aiguë de la gastro-entérite , la tuméfaction du ventre, qui est l'effet de la rétention des vents par la contraction inégale du tube intestinal ; mais il arrive souvent que l'action relâchante des fomentations émollientes tièdes produit ou favorise le météorisme. Lorsque la gastro-entérite a perdu de son intensité chez les sujets à tempérament lymphatique, qui ont naturellement la fibre molle ou qui a été relâchée par des causes débilitantes antérieures, et qu'on s'apperçoit du météorisme du ventre, il faut remplacer les cataplasmes et les fomentations tièdes par les frictions d'huile d'olives ou d'amandes douces. J'ai obtenu, dans ce cas, de très-bons effets des fomentations froides purement émollientes, ou acidulées avec le suc de citron ou le vinaigre. Je fais prendre en même temps les boissons aussi froides que possible, lorsqu'il n'y a pas contre-indication. Par cette médication, j'ai vu le météorisme diminuer ou disparaître entièrement, un soulagement notable succéder à ce changement du ventre, et la résolution de la gastro-entérite marcher plus rapidement. Les fomentations froides conviennent d'ailleurs assez bien dans le traitement de la gastro-entérite aiguë, lorsqu'il n'y a pas de complication de bronchite, pleurésie, pleurodynie, pneumonie, etc., ou d'autres affections de poitrine ; et que la phlegmasie gastro-intestinale a été suffisamment affaiblie par les saignées locales. On préfère les émolliens tièdes relâchans, lorsque la fibre du sujet affecté est très-contractile, et que les réactions vitales sont violentes. Dans ce cas, les fomentations froides, en concentrant l'action vitale, peuvent augmenter l'intensité du foyer inflammatoire, à moins que,

par une excitation énergique exercée sur les extrémités , on n'opère la révulsion de l'irritation
gastro-intestinale. Cette espèce de délitescence de
l'irritation chez les sujets vigoureux , n'est guère
possible qu'au début de la gastro-entérite , et encore à cette époque elle est chanceuse. De sorte
qu'il faut réserver l'application du froid , tant à
l'extérieur qu'à l'intérieur , dans les dernières périodes de la gastro-entérite , pour combattre le
météorisme , produit gazeux des résidus des voies
digestives enflammées , et de la facilité des parois
abdominales et des portions intestinales non enflammées et sans doute dans l'atonie , à se laisser
distendre par des gaz. On trouve encore l'emploi
des fomentations froides dans la gastro-entérite
qui se présente chez les sujets qui ont été affaiblis
par des causes débilitantes , et qui est susceptible
de s'accompagner d'hématémèze et d'hémorragie
intestinale. Je ferai ressortir l'avantage des fomentations froides dans le traitement des gastro-entérites miasmatiques-épidémiques.

Les linimens convenables dans le traitement
de la gastro - entérite , doivent être toujours
doux et aussi mucilagineux que possible. Lorsque l'irritabilité des organes digestifs est très-
vive, et que l'action nerveuse domine la phlegmasie, on les rend calmans par l'addition de
l'huile de morphine ou de laurier-cerise. La friction exercée avec la main sur l'abdomen, pour
étendre le liniment , tout en favorisant son action,

ajoute beaucoup à ses effets adoucissans, par la révulsion agréable qu'elle détermine à la peau. Après avoir employé le liniment, il faut recouvrir l'abdomen d'une mousseline, d'une pièce de flanelle, ou d'une cardée de coton. Il convient de renouveler les frictions linimenteuses au moins deux fois dans les vingt-quatre heures ; on peut les alterner avec les fomentations émollientes. Les linimens à l'huile de camomille, au camphre, ou à l'ammoniaque, ne doivent jamais être employés sur l'abdomen dans le traitement de la gastro-entérite. Appliqués sur d'autres régions du corps, ils peuvent produire une action révulsive avantageuse.

Révulsifs. On entend par révulsion une excitation artificielle plus ou moins forte, exercée autant que possible sur une partie saine et éloignée des organes souffrans, pour en soutirer et détourner l'irritation. On exerce quelquefois cette excitation artificielle sur l'organe malade même, pour en troubler l'action morbide et en décider plutôt la résolution. On obtient souvent ce résultat sans s'en pouvoir donner raison. La révulsion est bien moins avantageuse dans le traitement de la gastro-entérite que dans celui des affections de poitrine ou de la tête. Les organes digestifs qui, par leurs fonctions, se mettent en rapport immédiat avec les ingesta, et par leur organisation et leur sensibilité, perçoivent plus ou moins dans l'état sain, toute stimulation vive, morbide ou artificielle, des différens points de l'organisme, supportent difficilement la stimulation révulsive lorsqu'ils sont enflammés. Cette vérité inconnue avant les progrès de la médecine physiologique, ne pouvait arrêter le débordement de la médecine stimulante, dans le traitement de toutes les maladies, et plus peut-être de celles des voies digestives, parce qu'on n'en connaissait que les symptômes qui les masquent, et qu'on les prenait pour des maladies asthéniques ou d'humeur; mais aujourd'hui que la médecine est éclairée par la physiologie et l'observation, cette vérité doit être connue de tous les médecins, et leur servir de guide dans l'emploi de la méthode révulsive, contre les phlegmasies gastro-intestinales fébriles variées.

Je distinguerai, en internes et externes, les révulsifs que l'on peut mettre en usage dans le traitement des phlegmasies gastro-intestinales.

A l'intérieur, les révulsifs, en d'autres termes les stimulans, ne peuvent être employés qu'au début de la gastro-entérite, lorsqu'elle est encore au degré de l'irritation. J'ai démontré, à l'article des préservatifs, comment on peut faire avorter, par l'émétique et autres excitans, l'irritation gastro-intestinale qui précède le développement de la phlegmasie; mais cette méthode révulsive interne, qui est susceptible d'être couronnée de succès à cette époque de la maladie, est toujours plus ou moins dangereuse dans le cours de la phlegmasie. Si l'on voit quelquefois l'émétique faire passer rapidement l'irritation des voies digestives à l'état d'inflammation, comment espérer de bons effets de ce moyen thérapeutique contre cette dernière ? Voit-on à l'extérieur les stimulans appliqués sur un érysipèle ou sur une ophtalmie aiguë, calmer l'inflammation ? Ne voit-on pas au contraire des accidens graves, tels que phlegmon ou gangrène, suppuration, accompagner cette stimulation imprudente ? Doit-on attendre de meilleurs effets de l'excitation de la membrane muqueuse gastro-intestinale enflammée ? La sensibilité de cet organe est-elle inférieure à celle de la peau ? Le bon sens physiologique résout sans peine ces questions, et il semble d'abord que tous les médecins doivent comprendre l'importance de ne pas ajouter à la phlegmasie gastro-intestinale par la stimulation. Cependant, on ne juge pas toujours ainsi ; très-souvent l'attention des médecins se porte plus sur les symptômes et les complications que sur le foyer du mal dont ils dépendent, et c'est pour cela que la médecine symptômatique, dans le traitement de la gastro-entérite aiguë, fébrile, l'emporte sur la médecine rationnelle. Il est vrai que le moyen propre à combattre le symptôme, atteint quelquefois l'état morbide dont il est l'expression ; par exemple, en employant les émolliens et les doux opiacés pour calmer la douleur épigastrique que présente quelquefois la gastro-entérite chez les personnes très-irritables, on n'augmente pas l'intensité de la phlegmasie, mais encore on la guérit moins qu'on ne l'émousse. En opposant le carbonate de potasse de la potion anti-émétique de Rivière, au vomissement ; le camphre, l'éther, le musc, aux contractions spasmodiques ; la valériane, la pivoine, à la céphalalgie ; le quinquina, le vin d'Espagne, à la faiblesse des muscles, on combat très-certainement les symptômes au profit de la gastro-entérite dont ils dépendent ; et l'on ne parvient, par ces moyens, à les diminuer ou à les dénaturer, qu'en concentrant l'inflammation dans le tube digestif, en la rendant plus profonde et plus opiniâtre : à moins que la nature, par une réaction violente, toujours très-périlleuse, ne parvienne à vaincre à la fois l'action du mal et des remèdes.

La méthode que je viens d'exposer est celle des médecins qui ignorent la gastro-entérite dans les fièvres, ou qui ne l'admettent que comme complication ; et de ceux qui, tout en la reconnaissant, l'oublient bientôt pour ne voir que ses sympathies et ses complications. Ces derniers traitent la gastro-entérite avec un mélange d'anti-phlogistiques et de stimulans. Aux saignées locales et aux délayans ils joignent d'abord une potion anti-spasmodique, pour calmer les mouvemens nerveux et l'excitation cérébrale, parce qu'ils ignorent ou oublient qu'ils dépendent de l'action sympathique de la gastro-entérite sur le cerveau et le système nerveux, et que les meilleurs anti-spasmodiques, dans ce cas, sont les anti-phlogistiques. Plus tard, lorsqu'ils voient les forces diminuer, ils prescrivent des potions toniques, parce qu'ils oublient encore que la faiblesse est dûe à la persistance de la gastro-entérite sur une large surface du tube digestif, et que les meilleurs toniques sont les délayans unis aux révulsifs extérieurs qui en procurent la résolution.

Les stimulans trouvent quelquefois leur place dans le traitement de la gastro-entérite, lorsque la maladie prend le caractère rémittent ou intermittent. C'est dans les rémissions qu'il faut les administrer. J'ai déjà exposé à l'article Boissons, ce qui est relatif à cette médication. J'ajouterai ici que le succès des stimulans est d'autant plus sûr, que la rémission fébrile de la gastro-entérite est plus prononcée. Lorsque cette phlegmasie est tout-à-fait intermittente, l'indication de la méthode stimulante est précise, et ses effets sont toujours avantageux lorsqu'on saisit bien le moment opportun de son emploi. La stimulation révulsive intérieure est d'un grand secours dans le traitement de la gastro-entérite aiguë, pour suspendre des accidens cérébraux, produits d'abord sympathiques de la phlegmasie gastro-intestinale, et qui sont devenus idiopathiques, c'est-à-dire, qui se sont détachés de la gastro-entérite pour appeler et concentrer l'action morbide sur le cerveau, aux dépens de cette dernière qui s'évanouit momentanément : c'est ce qu'on observe chez les enfans, où l'action cérébrale est dominante, et chez les adultes nerveux-lymphatiques, dont le cerveau naturellement très-irritable, est dépourvu de la consistance qui le fait résister aux impressions morales et physiques. Pour peu que l'irritation ou l'inflammation se fixe dans de pareils cerveaux, l'épanchement est à craindre. Pour prévenir un résultat aussi fâcheux, il faut combattre d'abord l'irritation sympathique du cerveau, en agissant énergiquement contre la gastro-entérite dont elle dépend. Si l'irritation cérébrale ne cède pas aux moyens dirigés contre la phlegmasie gastro-intestinale, il faut agir en même temps par les saignées locales à la tête et les révulsifs aux extrémités inférieures. Enfin lorsque l'affection cérébrale remplace ou succède à la gastro-entérite, (c'est pour ce cas que je me suis livré à cette dissertation,) il ne faut pas hésiter à produire une stimulation révulsive sur les voies digestives, surtout sur le tube intestinal, pour suspendre, en la détournant, l'irritation cérébrale. On ne doit pas craindre, dans ce cas, de raviver momentanément la gastro-entérite, pour sauver le cerveau. On obtient cette médication avec le calomélas qu'il faut donner à une dose assez forte, d'environ douze à quinze grains, afin que produisant plus vîte la contractilité musculaire du tube digestif, ses effets se fixent moins à la membrane muqueuse de l'estomac, qu'à celle des intestins, surtout du colon, d'où ils provoquent des selles toujours très-révulsives. Aussitôt que l'état cérébral s'améliore, il faut soutenir les effets de la révulsion intérieure par une forte excitation extérieure, et suspendre l'usage du calomélas, qui réitéré plusieurs fois, ne manquerait pas d'exaspérer la gastro-entérite, au point d'ajouter à l'affection du cerveau par sa réaction sympathique. Il ne faut pas non plus continuer l'emploi du calomélas, lorsque sous son action la gastro-entérite se ranime, et que l'affection cérébrale ne diminue pas. L'état pathologique est alors extrêmement grave, soit à cause de la liaison intime de la souffrance gastro-intestinale avec celle du cerveau, soit plus encore, à cause de la prédominance de cette dernière. Dans ce cas, la révulsion intérieure ne peut que détruire l'espoir de succès que promet encore une forte stimulation révulsive et dérivative à la peau. Le calomélas convient aussi chez les enfans affectés de gastro-entérite, lorsque celle-ci est peu intense, et que l'on soupçonne la présence des vers. Alors ce sel, tout en détruisant les vers, prévient ou suspend, par son action, les accidens cérébraux, qui dépendent autant de la présence de ces animaux dans le tube digestif, que de l'inflammation de celui-ci. La manne, le jus de pruneaux, le miel, la casse, l'huile d'amandes douces, seule ou coupée avec l'huile douce de ricin, sont de légers stimulans laxatifs, qu'on emploie quelquefois avec succès vers la fin des gastro-entérites, autant pour imprimer une petite secousse au tube digestif, en mettant en action sa contractilité péristaltique,

que pour évacuer les intestins des résidus qu'ils contiennent. D'ailleurs les parties phlogosées des voies digestives peuvent supporter le passage de ces substances sans en être trop excitées ; leur effet révulsif sur les portions intestinales saines , hâte la résolution de la gastro-entérite.

Je crois avoir indiqué l'usage qu'on peut faire de la révulsion intérieure dans le traitement de la gastro-entérite ; la physiologie , la connaissance exacte de la gastro-entérite , de ses sympathies et de ses complications , et l'observation attentive des faits, confirment journellement cette pratique.

Que penser maintenant des médecins , surtout des anglais , qui prescrivent inconsidérément les purgatifs, spécialement le calomélas, dans la gastro-entérite des fièvres ? Que ceux d'entre eux qui ignorent l'état pathologique des voies digestives dans les fièvres, ne s'inquiètent pas du tout , en prescrivant les purgatifs, de leur action sur la sensibilité de la membrane muqueuse gastro-intestinale , et qu'ils ne s'attachent qu'aux évacuations qu'ils procurent ; et que ceux qui connaissent la gastro-entérite et qui ne craignent pas de l'exaspérer par l'action révulsive des purgatifs , pour combattre des engorgemens morbides graves , plus ou moins éloignés , tuent le ventre pour sauver la tête, la poitrine, etc. , et par cette méthode , augmentent la gravité de la maladie. Que les uns et les autres m'opposent les succès de leurs traitemens, et je leur répondrai que ces succès sont comparables à tous ceux obtenus dans le traitement des phlegmasies, par des agens perturbateurs quelconques ; et que pour obtenir la guérison de la gastro-entérite par les purgatifs, en l'exaspérant ou l'étendant jusqu'à l'anus, il faut qu'ils trouvent la nature bien riche de moyens, pour réagir avantageusement contre les troubles de la maladie et contre ceux des évacuans. Je leur dirai de plus, que ces guérisons toujours incomplètes, et infiniment moins communes que celles obtenues par la méthode anti-phlogistique rationnelle, ne peuvent pas servir de guide aux médecins, pas même à ceux qui s'en glorifient, parce qu'elles sont dûes toujours à une action organique très-chanceuse et très-variable.

Révulsifs externes, pédiluves, bains chauds, frictions, sinapismes et vésicatoires. L'enveloppe cutanée entretient à l'extérieur du corps une action vitale, qui, nécessaire à l'exercice de ses fonctions, sert à contre-balancer l'action organique intérieure. Aussi remarque-t-on que la diminution ou l'augmentation de l'action vitale de la peau, produit un dérangement de la vie intérieure. C'est à cause de la liaison sympathique de l'action vitale de la peau avec celle des organes sous-jacens et de tout le reste de l'organisme, que la stimulation morbide ou artificielle, générale ou partielle de l'extérieur du corps, diminue la stimulation morbide intérieure. C'est pourquoi, dans presque toutes les maladies internes, on cherche à appeler l'action vitale à la peau. L'excitation révulsive qu'on exerce sur cet organe, plus ou moins avantageuse, ne présente jamais des inconvéniens aussi graves que celle qu'on établit sur la surface interne des voies digestives.

La révulsion extérieure est bien moins utile et bien moins avantageuse dans le traitement de la gastro-entérite que dans celui des phlegmasies rhumatismales, séreuses, bronchiques, etc. Cependant on en a tiré parti suivant les différentes périodes de la maladie.

Les pédiluves chauds, simples ou aiguisés avec le vinaigre, le sel de cuisine ou la moutarde, produisent une révulsion sur les pieds et les jambes, qui ne convient que pour combattre passagèrement la congestion cérébrale qui accompagne souvent la gastro–entérite. Dans le cours de cette maladie, pour ne pas déranger de son lit le malade affaibli, et pour ne pas l'exposer au refroidissement, on remplace avantageusement les pédiluves par les cataplasmes chauds, simples ou sinapisés, dont on entoure les pieds jusqu'au–dessus des maléoles, et qu'on remplace, pour maintenir la chaleur dans ces parties, par du coton cardé, recouvert de taffetas gommé. On peut exercer une pareille révulsion sur les genoux. L'entretien de cet accroissement vital sur les extrémités inférieures, est très-propre à prévenir ou à diminuer l'affection cérébrale, qui ne se montre que trop souvent dans les gastro-entérites fébriles.

On trouve rarement l'emploi des bains chauds entiers dans la gastro-entérite, parce que l'excitation révulsive de la chaleur du bain réagit trop facilement sur la tête et même sur les membranes enflammées, surtout lorsque le sujet est irritable et qu'il est riche d'action vitale; alors le bain tiède est préférable. Le bain chaud ne peut être de quelque utilité qu'au début de certaines gastro-entérites avec refroidissement de la peau, chez des sujets peu irritables, ou dont la peau est naturellement dans l'apathie, ou qui a été affaiblie par des causes débilitantes antérieures. Encore dans ces cas le bain de vapeur est préférable par son action plus prompte et plus révulsive. Lorsqu'on a recours à de pareils moyens, il faut en préparer et en soutenir l'action révulsive par les frictions sèches. La révulsion du bain de vapeur, pour être avantageuse, doit être employée dans la periode d'irritation de la gastro-entérite. A cette époque, elle peut prévenir le développement de la phlegmasie, comme aussi la faire avorter à son début. L'action de la moutarde sur la peau est prompte, énergique et passagère, lorsqu'on la laisse appliquée peu de temps. Les sinapismes sur les membres secondent favorablement, dans le traitement de la gastro-entérite, les effets des saignées locales à l'épigastre, en détournant de vers cette région du corps, l'afflux sanguin. On s'en sert encore, comme je l'ai dit, pour animer les cataplasmes révulsifs dont on entoure les pieds et les jambes.

Lorsque la gastro-entérite est fixée depuis quelque temps , et que la vie extérieure se concentre sur l'épigastre et sur le cerveau , on emploie avec succès le vinaigre sinapisé en fomentations sur les extrémités inférieures. La moutarde convient encore pour combattre la pleurodynie ou d'autres points de rhumatisme qui peuvent compliquer la gastro-entérite. Dans ce cas on en saupoudre des cataplasmes chauds , dont on recouvre les points douloureux. En général , dans le traitement de la gastro-entérite , il convient de n'employer la moutarde que comme rubéfiant ; son action vésicante étant toujours plus douloureuse que celle du vésicatoire , on doit lui préférer celui-ci.

Les vésicatoires ne conviennent dans la gastro-entérite que lorsque la maladie est arrivée au second ou au troisième septénaire , plus tôt ou plus tard , suivant la force de la phlegmasie et de l'irritabilité du sujet. On les emploie préférablement dans la gastro-entérite des fièvres catharrales , parce que l'affection pulmonaire en réclame spécialement les effets révulsifs. L'action irritante des vésicatoires appliqués dans la période aiguë de la phlegmasie gastro-intestinale , réagit sur les surfaces digestives enflammées et augmente la fièvre. Mais lorsque la gastro-entérite a été affaiblie par les saignées locales , ou que par sa durée elle cesse d'exciter sympathiquement la peau , du moins aussi énergiquement, c'est alors qu'on applique les vésicatoires sans crainte. On ne doit attendre de bons effets de l'action révulsive des cantharides sur la peau, que contre la complication cérébrale ou pulmonaire de la gastro-entérite. La surface interne enflammée des voies digestives perçoit trop facilement l'excitation de la peau, pour qu'on puisse compter sur les effets des vésicatoires pour favoriser la résolution de la gastro-entérite. Aussi quand cette affection est simple, c'est-à-dire qu'elle est toute dans les voies digestives, les vésicatoires sont au moins inutiles. Lorsque les voies urinaires sont irritées ou enflammées, dans la gastro-entérite, les cantharides sont tout-à-fait nuisibles. Si, dans ce cas, on est obligé d'agir fortement à la peau, il faut préférer l'action vésicante de la moutarde. On applique les vésicatoires aux jambes et aux bras, rarement aux quatre membres à la fois, à moins que des concentrations violentes dans les principaux foyers de la vie, ne rendent imminent le danger de la gastro-entérite. Différemment on peut les appliquer à la fois à un bras et à la jambe opposée ; plus tard on les applique aux deux autres membres. De cette manière on entrelace les effets de la révulsion. Le pansement des plaies des vésicatoires doit être doux, et il ne faut l'animer qu'avec beaucoup de réserve. D'ailleurs lorsque la résolution de la gastro-entérite s'opère, la suppuration des plaies des vésicatoires s'accroît considérablement, et presque toujours jusqu'à cette époque il est difficile de l'entretenir. De sorte qu'il est inutile et presque toujours nuisible d'exciter les plaies des vésicatoires qui sont rouges et qui ne suppurent pas. Il y a moins d'inconvéniens d'animer les vésicatoires avec l'onguent basilicum ou la pommade épipastique, lorsque la pâleur de leurs plaies dénote l'épuisement de l'action cutanée par la persistance de la concentration vitale. On favorise la suppuration des vésicatoires, en recouvrant l'appareil de coton cardé et de taffetas gommé. Il arrive quelquefois, lorsque la gastro-entérite cède, qu'une métastase d'irritation se fait à l'extérieur, et que les vésicatoires s'enflamment et deviennent extrêmement douloureux. Ils demandent alors à être pansés avec du cérat de Galien, quelquefois avec des cataplasmes émolliens. Les femmes nerveuses et irritables supportent difficilement les vésicatoires ; il faut, alors, s'ils sont indiqués, les faire aussi légers que possible. On peut même en rendre l'action moins vive, en les recouvrant d'une mousseline fine, imbibée d'huile d'olive.

On détermine encore la révulsion cutanée au moyen des frictions avec des liqueurs excitantes, telles que le vin aromatique, l'eau-de-vie ou le vinaigre camphré. On exerce ces frictions sur les extrémités, pour ranimer l'action extérieure du corps, et pour détourner l'action vitale qui alimente les foyers inflammatoires de la gastro-entérite. On ne se sert ordinairement avec avantage de ces liqueurs stimulantes, que dans la dernière période de la gastro-entérite ; toutefois on peut les employer dans le commencement de la maladie, chez les sujets épuisés par des causes débilitantes, et dont la peau est molle et atonique. L'action révulsive de ces frictions serait contraire, au début des gastro-entérites aiguës, chez les sujets vigoureux ou très-irritables, réagissant trop facilement sur les surfaces internes enflammées.

Moyens hygiéniques généraux. Aux différentes ressources thérapeutiques dont j'ai fait ressortir les avantages contre la gastro-entérite aiguë, il faut joindre l'observation des règles de l'hygiène, concernant : la température de l'air, son humidité, le repos du corps, les affections morales, la propreté, le renouvellement de l'air. La température de l'air convenable au sujet affecté de gastro-entérite, varie suivant la forme fébrile et la saison. La gastro-entérite de l'hiver et du printemps, presque toujours sous la forme catarrhale, c'est-à-dire, avec irritation sympathique ou concomittante des autres membranes muqueuses, reconnaît pour cause la diminution, le refoulement ou la suppression brusque de l'action cutanée. Dans ce cas il faut soumettre le malade à une température sèche et chaude, et pour la rendre telle, il convient d'entretenir du feu dans son appartement. La gastro-entérite de l'été et de l'automne dépend de la longue sur-excitation de la peau par la chaleur atmosphérique, et ne porte ses effets que sur le système muqueux des voies digestives et sur l'appareil cérébral. Le sujet qui en est affecté doit être soumis à une atmosphère rafraîchie par des courans d'air ou par de l'eau froide dont on arrose sa chambre. Lorsqu'on a le choix de l'appartement, il faut, autant que possible, préférer pour la gastro-entérite de l'hiver, l'exposition au midi, et pour la gastro-entérite de l'été, une chambre au nord.

Le repos du corps et de l'ame, utile dans le traitement de toutes les maladies, est indispensable dans celui de la gastro-entérite où l'action vitale est si fortement troublée. Il faut donc recommander au malade de ne pas trop agiter ses membres, et de demeurer couché ordinairement en supination. Le médecin doit agir sur le moral de son malade par une douce persuasion, par cette médecine du cœur si propre à inspirer la confiance : il doit calmer ses craintes sur le danger de sa position, moins en le trompant sur la durée présumée de sa fièvre, qu'en lui présentant aussi simplement et aussi brièvement que possible, toutes les chances favorables de guérison, et en lui citant une ou deux cures de maladies semblables à celle qu'il éprouve. Il faut éloigner de lui les personnes et les choses capables d'émouvoir sa sensibilité, et recommander à ceux qui l'entourent ou qui viennent le visiter, de s'étendre peu en conversation, et d'éviter tout récit d'événemens pénibles. Il est bien important aussi de ne pas trop converser dans la chambre du malade, parce que s'il est très-mal on le fait délirer, et que s'il est capable d'entendre, on lasse son attention et on lui occasionne de la céphalalgie.

La propreté, essentielle en toutes choses , est de première nécessité chez un malade. Sa couche doit être saine et entretenue telle , autant que possible, par le renouvellement des linges et des couvertures. Il faut tenir propre la chambre du malade , en éloigner les vases et autres objets destinés à recevoir les excrétions, et en renouveler l'air par un feu de cheminée ou en ouvrant les croisées, suivant la saison. La garde doit être propre, et présenter à boire à son malade avec grâce et bonté, et dans des vases , sinon recherchés , du moins très-propres, et dans ceux qu'il préfère, pour ne pas ajouter au dégoût de sa position. Une bonne garde doit comprendre aussi l'importance de suivre exactement les ordres du médecin, de préparer avec attention les boissons, et de les faire prendre au malade à la température indiquée. Le succès du traitement dépend beaucoup de sa vigilance.

J'ai exposé toutes les ressources thérapeutiques qu'on peut déployer dans le traitement de la gastro-entérite ; il me reste maintenant à en faire l'application aux différentes formes fébriles de la maladie. C'est dans cette application que le médecin a besoin de tout son tact et d'une grande habileté.

Fièvre inflammatoire. La gastro-entérite , ou plutôt l'irritation gastro-intestinale qui se montre dans la fièvre inflammatoire , doit être combattue par les adoucissans ; la saignée générale que réclame ordinairement l'état pléthorique du sujet et la violente activité du système circulatoire, en favorise la résolution. Il en est de même de la révulsion qu'on opère au dehors par les pédiluves et de légers sinapismes , pour diminuer la concentration vitale. Les boissons convenables dans ce cas , sont l'eau d'orge , l'orangeade , la limonade , l'eau de poulet ou l'eau de veau. Il faut prescrire aussi les lavemens émolliens et les fomentations sur le ventre , ou seulement les embrocations d'huile d'amandes douces ou d'olive. L'abstinence de toute nourriture est indispensable.

Quand, au second ou au troisième jour de la fièvre inflammatoire, l'irritation gastro - intestinale résiste , c'est une preuve qu'elle revêt le caractère inflammatoire ; alors il faut prescrire une application de huit à quinze sangsues à l'épigastre, selon la force du sujet. Ordinairement la gastro-entérite cède à cette saignée locale , et lorsqu'elle résiste , elle rentre dans l'une des formes gastrique, bilieuse, ataxique , etc.

Fièvre gastrique. Le traitement de la fièvre gastrique doit être dirigé contre la phlegmasie gastro-intestinale qui en fait la base. Lorsque le sujet est jeune et sanguin , que la pléthore est prononcée et que la phlegmasie est très-aiguë, il ne faut pas craindre de pratiquer une saignée de bras de douze à seize onces. Immédiatement après

on fait appliquer quinze à vingt sangsues à l'épigastre, dont on soutient pendant quelques heures
l'écoulement des piqûres, en les recouvrant de
fomentations ou de cataplasmes émolliens. Quelques légers sinapismes aux jambes ou aux cuisses,
les lavemens émolliens, l'eau de mauve, l'eau de
gomme ou d'orge acidulée avec le suc d'orange ou
de citron ; le repos aussi parfait que possible du
corps et de l'esprit, et l'abstinence complète de
toute nourriture, ajoutés aux émissions sanguines,
peuvent faire avorter, dans vingt-quatre heures, la
phlegmasie gastro-intestinale, et avec elle tous
les symptômes fébriles. Le résultat de ce traitement n'est pas toujours aussi prompt : alors, après
une rémission bien prononcée, la gastro-entérite
reprend une nouvelle intensité. Dans ce cas, il faut
prescrire une nouvelle application de grosses sangsues, et faire continuer les autres moyens anti-
phlogistiques. D'ordinaire alors la résolution s'o-
père. Toutefois, si le lendemain ou le surlendemain la gastro-entérite se ranime, et que le sujet
soit bien constitué et riche d'action vitale, il ne
faut pas hésiter à conseiller une troisième saignée
locale à l'épigastre.

Lorsque la gastro-entérite est franche, qu'on
peut la combattre à son début, que le sujet qui
en est affecté est sans affection chronique et pourvu
d'une assez bonne constitution, la fièvre gastrique,
traitée énergiquement par la méthode anti-phlogistique que je viens d'exposer, ou avorte ou se

résout dans les premiers septénaires. Quand on soupçonne que la phlegmasié gastro-intestinale est alimentée par un sang altéré par des excès de boissons spiritueuses ou fermentées, par un exercice excessif, par de mauvais alimens, etc., et qu'après deux ou trois saignées locales la fièvre persiste, il n'est pas prudent de réitérer les émissions sanguines ; il vaut mieux agir, pendant quelques jours, sur la masse sanguine par les délayans, en même temps qu'on combat localement, par les émolliens, la gastro-entérite, et qu'on tempère l'irritabilité générale par les adoucissans. Sous l'influence de cette méthode, la résolution peut s'opérer du huitième au onzième jour. Mais si à cette époque la gastro-entérite persiste, et que loin de tendre à la résolution, elle s'accroisse, il convient de conseiller une nouvelle application de huit à douze sangsues. Très-souvent cette émission sanguine tardive opère bien plus avantageusement que les premières, et décide tout-à-fait la résolution de la phlegmasie. La diminution de l'action stimulante du sang par les délayans, et de l'irritabilité des organes par les adoucissans, contribue beaucoup au succès de cette nouvelle saignée. Je suis porté à croire que lorsque le sang est trop stimulant, il est difficile de faire avorter la phlegmasie par les émissions sanguines réitérées ; parce que, quoiqu'on en diminue la quantité, on ne s'est pas donné le temps de changer sa qualité, et qu'il en reste toujours assez dans la circulation pour stimuler l'organe enflammé. C'est cette qualité âcre et stimulante du sang, qui est cause que dans beaucoup de cas de phlegmasies intenses, on ferait perdre au malade tout son sang, plutôt que d'éteindre la phlegmasie. Cette considération, qui me paraît bien fondée, doit engager les médecins physiologistes à ne pas voir toujours la possibilité de dompter, avec les saignées locales, les phlegmasies aiguës gastro-intestinales et autres.

Quoiqu'on ne puisse pas toujours obtenir d'emblée la résolution de la gastro-entérite par les saignées locales réitérées à l'épigastre, et que l'abus de ce moyen soit nuisible à la marche subséquente de la maladie, il ne faut pas craindre de faire une ou deux applications de sangsues dans la première période de la fièvre gastrique, afin de diminuer l'action inflammatoire, et de prévenir l'extension de la phlegmasie gastro-intestinale à d'autres appareils. Je vais rapporter une observation de fièvre gastrique à l'appui des préceptes qui précèdent.

M. Jo***, âgé de vingt-six ans, tempérament bilieux-sanguin, commis-voyageur, au retour d'un voyage dans le midi, éprouve, au mois de juin 1830, de la céphalalgie, du dégoût et de la lassitude, avec douleur dans les articulations. M. Jo*** se fait pratiquer une saignée au bras et prend deux bains de vapeur. Une amélioration passagère suit cette médication, et bientôt la gastro-entérite se prononce avec les symptômes suivans : Nausées et vomissemens ; douleur et chaleur à l'épigastre ; langue rouge sur les bords , blanche au milieu , et sèche ; soif , céphalalgie , douleur contusive dans les membres ; prostration des for-ces , petite toux , respiration difficile vers l'épigas-tre. Prescrip. : douze sangsues à l'épigastre, mou-tarde aux jambes , fomentations émollientes sur le ventre , lavemens de même nature , orangeade gommée ; diète complète. Une rémission notable succède à l'évacuation sanguine ; mais le lendemain la gastro-entérite reprend son activité , qu'une nouvelle application de douze sangsues ne calme que momentanément. Voyant la résistance de la phlegmasie , je tiens le malade aux délayans-adou-cissans sous toutes les formes. La fièvre persiste , sans accroissement sensible jusqu'au neuvième jour , où les symptômes gastriques prennent un peu d'intensité. Je prescris alors une troisième application de douze sangsues à l'épigastre , qui produit une forte émission sanguine , et qui dé-cide la résolution de la gastro-entérite. Convales--cence au onzième jour.

La révulsion des vésicatoires ne convient guère dans la fièvre gastrique ; tout-à-fait nuisible à son début, on ne peut en trouver l'application que lorsque la gastro-entérite a dépassé le troisième septénaire, que la peau a perdu de son action , et que l'on redoute l'altération de la poitrine ou de la tête.

Lorsque la gastro-entérite de la fièvre gastrique cède , on prescrit l'eau de poulet, et l'on ne permet des liquides plus nutritifs, que lorsque la convalescence est prononcée. Toutefois, si la fièvre persiste pendant plusieurs semaines, il ne faut pas attendre la résolution de la phlegmasie gastro-intestinale, pour prescrire l'eau de poulet; mais il ne faut pas permettre non plus des boissons plus nutritives.

Fièvre bilieuse. La phlegmasie gastro-intestinale qui s'étend sympathiquement à l'appareil biliaire, se prononce par les symptômes fébriles qui caractérisent la fièvre gastrique bilieuse. Cette espèce de gastro-entérite qui, comme je l'ai dit ailleurs, dépend de la liaison naturelle des fonctions du foie avec celles des voies digestives, et de la disposition plus grande à l'irritation de l'appareil biliaire, chez certains sujets, et sous l'influence de certaines causes, réclame à peu près les mêmes moyens thérapeutiques que la fièvre gastrique. En effet, en combattant la gastro-entérite on diminue son action sympathique sur le foie, et sa résolution fait disparaître tous les symptômes bilieux. Ainsi les saignées locales à l'épigastre, les cataplasmes, les fomentations et les lavemens émolliens, les boissons acidulées et l'abstinence de toute nourriture sont les moyens qui conviennent dans la fièvre bilieuse comme dans la fièvre gastrique. Toutefois dans la gastro-entéro-hépatite, il est utile, quand le sujet est bien constitué, de faire une plus forte déplétion sanguine à l'épigastre, parce que, dans cette affection, la saignée locale, pour être salutaire, a besoin d'étendre son action au foie, qui éprouve une congestion sanguine et un surcroît d'activité, résultat de sa participation à la souffrance gastro-intestinale. On est obligé quelquefois de réitérer la saignée locale si la force du sujet le permet, et d'étendre l'application des sangsues jusque sur la région du foie. Dans la fièvre bilieuse, on conseille préférablement les boissons acidulées, telles que la limonade, l'orangeade que les malades préfèrent ordinairement. Par cette méthode anti-phlogistique employée avec toute l'énergie que réclame le cas, la gastro-entéro-hépatite avorte à son début, ou se résout du cinquième au septième jour. La règle que j'ai indiquée pour la fièvre gastrique, relativement à la récidive des émissions sanguines, s'applique à la fièvre bilieuse.

Quand la gastro-entéro-hépatite est en voie de résolution, il faut prescrire le bouillon de veau aux herbes, la décoction de gramen frais, et même une petite dose d'huile douce de ricin dans du bouillon d'herbes, pour exciter les selles, débarrasser les voies digestives des matières fécales et de la bile, et pour favoriser la résolution complète de la fièvre, en révulsant l'irritation gastro-duodénale sur les gros intestins. A cette même époque on peut nitrer les boissons.

Les vésicatoires conviennent encore moins dans la fièvre bilieuse que dans la fièvre gastrique, parce que les sujets affectés de la gastro-entéro-hépatite, sont ordinairement très-irritables, et que chez eux l'excitation de la peau réagit fortement sur le centre épigastrique.

La fièvre gastrique et la fièvre bilieuse, lorsqu'elles ne cèdent pas à la première attaque anti-phlogistique, présentent ordinairement des exacerbations qui donnent à la gastro-entérite un caractère rémittent. Cet état ne réclame pas d'abord d'autres moyens que les anti-phlogistiques, à moins que les excerbations ne soient marquées par une excitabilité nerveuse extrême : alors il convient d'administrer au malade une petite dose d'opium dans un julep simple, pour calmer l'irritabilité organique.

Mais lorsque la maladie prolonge sa durée, que les redoublemens fébriles sont très-prononcés, que la rémission qui leur succède est très-sensible, et que, dans cette dernière, l'affection gastro-intestinale paraît s'évanouir, on peut tenter l'emploi d'une potion tonique à l'extrait de quinquina, au sulfate de quinine ou seulement au camphre. On doit préférer cette dernière substance, parce que son action sur la membrane muqueuse gastro-intestinale est moins stimulante que celle du quinquina. Si dans la rémission, la gastro-entérite se maintient à un degré trop élevé pour tenter la révulsion par l'estomac, il faut l'essayer sur l'intestin colon, au moyen du clystère. On doit moins craindre d'employer, par cette voie, le quinquina.

Cette excitation révulsive intérieure a pour but d'enrayer les mouvemens fébriles, et de faire disparaître l'irritation mobile de la gastro-entérite, en opposant une stimulation artificielle à ses redoublemens. Lorsque la médication stimulante ne conduit pas à ce but, et qu'au lieu de faire cesser les accès, elle les rapproche, ou imprime à la gastro-entérite une marche continue plus aiguë, c'est une preuve qu'elle est contraire, et qu'il faut la cesser entièrement. Dans ce cas, en continuant l'emploi des stimulans, on aggraverait beaucoup la fièvre. Il vaut mieux alors employer à l'intérieur la méthode purement adoucissante, et tenter la révulsion sur la peau par des cataplasmes chauds, légèrement sinapisés ou arrosés de vinaigre camphré, dont on entoure les pieds et les genoux, et qu'on remplace par du coton cardé et du taffetas gommé.

Fièvre ataxique. Si la gastro-entérite agit trop activement sur le cerveau, et que celui-ci, en vertu d'une prédisposition particulière ou de l'influence de modifications stimulantes directes, soit pourvu de beaucoup d'irritabilité, l'action nerveuse devient irrégulière, les facultés intellectuelles se troublent, les mouvemens organiques sont désordonnés, les accès fébriles deviennent terribles, et au milieu de cette agitation générale qui marque la souffrance des voies digestives, on doit craindre l'étouffement de la vie dans son principal foyer, par la désorganisation du cerveau.

Quels moyens l'art peut-il opposer à cet état morbide? Le médecin ne doit-il diriger son attention que vers l'affection cérébrale qui produit l'ataxie, sans s'occuper de la phlegmasie de la membrane muqueuse des voies digestives, d'où l'irritation du cerveau est partie; ou bien doit-il agir exclusivement contre la gastro-entérite, et n'attaquer les accidens cérébraux que par les sangsues à l'épigastre et les boisssons adoucissantes? L'une et l'autre conduites sont contraires. Dans la gastro-entérite ataxique, le cerveau joue un rôle très-actif, et presque toujours il s'affecte idiopathiquement. Néanmoins la phlegmasie gastro-intestinale ne cesse pas, et c'est au contraire sa liaison avec l'affection du cerveau qui fait la gravité de l'état morbide. En sorte que le médecin doit déployer, à la fois, ses ressources contre la souffrance de l'estomac et contre celle du cerveau. Ainsi, lorsque le sujet affecté de gastro-entérite éprouve en même temps de la céphalalgie, que sa tête est lourde, que le sommeil est agité, il faut débuter par une saignée de bras ou de pied, et par des sinapismes aux jambes, pour affaiblir d'abord la congestion sanguine-cérébrale, et attaquer immédiatement après la gastro-entérite par les saignées locales à l'épigastre et sur les autres régions abdominales, et par tous les moyens anti-phlogistiques indiqués. Par cette méthode, dirigée avec habileté et hardiesse, tout-à-fait au début de la fièvre, on peut faire avorter quelquefois la gastro-encéphalite; mais ordinairement l'excitabilité nerveuse, préparée aux troubles morbides par une stimulation antérieure, favorise le jeu des sympathies des différens foyers vitaux, préside aux mouvemens inflammatoires, et rend difficile la résolution des points de phlegmasie. Dans ce cas, après avoir combattu, aussi énergiquement que possible, la période inflammatoire de la gastro-entérite ataxique par les saignées locales à l'épigastre, précédées, comme je l'ai dit ci-dessus, de la saignée générale; par les sangsues appliquées aux tempes, derrière les oreilles ou sur les bords des narines; par les boissons acidulées, les lavemens, les sinapismes promenés sur les extrémités inférieures, le repos le plus complet du corps et de l'esprit, les fomentations émollientes à l'épigastre, et les applications à la tête de linges imbibés d'oxicrat froid, il faut se tenir en garde contre les accidens nerveux, c'est-à-dire contre les troubles de l'action cérébrale. Mais quels moyens faut-il opposer à cette période nerveuse de la fièvre ataxique? Doit-on aussitôt qu'on voit apparaître ou s'accroître l'appareil formidable de symptômes nerveux, tels que le délire, les contractions spasmodiques des muscles, les soubresauts des tendons, etc., recourir au camphre, au musc, au castoréum, au quinquina, lors même que la langue reste sèche et rouge, que la sensibilité de l'épigastre et du ventre est vive et accrue par le toucher ? Non, on ne doit pas employer les stimulans dans ce cas , parce que l'affection cérébrale qui produit ces accidens, est étroitement liée à la phlegmasie gastro-intestinale , et qu'en exaspérant cette dernière , on accroît la gravité de la fièvre. Alors il est convenable de persévérer dans l'emploi des boissons mucilagineuses et acidulées , des fomentations émollientes , des lavemens huileux , et d'attaquer l'affection cérébrale ataxique par les vésicatoires camphrés aux jambes , et par les cataplasmes chauds simples ou un peu animés avec le vinaigre camphré, appliqués autour des articulations des genoux et des pieds , en même temps qu'on fomente à froid la tête avec de l'oxicrat ou de la glace. On soutient cette médication adoucissante à l'intérieur , et révulsive à l'extérieur , jusqu'à ce que se présente le moment d'établir, sans danger , la révulsion à l'intérieur. Cette thérapeutique est difficile , et réclame du médecin la plus grande attention.

Lorsque les exacerbations de la fièvre ataxique se dessinent sous la forme d'accès décidés ; que dans la rémission qui les sépare , les accidens nerveux s'apaisent très-visiblement ; que le malade , qui était auparavant dans le délire, reprend sa connaissance ; que la langue est moins sèche ; que la soif est presque nulle, et qu'une légère moiteur succède à l'accès , il faut essayer la révulsion intérieure par les premières voies ou par la voie des lavemens. Il me paraît toujours plus convenable d'administrer le quin-

quina et le camphre en lavemens. L'action de ces
médicamens sur l'estomac est bien moins sûre.
En effet, l'irritation de ce viscère diminue visiblement dans la rémission ; mais la phlegmasie
gastro-intestinale qui fait la base de la maladie,
n'existe-t-elle plus ou est-elle devenue insensible
à l'action des stimulans ? L'observation ne nous démontre que trop souvent que la phlegmasie gastro-
intestinale, que l'on croyait éteinte ou que l'on
ne prenait plus en considération, à cette époque
de la maladie, se ranime fortement sous l'action
stimulante du quinquina et du camphre, administrés en potion, dans la rémission, et que si par
l'exaspération de la gastro-entérite, on affaiblit ou
suspend les accès, on ne fait que modifier la forme
de la maladie sans en diminuer la gravité.

Toutefois, tout en rejetant la stimulation de la
gastro-entérite pour combattre les redoublemens
fébriles de la fièvre ataxique, je reconnais que,
par cette méthode, en concentrant les mouvemens
morbides dans le foyer primitif de la fièvre, on
peut conjurer les accidens cérébraux. Mais a-t-on
moins à craindre de l'exaspération de la gastro-
entérite, à cette époque de la maladie où les ressources anti-phlogistiques sont si faibles ? Est-ce
bien un avantage de soustraire le malade aux effets
pour le faire succomber à la cause ? Ainsi dans la
rémission de la fièvre ataxique, lorsqu'on reconnaît que la gastro-entérite n'est pas suffisamment
éteinte, et que la stimulation de l'estomac peut de-

venir dangereuse, il est bien plus convenable d'administrer en lavemens le quinquina et le camphre, pour enrayer l'ataxie. Encore il faut, pour le succès de cette révulsion, qu'il n'y ait pas de colique ni de diarrhée. En sorte que la révulsion ne doit pas être tentée à l'intérieur, dans la fièvre ataxique, lorsque la surface muqueuse des voies digestives est fortement irritée ou enflammée depuis l'estomac jusqu'au colon. Alors, on n'a que la peau sur laquelle on puisse agir : on emploie en frictions, sur la partie interne des cuisses ou des bras, le sulfate de quinine dissous dans du vinaigre ou dans du jus de citron. Quand le colon est irrité, et que la violence des accès et la souffrance de l'estomac engagent à tenter la révulsion sur cet intestin, il faut mitiger l'action stimulante du quinquina, en l'associant à la décoction de guimauve et de têtes de pavots. Cette médication, secondée par les frictions de sulfate de quinine, les cataplasmes chauds sur les extrémités inférieures, les applications émollientes sur le ventre, et les fomentations froides sur le front, peut changer la marche insidieuse de la fièvre gastro-encéphalique, et rendre plus heureuse l'issue de la maladie.

Quand la gastro-encéphalite présente dans sa première période des paroxismes violens, et qu'après les saignées convenables à l'épigastre et à la tête, l'affection encéphalique, dans les accès, l'emporte sur la gastro-entérite au point de compromettre gravement le cerveau, il ne faut pas craindre alors , dans la rémission , de produire subitement et aussi promptement que possible, une forte révulsion par l'extrait de quinquina ou le sulfate de quinine , afin de reporter vivement l'action vitale du cerveau sur le foyer inflammatoire de la gastro-entérite, et de prévenir , par cette modification de l'état morbide, les accès fébriles toujours très-dangereux. Il est vrai que pour sauver le cerveau on exaspère la gastro-entérite ; mais au commencement de la maladie, cette méthode n'a plus les mêmes inconvéniens que dans sa dernière période , parce que les ressources de la vie sont encore assez considérables pour permettre de nouvelles saignées à l'épigastre, et que l'irritabilité nerveuse n'est pas encore arrivée au point d'enchaîner étroitement, par les sympathies, tous les mouvemens morbides. Néanmoins il faut que l'excitation révulsive de l'estomac soit passagère, et la cesser aussitôt qu'on a détourné l'orage inflammatoire de dessus la tête. En agissant différemment , c'est-à-dire , en continuant trop long-temps la stimulation de l'estomac, on ne tarde pas à faire naître de nouveaux accidens cérébraux par la réflexion sympathique sur le cerveau , de la phlegmasie gastro-intestinale violemment exaspérée. Ce point de pratique sera toujours difficile pour le médecin physiologiste , qui doit toujours, autant que possible , mesurer l'action de ses moyens thérapeutiques sur la sensibilité des organes , et ne tenter une médication quelconque qu'avec des probabilités de succès. Le traitement de la fièvre ataxique paraît bien moins difficile au médecin qui ne voit que des mouvemens nerveux à combattre, et dont toute l'attention est absorbée par le choix des préparations pharmaceutiques anti-spasmodiques, plus ou moins stimulantes, qu'il croit indispensables à la guérison de la maladie. Si ses efforts sont moins souvent couronnés de succès que ceux du médecin physiologiste, ils lui sont bien moins pénibles.

Les bains entiers ne conviennent pas dans la fièvre gastro-encéphalique, parce que sous l'action relâchante de l'eau tiède, la vie diminue à la peau, pour s'accumuler dans les organes intérieurs, surtout dans le cerveau. Les douches froides ou de vapeurs chaudes pourraient peut-être mieux convenir, en excitant une violente réaction à l'extérieur. Mais comme dans cet état, les réactions trop fortes ajoutent aux troubles morbides, il me paraît prudent de s'en abstenir. J'ai employé le demi-bain chaud, dans lequel je maintiens le malade environ une heure : Je lui fais fomenter en même temps la tête avec de l'oxicrat à la température de l'air ambiant, et que je fais remplacer au bout d'un quart d'heure par de la glace. Au sortir du bain on enveloppe les extrémités inférieures de coton cardé et de taffetas gommé, et l'on remplace la glace par l'oxicrat. Cette médication opère très-avantageusement, par son action à la fois révulsive sur la moitié inférieure du corps, et répulsive sur la tête.

Quand, dans la fièvre gastro-encéphalique, l'assoupissement succède à l'agitation, on doit craindre la terminaison, par épanchement, de l'irritation ou de l'inflammation cérébrale. Cette terminaison n'a guère lieu qu'à la fin de la période aiguë, lorsque la maladie tend à la chronicité, ou plutôt quand le sujet est faible et épuisé antérieurement. Quoi qu'il en soit, lorsque la fièvre persiste, sous une forme moins intense, il faut prévenir cette terminaison par les vésicatoires à la nuque, derrière les oreilles, aux tempes, et en même temps aux jambes. Dès que l'assoupissement et le calme ou le délire sourd font craindre l'épanchement, et que les voies digestives ne sont pas trop enflammées, on doit chercher à suspendre cette terminaison funeste, en excitant une forte révulsion sur le tube intestinal au moyen du calomélas administré à haute dose, environ huit à quinze grains, selon l'âge du sujet, à l'effet d'obtenir une action prompte sur la partie inférieure du tube intestinal où se concentre l'action du calomélas. Malgré l'utilité de ce sel dans cette circonstance, il ne faut pas oublier qu'on le fait passer sur des surfaces malades, ce qui doit engager à en suspendre l'administration aussitôt que son action révulsive a été opérée, pour ne pas exaspérer trop vivement la gastro-entérite.

Si le moral du malade affecté de fièvre ataxique, n'est pas troublé par le délire, le médecin doit agir sur lui par tous les moyens moraux possibles, propres à le rassurer sur le danger de la maladie, ou à chasser des inquiétudes étrangères à l'état maladif : on comprend combien il est important que le cerveau qui est si fortement menacé par la fièvre, ne contienne pas des élémens de trouble. Il faut aussi éloigner des sens de la vue, de l'ouïe et même de l'odorat, tout ce qui pourrait les exciter trop vivement. Ainsi on doit soustraire, autant que possible, le malade aux détonnations, à la lumière et aux odeurs, pour épargner à la sensibilité du cerveau la stimulation des perceptions. Les contractions spasmodiques sont quelquefois tellement fortés dans la gastro-encéphalite, que le malade conserve dans les muscles une irritabilité extrême avec tremblement. On agit localement sur cette irritation, avec les frictions d'huile d'olives ou d'amandes douces ; et lorsque le cerveau n'est pas engorgé, on peut couper ces huiles avec celle de morphine : plus tard quelques bains tièdes conviennent pour calmer l'irritabilité générale de l'organisme. Il arrive souvent qu'après la résolution de la gastro-encéphalite, le malade éprouve de l'insomnie, que son sommeil est agité par des rêves qui lui représentent des précipices et qui lui occasionnent des sursauts. Il faut opposer à cet état, qui est sans doute déterminé par l'excès d'excitabilité du cerveau, suite de sa souffrance, quelques légers calmans, tels, par exemple, qu'une potion composée des eaux distillées de tilleul et de laitue, avec quelques gouttes d'éther, et trois à quatre gros de sirop diacode. L'émulsion d'amandes douces est aussi un bon calmant. On prévient la rechute en soumettant le malade à un régime extrêmement doux, en lui tenant le ventre libre au moyen de lavemens huileux, et en lui épargnant, autant que possible, toute émotion.

Causus. Lorsque la gastro-entérite se déclare chez un sujet vigoureux, sanguin, sous l'influence de la chaleur atmosphérique, et par l'action d'une cause déterminante violente, les symptômes de la fièvre inflammatoire, de la fièvre gastrique et de la fièvre bilieuse, se réunissent pour former un état morbide que quelques auteurs ont désigné sous le nom de *causus*, et qui n'est qu'une gastro-entéro-hépatite très-intense et très-inflammatoire. Cette phlegmasie doit être attaquée avec énergie par les saignées à l'épigastre, les fomentations émollientes, les lavemens de même nature, les boissons acidulées, et la diète la plus sévère. Toute révulsion est nuisible dans cette gastro-entérite.

Choléra-morbus sporadique. Le choléra-morbus diffère peu du causus et de la fièvre gastrique-bilieuse ; ce qui fait le caractère particulier de cette maladie, c'est la violente période d'irritation qui précède la phlegmasie, et dans laquelle l'excitabilité des organes digestifs et biliaires est extrême. Les saignées locales à l'épigastre et les anti-phlogistiques, sous toutes les formes, conviennent dans le choléra-sporadique comme dans la phlegmasie gastro-intestinale du causus et des fièvres gastriques-bilieuses. Mais si l'on peut traiter le malade dans la période d'irritation , il faut commencer par le laudanum , les boissons froides , même à la glace, à petites doses , les fomentations émollientes acidulées sur le ventre, d'abord légèrement tièdes , puis successivement très-froides , et les révulsifs chauds et un peu rubéfians sur les extrémités inférieures , pour calmer la douleur épigastrique, les vomissemens, et modérer le flux. Si , malgré la réaction salutaire de la révulsion , la phlegmasie gastro-intestinale se déclare , on la combat par les saignées locales et les émolliens ordinaires. La saignée générale convient dans la période d'irritation ou de concentration , lorsque le sujet est jeune et pléthorique , et que la congestion sanguine intérieure est forte. Cette thérapeutique, confirmée par l'expérience de plusieurs médecins , est assise sur un grand nombre d'observations de ma pratique, parmi lesquelles je choisis un exemple :

Pierre Landu, maçon, âgé de ving-neuf ans, tempérament lymphatique-nerveux, adonné aux excès, après quelques jours de malaise, de dégoût et d'une petite diarrhée, est surpris, le dix mars 1831, dans son travail, d'un refroidissement général de la peau avec douleur vive à l'estomac et vomissement abondant. Le même jour , je vois le malade que je trouve dans l'état suivant : épigastralgie violente, coliques , borborigmes avec vomissement de matières liquides, blanchâtres, et par fois bilieuses ; déjections, par le bas, de même nature , mais un peu sanguinolentes ; ventre souple, mou, et sans douleur à la pression de la main ; chaleur des tégumens de l'épigastre et des autres régions du ventre, plus au-dessous qu'au-dessus de l'état normal ; froid des extrémités inférieures et des mains, crampes douloureuses dans les jambes, agitation générale et quelquefois convulsive ; chaleur ardente à l'intérieur, soif très-vive , désir des boissons froides ; langue large , blanche , sèche à sa base ; pouls petit, concentré, presque insensible ; face grippée , yeux enfoncés , tête moins douloureuse que lourde. Prescrip. : une cuillerée à bouche, toutes les demi-heures , d'une potion composée de quatre onces d'eau distillée , vingt gouttes de laudanum liquide de Sydenham, et d'une once de sirop de gomme ; limonade aussi froide que possible par petites gorgées ; fomentations sur le ventre avec une décoction de mauve et de têtes de pavôts, d'abord légèrement tiède , puis successivement et très-vîte aussi froide que possible et coupée avec du vinaigre rouge ; en même temps, fomentations aussi chaudes que le malade peut les endurer, sur les extrémités inférieures, depuis les pieds jusqu'aux genoux, et sur les poignets et les avantbras, avec des pièces de flanelle imbibées de vinaigre sinapisé.

Le lendemain, deuxième jour de la maladie, plus de vomissemens et de selles : chaleur de la peau, pouls élevé et accéléré, ventre douloureux à la pression, langue colorée, soif, céphalalgie. Prescrip. : douze sangsues sur le ventre, fomentations émollientes tièdes sur les piqûres, lavement à l'eau de mauve, infusion de fleurs de mauve acidulée avec l'orange et édulcorée avec le sirop de gomme ; abstinence complète de toute nourriture.

Troisième jour, mieux, mêmes moyens, excepté les sangsues ; plus, eau de poulet.

Cinquième jour, convalescence.

J'ai remarqué que le choléra-morbus sporadique affecte spécialement les sujets énervés, c'est-à-dire affaiblis et irritables, qui ont l'action vitale très-mobile. Nous verrons plus loin le choléra-épidémique s'attacher préférablement aux mêmes sujets, et réclamer à peu près la même base thérapeutique. Ce rapprochement sert à confirmer l'enchaînement de tous les mouvemens organiques dans l'état physiologique comme dans l'état pathologique, et à démontrer que la diversité des phénomènes vitaux dans les maladies, ne provient que des différentes modifications qu'imprime à l'organisme l'influence des causes prédisposantes et déterminantes.

Fièvre muqueuse. Chez certains sujets, à certaines époques de l'année et dans certaines localités, la gastro-entérite se prononce non-seulement avec les symptômes qui lui sont propres, mais encore avec une foule d'autres qui dénotent l'irritation sympathique ou idiopathique des muqueuses des fosses nasales, de la bouche, des bronches et souvent des voies urinaires. Cette souffrance générale du système muqueux, sous l'influence de la gastro-entérite, caractérise la fièvre muqueuse des auteurs. Le traitement de la gastro-entérite de cette fièvre réclame les mêmes moyens anti-phlogistiques que les autres espèces, mais il faut s'occuper de bonne heure à exciter une révulsion sur la peau, pour déplacer et user l'irritation fixée sur les différens points des surfaces muqueuses. On arrive à ce but, en faisant succéder aux saignées locales à l'épigastre, qu'on mesure selon la force du sujet, les sinapismes qu'on promène sur les différentes régions du corps de manière à produire seulement une légère rubéfaction. On donne des boissons mucilagineuses chaudes pour exciter la diaphorèse, et l'on maintient celle-ci par le coton cardé et le taffetas gommé dont on entoure les extrémités inférieures. On fait les fomentations aussi chaudes que possible, et l'on tient le malade à une température sèche et chaude.

Lorsque cette médication, soutenue par une diète sévère, est déployée avec force et méthode, au début de la maladie, la gastro-entérite de la fièvre muqueuse peut s'évanouir avec l'irritation sympathique des différentes muqueuses, et la résolution s'opérer entièrement dans les premiers jours; mais quand la fièvre résiste, la phlegmasie des voies digestives s'étend jusqu'aux gros intestins, se lie étroitement à l'aide des sympathies, avec l'irritation des autres membranes muqueuses, et par cette communication de souffrance, prolonge sa durée indéfiniment, assez souvent jusqu'au septième ou huitième septénaire : la gastro-entérite perd de son intensité, ses symptômes se confondent avec ceux de la souffrance d'autres appareils, les mouvemens nerveux deviennent irréguliers, et le cerveau souvent se trouble au milieu de cet état morbide plus accablant que douloureux. C'est en vain que l'on tenterait alors de faire cesser la fièvre par des applications réitérées de sangsues à l'épigastre, parce que l'inflammation de la membrane muqueuse des voies digestives alimente et est alimentée par l'irritation ou l'inflammation des autres membranes, et qu'il faudrait attaquer à la fois tout le système muqueux par les saignées locales, et paralyser l'action nerveuse qui lie la souffrance de ses différens points. Dans cet état de choses, il ne reste que la méthode révulsive extérieure et les adoucissans à l'intérieur. La maladie en se prolongeant perd de son acuité et devient à peu près chronique. La langue est humide, généralement blanche, et seulement parsemée à sa pointe de points d'un rouge peu vif; il y a peu ou point de soif. C'est alors qu'il convient de soutenir les forces du malade par l'eau et le bouillon de poulet, pour qu'il puisse supporter la longue période de la fièvre. C'est à cette même époque, qu'il faut faire appliquer les vésicatoires alternativement à un bras et à une jambe, pour croiser les effets de la révulsion.

Il est également bien important de soutenir la transpiration des extrémités inférieures par le coton cardé et le taffetas gommé. Je considère l'effet révulsif de ce dernier moyen, comme très-avantageux pour user l'irritation des membranes muqueuses, et prévenir ou tempérer les accidens cérébraux, en forçant l'action vitale à se diriger vers les jambes.

La toux qui accompagne souvent la fièvre muqueuse, et qui reçoit l'influence des adoucissans dirigés contre la gastro-entérite, ne devient le sujet d'une médication particulière, que lorsque l'irritation des bronches à laquelle elle est liée, s'accroît au point de gêner le libre passage de l'air dans les poumons, soit par le gonflement de la membrane muqueuse des voies respiratoires qu'elle produit, soit aussi par l'accumulation des mucosités dont elle augmente la sécrétion. Dans ce cas, un vésicatoire volant appliqué sur le devant de la poitrine, est bien préférable, pour combattre cette complication pulmonaire, à tous les expectorans qu'on ne conseille que trop souvent.

Le foyer artificiel de phlegmasie établi à la peau par le vésicant, appelle à lui l'action vitale des organes environnans, et conséquemment soulage ceux qui sont surchargés par l'irritation ou la phlegmasie. J'ai employé souvent ce moyen, et je n'ai eu qu'à m'en louer; mais il faut bien prendre garde de ne pas le mettre en usage trop tôt, c'est-à-dire lorsque la fièvre est encore dans sa période aiguë, parce que les effets de la vive stimulation retentiraient sympathiquement dans le foyer gastrique. Dans ce cas, si les voies respiratoires sont embarrassées par l'irritation de leur membrane, il faut la combattre par les cataplasmes d'amidon cuit à l'eau de mauve, appliqués à nu, aussi légers que possible, sur le devant de la poitrine, et qu'on recouvre de coton cardé pour maintenir leur chaleur. On applique en même temps un vésicatoire à un bras ou à tous les deux, selon l'urgence de l'indication.

Les expectorans tels que le kermès-minéral et l'ipécacuanha sont nuisibles, parce qu'en diminuant l'irritation pulmonaire, et en favorisant l'expectoration par les soulèvemens d'estomac, ils accroissent l'intensité de la gastro-entérite, foyer principal de la maladie. Agir ainsi, c'est diminuer le mal d'un organe important pour le doubler dans un autre organe aussi important, au moins eu égard à son état maladif. On trouverait sans doute la justification de l'emploi de cette espèce de révulsion, si l'on ne possédait pas celle de la peau. Les béchiques, tels que les sirops de violette, de capillaire, de bourrache, de mou-de-veau simple, sont les meilleurs expectorans dans la fièvre muqueuse.

La présence des aphtes dans la fièvre muqueuse ne réclame pas de médication particulière ; seulement, si l'état de la poitrine le permet, il faut faire boire au malade préférablement de l'oxycrat édulcoré avec le miel ou le sucre, parce qu'il est reconnu que la propriété astringente du vinaigre favorise la résolution des aphtes. Mais il ne faut pas interrompre entièrement l'usage des mucilagineux.

La fièvre muqueuse arrivée au troisième septénaire, présente des exacerbations rémittentes qui préparent l'organisme à recevoir les effets de la révulsion intérieure. Quand la maladie est avancée, que les accès se dessinent bien, et que, dans la rémission, l'estomac paraît peu irrité, j'emploie avec succès, à l'intérieur, 2 ou 3 grains de camphre dissous et étendu dans une potion simple. Cette révulsion exercée à temps enraye très-bien la marche de la fièvre, et en accélère la résolution. Mais il faut bien se garder d'en prolonger l'usage malgré ses bons effets, et encore bien moins lorsqu'elle exaspère évidemment la gastro-entérite. Il ne faudrait pas tenter du tout cette révulsion, si l'estomac conservait trop de susceptibilité dans la rémission, parce que l'accroissement rapide des accidens inflammatoires en serait la suite inévitable. Il faut donc que la phlegmasie de la membrane muqueuse de l'estomac soit en voie de résolution, et qu'elle soit passée au degré d'irritation, pour qu'elle supporte sans danger les effets de la stimulation révulsive. Différemment on fait agir les révulsifs sur le gros intestin par la voie des lavemens. On administre à cet effet la décoction de quinquina un peu camphrée. La stimulation de l'estomac et du colon dans le traitement de la fièvre muqueuse, réclame, je le repète, la plus grande attention du médecin. Elle ne peut être avantageuse que dans le cas indiqué ci-dessus, et ne doit jamais être tentée que pour suspendre la marche rémittente de la fièvre, et arrêter l'influence funeste des paroxismes sur le cerveau. Lorsque l'état des voies digestives s'oppose à l'administration des révulsifs à l'intérieur, et même par les lavemens, il faut alors agir sur la peau. La révulsion cutanée dans la fièvre muqueuse ne peut être nuisible que dans la période aiguë, lorsque l'irritabilité des tégumens est trop grande, et que l'action des stimulans réagit à l'intérieur; autrement elle est avantageuse. On stimule la peau avec les vésicatoires, les cataplasmes chauds, arrosés de vinaigre sinapisé et camphré, et avec les frictions. On favorise le départ de l'action vitale à l'extérieur, en administrant quelques tasses d'infusion de fleurs béchiques qui contiennent du coquelicot. Si les efforts critiques de la nature tendent à s'opérer sur les reins, on facilite la sécrétion des urines par les émulsions un peu nitrées.

Quand une complication cérébrale grave se présente dans le cours de la gastro-entérite de la fièvre muqueuse, il faut se hâter d'agir sur le gros intestin, si toutefois il n'est pas trop irrité, et très-fortement sur les extrémités inférieures avec les sinapismes, les vésicans et les cataplasmes chauds, pendant qu'on applique les réfrigérans, et même la glace sur la tête. Chez les enfans, chez les vieillards et chez les adultes débiles, l'affection cérébrale est toujours très-grave dans la fièvre muqueuse, parce qu'elle tend à produire l'épanchement. Il arrive fréquemment chez les enfans pourvûs de beaucoup d'action cérébrale, conséquemment très-irritables, que le cerveau se prend au début de la gastro-entérite ; et quelquefois la disparition subite de celle-ci, par une saignée locale à l'épigastre, est suivie d'une congestion à la tête avec tous les symptômes de l'hydrocéphale aiguë. Il faut se tenir en garde contre ces accidens, et les prévenir, autant que possible, en appliquant à la fois des sangsues à l'épigastre et à la tête, pour peu qu'elle soit douloureuse, et des sinapismes sur les extrémités inférieures. Quand l'affection cérébrale succède à une forte saignée locale, qui a fait disparaître la gastro-entérite, et que l'épanchement paraît imminent, il ne faut pas hésiter un instant alors à agir fortement sur le tube digestif, par 10 à 12 grains de calomélas. A l'aide de cette violente et prompte révulsion intérieure, soutenue par les sinapismes et les vésicatoires aux jambes, on peut sauver la tête. Ordinairement le calomélas fait revivre la gastro-entérite, que l'on éteint de nouveau par les adoucissans et les saignées locales, si le cas l'exige. Cette même méthode peut être employée avec succès chez les adultes : maintes fois, en agissant ainsi, j'ai suspendu des épanchemens cérébraux. J'ai rapporté deux observations de ce genre à la suite de l'histoire de la fièvre muqueuse.

Fièvre catarrhale. La gastro-entérite qui se déclare sous l'influence d'une constitution atmosphérique, alternativement froide-humide et chaude-humide, se complique de la phlegmasie des organes pulmonaires, et se présente avec des symptômes variés dont on a fait la fièvre catarrhale. Nous avons eu au mois de janvier dernier, à Lyon et dans sa banlieue, une epidémie de cette fièvre qui a été très-meurtrière, peut-être parce qu'on a ignoré la gastro-entérite dans la plupart des cas, et qu'en n'agissant que contre l'affection pulmonaire, souvent par des stimulans de l'estomac, on a exaspéré la fièvre et fait naître tous les accidens qui accompagnent la phlegmasie gastro-intestinale. D'après l'histoire que j'ai donnée de cette fièvre, appuyée sur un grand nombre d'observations, le traitement rationnel consiste à attaquer d'abord par la moutarde, la saignée du bras, les sangsues sur le thorax, et par les vésicatoires volans, la pleurodynie, la pleuropneumonie et la bronchite qui, par la violence de leurs symptômes, dominent et masquent la gastro-entérite au début de la fièvre. Il faut ensuite agir contre la souffrance des voies digestives par les adoucissans, et quelquefois par les saignées locales à l'épigastre. Ce dernier moyen a été indispensable chez quelques sujets, sans doute très-disposés à l'affection gastrique; mais chez la plupart, la gastro-entérite était assez mo-

dérée pour n'exiger que les boissons mucilagineuses, les fomentations ou les cataplasmes émolliens,
les lavemens et une diète très-sévère. J'ai remarqué souvent des exacerbations déterminées par une
boisson un peu trop stimulante ou par les alimens.
Les vésicatoires aux bras sont très-avantageux dans
cette fièvre pour favoriser la résolution de l'irritation pulmonaire. Après quelques jours de régime
adoucissant, j'ai excité avec avantage la révulsion
sur les intestins avec la manne en larmes dans l'infusion de violette ou dans le petit lait. Chez quelques sujets, j'ai eu à combattre quelques exacerbations avec délire et assoupissement, et j'ai employé avec succès, dans la rémission, un julep
pectoral avec quelques gros de sirop de quinquina.
Vers la fin de la fièvre catarrhale, le lichen d'Islande a été utile aux vieillards. Cependant j'ai été
obligé d'en suspendre quelquefois l'usage, parce
qu'il excitait un peu de fièvre en stimulant trop la
surface de l'estomac. Le salep uni au sucre candi,
dissous dans de l'eau ou dans du bouillon de poulet, a été très-utile à mes malades près de la convalescence. Le vin, le bouillon de bœuf et tous les
sirop pectoraux composés leur étaient évidemment
nuisibles. J'ai noté plusieurs rechutes chez les vieillards, déterminées par l'usage prématuré du vin et
du bouillon que la débilité de leur âge et les instances
réitérées m'avaient engagé à leur permettre. La convalescence s'est soutenue sans rechute en observant un régime de lait coupé ou pur, de potages

au beurre ou au lait, d'œufs, de viandes blanches, bouillies ou rôties, et en se privant de vin durant plusieurs jours.

Par cette méthode, les sujets affectés de fièvre catarrhale que j'ai traités dans l'épidémie du mois de janvier dernier, se sont rétablis parfaitement, excepté quelques-uns, en très-petit nombre, qui ont succombé, presqu'au début de la fièvre, à l'exaspération de maladies chroniques dont ils étaient porteurs, ou à l'apoplexie foudroyante ; aucun des convalescens n'a conservé d'affection chronique du poumon ou de l'estomac.

Apoplexie gastrique. Lorsque le cerveau est dans un état d'excitation habituelle, il peut être frappé d'apoplexie par la gastrite. L'embarras de l'estomac, son irritation ou sa phlegmasie produisent cet effet, en réfléchissant l'action vitale sur l'encéphale, à l'aide des sympathies gastro-cérébrales, et en faisant affluer le sang vers ce viscère déjà engorgé ou disposé à l'engorgement. Cette espèce d'apoplexie étant beaucoup moins souvent complète, que celle qui est déterminée par la concentration brusque et violente de l'action vitale et du sang sur le cerveau, en vertu d'une irritation idiopathique de ce viscère, est plus susceptible de guérison.

La médication essentielle, dans ce cas, consiste à pratiquer une saignée générale, et à faire, immédiatement après, une forte application de sangsues à l'épigastre, pour anéantir, aussi promptement que possible, l'irritation ou la phlegmasie gastrique qui a produit la congestion cérébrale. Les pédiluves sinapisés, les réfrigérans sur la tête, le calme du corps et de l'esprit et un régime extrêmement sévère, sont indispensables pour assurer la guérison.

Gastrite ou gastro-entérite intermittente. La gastro-entérite qui présente souvent le caractère rémittent dans ses dernières périodes, devient quelquefois intermittente. Nous avons vu dans l'histoire de cette gastro-entérite, qu'elle prend ce caractère aux époques de l'année où règnent les fièvres intermittentes, et qu'elle le présente toujours avec des symptômes cérébraux pernicieux. Ordinairement la gastrite ne devient intermittente qu'après un état de continuité de quelques jours, et très-souvent après des émissions sanguines à l'épigastre, qui ont fait disparaître brusquement la phlegmasie.

Le traitement qui convient à cette gastrite, est de tempérer les accès par les saignées locales à l'épigastre, et par les révulsifs chauds sur les extrémités inférieures, et d'en prévenir le retour par le sulfate de quinine, que l'on fait prendre dans l'apirexie, à la dose de huit à douze grains, suivant l'âge et la force du sujet, en pilules d'un grain, ou incorporé dans quatre onces de sirop, que l'on donne par cuillerées, de deux heures en deux heures. A l'aide de ces moyens, la gastro-entérite disparaît. Mais pour prévenir les rechutes, il faut prescrire au malade un régime d'alimens légers, suffisamment nutritifs, et lui recommander expressément de ne pas s'exposer aux vapeurs humides et miasmatiques des soirées d'été ou d'automne, époques de l'année où l'on observe les affections intermittentes.

RÉSUMÉ DU TRAITEMENT DES DIFFÉRENTES FORMES DE GASTRO-ENTÉRITE.

Après avoir étudié attentivement la gastro-entérite dans sa période d'irritation, dans son invasion, dans sa marche, dans ses complications et dans ses différentes terminaisons, et en considérant les moyens thérapeutiques que l'expérience a fait reconnaître les plus avantageux, d'après les causes de cette maladie, l'âge, le sexe, le tempérament de l'individu, sa constitution particulière, et d'après l'influence atmosphérique, on est porté à conclure que le traitement de la gastro-entérite aiguë ne peut être uniforme; et que, quoiqu'on ait toujours affaire, dans la foule de formes et de variétés de cette affection, à l'irritation ou à l'inflammation de la membrane muqueuse de l'estomac et d'une plus ou moins grande étendue de celle du tube intestinal, les saignées locales à l'épigastre et sur les autres régions abdominales, les mucilagineux et émolliens à l'intérieur et à l'extérieur, et la diète, quoique formant la base du traitement de la phlegmasie gastro-intestinale, ne suffisent pas dans tous les cas; et de l'oubli d'autres moyens qui doivent leur être ajoutés, ou de la persévérance trop opiniâtre dans l'emploi des saignées

locales, peuvent dépendre des accidens très-graves
et souvent irrémédiables. Les principes de la médecine physiologique sont si simples, si faciles à
saisir, et d'une application en apparence si commode,
que les jeunes médecins qui sortent de l'école du
célèbre professeur Broussais débutent, dans la pratique, avec une confiance tellement grande dans
les sangsues à l'épigastre, les boissons douces et
la diète, qu'ils s'imaginent que toutes les gastro-
entérites qui se présentent à leur observation,
poursuivies vigoureusement avec ces moyens, doivent céder ; quelques beaux succès de guérison de
gastro-entérites très-franches et très-inflamma-
toires, récompensent leur ardeur anti-phlogistique;
mais que de cas de gastro-entérites dont l'issue fâcheuse par l'emploi inconsidéré des saignées locales
et par l'oubli des révulsifs, viennent paralyser
cette ardeur! que de jeunes médecins d'abord
très-enthousiastes des principes de la médecine
physiologique, en sont devenus presque les adver-
saires, après quelques revers survenus dans leur
pratique, par l'application trop rigoureuse des
anti-phlogistiques actifs. La médecine physiologique, il faut le dire très-franchement, parce que
c'est une vérité, serait bien plus généralement répandue et couronnée de succès, si les jeunes médecins qui se sont nourris de ses préceptes, pouvaient toujours en faire l'application avec le génie
du maître. Disciple de Broussais, je serai reconnaissant toute ma vie des principes que j'ai puisés

à son école ; mais j'avoue, sans chercher à porter la moindre atteinte à sa gloire, qu'ils ne m'ont pas toujours suffi dans l'exercice, sans doute parce qu'il me manquait son savoir et son tact qui ne se communiquent pas aux élèves. Quoi qu'il en soit, après avoir considéré d'abord la médecine physiologique comme très-facile dans son application, j'ai bientôt aperçu les difficultés, et, pour les vaincre, l'observation attentive de tous les faits possibles de pathologie a occupé constamment mon esprit depuis plusieurs années ; et sans abandonner mes guides, j'ai soumis au creuset de l'expérience tous les préceptes de cette médecine. C'est alors que j'ai compris que la médecine physiologique, dont la théorie paraît si simple, est extrêmement difficile dans son application. En effet, ce n'est pas sans peine que le médecin reconnaît moins, sans doute, l'existence de l'irritation ou de la phlegmasie de la membrane muqueuse gastro-intestinale, que le degré de son intensité et l'action vitale qu'elle réfléchit ou qu'elle reçoit sympathiquement. Quel tact ne lui faut-il pas pour préciser les indications ? l'emploi des premières saignées ne l'embarrasse guère ; mais si la phlegmasie persiste, c'est alors qu'il lui est plus difficile d'apprécier l'utilité d'une nouvelle saignée et l'importance des révulsions. Des difficultés se présentent toujours plus ou moins dans l'application de la médecine physiologique à tous les autres cas de pathologie. L'emploi des ressources de la médecine ne paraît difficile au médecin physiologiste, que parce qu'il en connaît la valeur et la portée, et qu'il fixe surtout son attention sur l'action de ses agens thérapeutiques sur les organes avec lesquels il les met en rapport, et qu'il ne perd jamais de vue leurs effets immédiats, pour ne voir que les résultats éloignés de leur action.

La doctrine physiologique, pour soutenir dignement ses avantages sur les autres doctrines, pour faire des progrès utiles à la science et à l'humanité, et pour concilier les diverses opinions médicales, a besoin d'étendre sa base sur les principes de la révulsion, c'est-à-dire sur l'étude de la sensibilité des différentes parties de l'organisme malade, afin de trouver celles qui sont le moins irritées, dans l'état naturel ou dans l'atonie, et qu'on peut stimuler sans danger, pour détourner l'action vitale et les fluides trop concentrés dans d'autres points. En élargissant ainsi la base de la médecine physiologique, on peut trouver l'application de la plupart des médicamens stimulans employés par les médecins de tous les temps, et en obtenir des effets plus avantageux et plus sûrs; parce que le médecin physiologiste qui les emploie, ne les dirige pas contre un être maladif imaginaire, mais bien contre une modification organique qu'il peut apprécier. Le but principal du médecin doit être de maîtriser l'action nerveuse et sanguine : 1° en éloignant l'action ou l'influence directe ou indirecte des modificateurs, qui ont rompu l'équilibre de la vitalité normale ; 2° en appelant, suivant les règles physiologiques, la vie dans les organes ou appareils d'organes, où elle est en moins, pour la diminuer dans ceux où elle est en plus, et fixant l'harmonie organique par une surveillance attentive des causes de désordre ; 3° en diminuant la force des élémens essentiels des troubles organiques, par les ab-irritans et les sédatifs contre la douleur, premier élément des maladies d'irritation, et par les saignées et les délayans contre l'action sanguine ; 4° en usant l'excitation morbide des points malades de l'organisme, par tous les moyens, dits révulsifs et dérivatifs, dont l'action exercée sur des organes sains qui sympathisent plus ou moins avec le siége du mal, parvient, par une excitation artificielle, et plus encore par l'augmentation de sécrétion ou la suppuration qu'elle produit, à détourner, à son profit, l'action vitale, et avec elle les fluides organiques qui surchargent, embarrassent et troublent dans ses fonctions l'organe malade ; pourvu néanmoins que ce dernier ne soit pas en proie à une désorganisation complète, et que la dérivation artificielle soit protégée par un régime favorable à ses effets.

La médecine physiologique qui repose naturellement sur ces principes, cultivée et dirigée par l'esprit d'observation, dominateur du siècle, fera taire ou rendre sans effets, je n'en doute pas un seul instant, tous les sarcasmes que suscitent, moins peut-être contre elle que contre son principal auteur, les ressentimens humains.

GASTRO-ENTÉRITES-MIASMATIQUES.

Considérations générales. Un ordre de maladies dont le caractère est toujours très-grave, se présente naturellement dans cet ouvrage : ce sont les affections miasmatiques, qui comprennent le choléra-morbus asiatique, la fièvre jaune, le typhus nosocomial et la peste, dans lesquelles la membrane muqueuse des voies digestives est plus ou moins lésée.

La vie et la mort, la composition et la décomposition des corps sont deux grandes opérations, dont le principe est en dehors des bornes de la plus haute intelligence humaine, et qui atteste la puissance du créateur et la force de la nature. La décomposition fournit à la composition, et c'est ainsi que rien n'est perdu et que tout se lie dans cet admirable travail de la nature. Mais si contre les vœux de cette bonne mère, essentiellement conservatrice, et par des circonstances fortuites, la décomposition des corps domine ; des produits de cette dernière se dégagent des émanations connues sous le nom de miasmes, toujours malfaisantes aux animaux.

La putréfaction des substances animales et végétales par la chaleur et l'humidité, les exhalaisons des corps sains, et à plus forte raison des malades, entassés dans des lieux peu spacieux, tels que casernes, camps, prisons, lazarets, hôpitaux, places fortes, vaisseaux, etc, de même que des troupeaux d'animaux renfermés dans des espaces étroits, produisent les miasmes contagieux dont les principes constituans se sont dérobés jusqu'à présent aux investigations, et dont les effets sur les êtres vivans, sont le fléau le plus terrible qui puisse frapper l'espèce humaine.

Comment agissent les miasmes sur l'organisme? Sont-ils irritans ou débilitans? S'ils sont irritans, pourquoi produisent-ils tant de faiblesse? et s'ils sont débilitans, pourquoi tant de souffrance, d'irritation et tant de produits inflammatoires dans les organes soumis à leur influence? Ces questions que je me suis faites à moi-même, m'ont forcé à des recherches. J'ai lu avec soin les différentes histoires de typhus pestilentiel, de fièvre jaune et de choléra-morbus épidémique; j'ai étudié avec attention les caractères principaux de ces maladies, je les ai comparés à ceux des fièvres des prisons, des hôpitaux, et, par des réflexions physiologiques sur d'autres phénomènes vitaux, je suis arrivé à la proposition suivante:

Les miasmes contagieux sont essentiellement débilitans: introduits par la peau, la respiration ou les voies de la digestion, ils portent une atteinte directe au principe vital qu'ils tendent à anéantir. C'est principalement par la respiration, soit en étouffant l'action vivifiante de l'oxigène sur le sang, soit mieux encore en se combinant avec ce fluide, qu'ils altèrent dans tout l'organisme les propriétés vitales des tissus. Assurément ce premier effet qui est la diminution de l'action vitale, et pour ainsi dire sa décomposition, porte surtout sur les vaisseaux lymphatiques et capillaires : les tissus perdent leur contractilité, le système nerveux devient plus irritable, et l'action vitale, plus mobile, se concentre dans ses foyers principaux.

L'action des modificateurs miasmatiques est tellement meurtrière, qu'elle peut, concentrée ou favorisée par certaines circonstances, occasionner une sidération mortelle sans réaction vitale. De pareils exemples qu'on trouve cités dans les relations d'épidémies de fièvre jaune et de typhus pestilentiel, viennent de nous être fournis par l'épidémie de choléra qui a ravagé Paris avec tant de fureur. Mais ordinairement la nature plus ou moins protégée, réagit contre l'influence délétère de la cause épidémique. C'est cette réaction plus ou moins grande, suivant la force des ressources vitales du sujet, qui produit dans les organes l'irritation, la congestion sanguine et l'inflammation. L'influence essentiellement sédative et énervante des miasmes, et l'inflammation qui résulte de la lutte du principe conservateur contre le principe destructeur, sont des phénomènes que nous pouvons étudier dans les effets du froid sur l'organisme vivant et dans les gangrènes séniles.

La propriété du froid sur les animaux, est de refouler l'action vitale sans la détruire. Ses effets diffèrent selon son intensité et la durée de son action.

Le froid, appliqué momentanément sur une surface du corps, ne produit qu'un refoulement passager, qu'une réaction vitale prompte fait cesser
bientôt : un fourmillement douloureux, avec rougeur et chaleur, accompagne le retour de la vitalité
et du sang. Si le froid agit plus long-temps et à un
degré plus élevé, les effets de la réaction sont plus
violens, et très-souvent ils produisent l'inflammation et des escarres.

Lorsqu'un membre est soumis, pendant plusieurs
heures, à un froid extraordinaire, et que les autres
parties restent couvertes et chaudes, ses tissus que
la vie a abandonnés, passent sous de nouvelles
lois : tous les effets de la réaction sont impuissans
pour y faire circuler le fluide nerveux et le sang,
et la mortification s'en empare.

Enfin, quand le corps entier est en rapport
avec une température extrêmement basse, la vie
et le sang abandonnent la périphérie, et se concentrent dans les foyers, d'où les congestions cérébrale, pulmonaire et épigastrique, l'assoupissement léthargique et l'asphixie. Cet état, presque
toujours mortel chez l'homme, parce que le froid
ne cesse pas d'agir sur lui, et que, lors même qu'on
le soustrait avant l'extinction des foyers vitaux,
il est extrêmement difficile de diriger la réaction,
est naturel aux animaux hibernans.

L'action sédative du froid diffère de celle des
miasmes, en ce qu'elle ne fait que refouler l'action
vitale des tissus sans la détruire, et qu'elle laisse

intacte ou qu'elle augmente la contractilité des vaisseaux ; tandis que l'action des miasmes tend à éteindre toutes les propriétés vitales dans les tissus mêmes où elle peut exercer ses ravages. Quoi qu'il en soit, si la vie n'est pas profondément atteinte, elle réagit dans le premier cas, pour rentrer en possession des parties d'où elle avait été chassée, dans le second cas, pour se défendre contre son ennemi. L'asthénie déterminée par le froid est incomplète, puisqu'elle ne porte pas atteinte à la contractilité des tissus ; de sorte qu'elle ne peut être comparée à celle produite par les miasmes que sous le rapport de la réaction vitale.

Les phénomènes qu'on observe dans la gangrène sénile se rapprochent davantage de ceux des affections miasmatiques. L'homme qui a parcouru la carrière limitée par la nature, et qu'un bonheur rare soustrait aux modifications nombreuses qui précipitent et anéantissent la vie dans tous les âges, ne jouit de ce privilége que pour être témoin de sa mort en détail, et pour mieux sentir l'immuable nécessité du terme de la vie. Chez les vieillards, les pieds qui sont les parties les plus éloignées des centres vitaux, se refroidissent et s'engourdissent facilement ; le pouvoir vital ne pouvant qu'avec peine étendre jusqu'à eux sa puissance, semble les abandonner. Ces parties qui ne peuvent conserver leur vie que par le secours d'une chaleur artificielle, s'affaiblissent : leurs tissus, principalement les vaisseaux capillaires, perdent leurs propriétés vitales, et tombent dans l'asthénie. Si une cause externe, le froid par exemple, les surprend dans cet état, et en chasse le peu de vie qui leur reste, ou que cette dernière soit appelée brusquement vers ses foyers, par l'effet d'une concentration sous l'influence d'une modification quelconque, elles éprouvent une véritable agonie. Mais bientôt la nature s'éveille pour les secourir, et s'empresse, au moyen d'une grande réaction, à diriger vers elles une masse de vie. Une lutte violente s'engage pour faire circuler les fluides vitaux dans des tissus qui ne se prêtent pas à leur passage : une douleur terrible signale les effets de la nature, et l'inflammation en circonscrit la puissance. Telle est la marche de la gangrène sénile. Nous voyons, dans cette maladie, les effets de la réaction dans les tissus affaiblis : c'est une inflammation gangreneuse.

La réaction vitale peut avoir lieu sans gangrène dans les pieds des vieillards. Je traite, depuis plusieurs années, M. de Foudras, âgé de 82 ans, ancien officier de marine, d'un tempérament nerveux-lymphatique-sanguin, qui est un exemple de réaction. Ce vieillard, chez lequel les fonctions digestives ont été toujours très-bonnes et très-régulières, éprouvait, depuis cinq à six ans, dans ses deux pieds momentanément, un refroidissement suivi d'une chaleur incommode, qui le forçait à les découvrir. Il a été atteint, au mois de janvier dernier, d'un catarrhe pulmonaire aigu, dont la terminaison par l'hydrotoux a été imminente : la nature a opéré sur les jambes, qui, depuis quelques jours, étaient froides et œdématiées, une jetée inflammatoire avec des escarres superficielles, qui a produit l'écoulement d'une quantité considérable de sérosité, et qui a sauvé la poitrine. Cette fluxion sur les jambes a été extrêmement douloureuse, et si je n'eusse pas employé l'opium en topique, sous forme aqueuse et en cérat, bien certainement la gangrène eût été très-étendue. De temps en temps, les pieds se refroidissaient, et devenaient le siége d'une réaction douloureuse avec chaleur et rougeur ; les forces languissaient : des escarres se sont formées sur les différentes parties du siége, et tout annonçait la décomposition organique. Néanmoins l'estomac a repris ses fonctions digestives, l'appétit est devenu considérable, et une nourriture saine, nutritive et bien digérée, a raffermi l'organisme, au point que M. de Foudras semblait toucher à un rétablissement complet, vers la fin d'avril dernier, lorsque tout-à-coup, sans doute par une exubérance d'action organique, une nouvelle réaction vitale s'est développée avec des accès pernicieux sur la tête, et des alternatives de froid et de chaleur douloureuse aux pieds et aux mains. Après une lutte violente entre les extrémités et la tête, des escarres nouvelles se sont formées aux jambes, avec un suintement séreux extrêmement abondant, et le cerveau a été sauvé. L'action vitale générale est restée long-temps troublée ; cependant peu à peu elle a repris son équilibre, les tissus ont acquis de la consistance, les escarres se sont détachées, les plaies se sont garnies de bourgeons charnus, et la vie, soutenue par quelques toniques, semble reprendre encore ses droits, pour protéger l'organisme contre la dissolution (*).

Les jeunes sujets qui sont soumis à des causes débilitantes, telles que la privation de bons alimens et l'usage de substances dont les principes nutritifs sont plus ou moins altérés, la privation de l'action solaire, les affections morales profondes, l'excès du coït, les pertes considérables de sang, etc. se rapprochent des vieillards. Chez eux comme chez ces derniers, les réactions vitales sont accompagnées d'inflammation de mauvais caractère. Nous en trouvons des exemples dans le scorbut et dans les fièvres qui affectent des sujets épuisés par les causes énoncées ci-dessus, principalement par les excès, les veilles prolongées et les études forcées. Ainsi les inflammations qui se développent chez les sujets affaiblis, soit par l'âge, soit par l'exercice immodéré des mouvemens vitaux, soit par la privation d'alimens sains et nutritifs, autant que par l'usage

---

(*) M. de Foudras vient de succomber, 10 août 1832, à une nouvelle lutte du pouvoir vital contre la décomposition sénile ; cette crise qui a duré huit jours, a été caractérisée par une jetée inflammatoire gangreneuse très-douloureuse sur les extrémités inférieures, avec réaction fébrile violente et congestion cérébrale.

d'alimens contraires, soit enfin par une grande perte de sang, ou par une phlegmasie aiguë, antérieure, ne sont pas franches : elles se résolvent difficilement et les exhalations muqueuses immodérées, les hydropisies, les hémorragies et la gangrène qui sont leurs terminaisons les plus fréquentes, et que de grands troubles organiques précèdent, attestent à la fois l'excès des efforts conservateurs de la nature et leur impuissance. L'autopsie met à découvert des tissus enflammés, mous, friables, peu rouges, ulcérés, gangrenés, recouverts de sang et de sérosité ; les viscères sont flétris ou gonflés de fluides sanguins et séreux ; on ne trouve de la consistance que dans les organes où l'irritabilité s'est renfermée sans inflammation. Examinons maintenant comment se comporte l'inflammation chez les jeunes sujets, et en général chez tous ceux où une bonne constitution et des organes sains et vigoureux donnent à la vie tout l'empire possible : elle est franche, c'est-à-dire caractérisée non par une révolte violente et impuissante, mais bien par une action vitale prompte, énergique et soutenue qui retentit dans tout l'organisme. Sa résolution est brusque : elle s'opère par la dissémination, sur une grande surface de l'organisme, des propriétés vitales concentrées sur le point enflammé. C'est la révulsion.

Elle se termine par suppuration, si, livrée à elle-même, elle occupe un viscère favorable à sa concentration.

Enfin lorsqu'elle siège sur des organes membraneux et pourvus d'une grande action nerveuse, elle se répand sur plusieurs appareils et occasionne la mort, autant par l'action immodérée de la vie que par l'accumulation du sang dans les organes. Lorsque la mort est prompte, et que l'inflammation n'a pas été déterminée par des escarrotiques, on découvre rarement des traces de gangrène et d'hémorragie dans les cadavres ; on n'y voit que des tissus rouges, conservant un reste de consistance, et des viscères gorgés de sang ou de suppuration.

Maintenant revenons aux maladies déterminées par les miasmes, et examinons si les inflammations qu'elles présentent ressemblent à celles que nous avons étudiées chez les sujets affaiblis ? Leur analogie est frappante : qu'observe-t-on, en effet, dans les fièvres putrides, le typhus, le choléra-morbus asiatique, la fièvre jaune et la peste ? Une langueur générale physique et morale précéde le mouvement morbide ; celui-ci d'autant plus violent que le sujet est plus énervé, est caractérisé par une concentration vitale, considérable sur les centres, cérébrale, épigastrique, et cardiaque. Dans cette concentration, le sang et la chaleur abandonnent la périphérie ; le pouls disparaît, et la stupeur ou les convulsions attestent l'embarras extrême de l'action organique. La nature succombe ou réagit : aux efforts de la réaction, succèdent l'irritation et la phlegmasie, et avec elles, trois terminaisons remarquables, savoir : l'exhalation muqueuse immodérée, l'exhalation sanguine et la gangrène. Ces terminaisons paraissent isolément ou successivement, et ce n'est que dans la peste, maladie déterminée par la plus haute action miasmatique, qu'on les voit simultanément. Toutefois l'exhalation muqueuse est le caractère dominant du choléra-morbus épidémique ; l'hémorragie, le caractère essentiel de la seconde période de la fièvre jaune ; et le charbon est la triste distinction de la peste.

Les caractères de l'irritation et de la phlegmasie des affections miasmatiques sont bien plus l'expression de la faiblesse que de la force de la nature. Voyons-nous la phlegmasie des mêmes organes et au même degré, chez des sujets sains et vigoureux qui n'ont pas été soumis à l'action des miasmes, se comporter de cette manière ? Non, et pour le prouver, prenons pour exemple la gastro-entérite qui est la phlegmasie dominante dans les fièvres miasmatiques. L'inflammation de la membrane muqueuse gastro-intestinale, chez ces sujets, est caractérisée par la douleur, l'ardeur, les vomissemens, les coliques, les selles, la chaleur de la peau, et par l'action énergique des vaisseaux : au moyen des sympathies, tout l'organisme est irrité (je parle d'un sujet sain, vigoureux et d'une phlegmasie récente, dans sa première période), et la vie peut s'éteindre dans son action immesurée, sans que l'inflammation ait affecté une des terminaisons de la gastro-entérite miasmatique. On pourra m'objecter que dans la phlegmasie gastro-intestinale que je différencie de cette dernière , il y a des évacuations : cela est très-vrai ; mais qu'on observe attentivement les vomissemens et les selles dans ces deux espèces de gastro-entérites , et l'on verra que dans la première , les évacuations ne produisent que le rejet des résidus de la digestion et des boissons ingérées , et que très-souvent la constriction de l'estomac et du tube intestinal est telle, qu'il est impossible d'y faire pénétrer ou sé-journer le liquide le plus doux.

Si de ces sujets neufs , nous passons à d'autres pourvus d'une mauvaise constitution , épuisés par une nourriture malsaine ou par d'autres causes énervantes étrangères aux miasmes , nous aperce-vons une différence dans le caractère de l'inflam-mation. Chez ces sujets , la gastro-entérite aussi aiguë que possible , est souvent plus douloureuse que chez les individus sains et vigoureux , parce que la concentration vitale sur le tube digestif est aussi forte, et que la réaction sympathique est moins grande ; de sorte qu'il y a autant et peut-être plus de trouble dans l'organe enflammé , et moins dans tout l'organisme : conséquemment la réaction ré-vulsive est moins facile ; les mucosités gastriques et intestinales sont exhalées avec plus d'abondance; quelquefois on y distingue des stries de sang , et les évacuations deviennent d'autant plus faciles et abondantes, que le sujet s'affaiblit et s'approche de la mort.

L'inflammation gastro-intestinale d'un sujet jeune, fort et sain, peut, par sa durée, prendre le caractère de celle que nous venons d'étudier sur les sujets affaiblis. La vie épuisée dans ses premiers efforts de réaction, se retire dans le foyer morbide gastro-intestinal : l'organisme affaibli par l'action immodérée des organes, imprime sans doute une modification aux tissus enflammés ; ce qui le prouve, c'est qu'alors l'inflammation est avec exhalation muqueuse ou sanguine, et qu'elle tend à produire l'ulcération.

Nous avons des exemples de ces effets dans les phlegmasies intestinales. Quand l'entérite affecte des sujets sains et forts et qu'elle est déterminée par une cause brusque, telle que la suppression de la transpiration, ou par un excès de liqueurs spiritueuses, elle s'accompagne d'abord de douleurs vives avec chaleur brûlante dans l'intestin, et de déjections difficiles des matières fécales ; dès que l'intestin est vidé, il se resserre et les selles se suppriment. Mais si le sujet s'épuise sous l'action inflammatoire, ou qu'on le débilite par des saignées générales et par des bains domestiques tièdes, et que l'entérite ne se résolve pas, les selles se rétablissent, deviennent muqueuses et un peu sanguinolentes et quelquefois de sang pur, et, si la phlegmasie n'est pas détruite, les évacuations s'accroissent de plus en plus et deviennent colliquatives. Ces caractères de l'entérite se montrent d'emblée chez les sujets affaiblis, épuisés, et ils sont bien plus prononcés et plus graves chez ceux qui ont été soumis à l'action énervante des miasmes. Alors l'inflammation intestinale marche comme celle du choléra et du typhus, et constitue la dyssenterie épidémique, maladie non moins redoutable que ces dernières.

D'après ce qui précède, je n'hésite pas d'admettre que les miasmes débilitent l'organisme, épuisent la contractilité des tissus, et sont cause de la terminaison de l'irritation et de l'inflammation par exhalation immodérée, muqueuse, sanguine, et par gangrène.

De ce que les miasmes énervent et altèrent la contractilité des tissus, faut-il conclure que l'exhalation immodérée du mucus, l'hémorragie et la gangrène soient des effets purement asthéniques? D'abord je m'élève contre toute inflammation asthénique : on ne peut admettre que l'exaltation des propriétés vitales, c'est-à-dire, leur élévation au-dessus du degré normal, qui est le caractère principal de l'inflammation, puisse être aussi l'abaissement de ces mêmes propriétés au-dessous de ce même degré. Mais ce qu'on peut admettre sans crainte d'outrager le bon sens et la physiologie, c'est le relâchement des vaisseaux capillaires pour le gonflement de la congestion sanguine ; la diminution de la contractilité des exhalans pour les flux immodérés ; l'atonie momentanée ou soutenue des vaisseaux capillaires pour l'hémorragie spontanée ; enfin pour la gangrène, le relâchement et le dernier degré d'atonie des tissus soumis à l'inflammation.

Pour bien apprécier cette action de la fibre vivante, il faut étudier physiologiquement les phénomènes inflammatoires.

Théorie physiologique de l'inflammation. La vie est modifiée dans nos tissus en plus ou en moins. L'élévation et l'abaissement de l'excitabilité normale de nos organes, sont-ils seulement le résultat de l'augmentation ou de la diminution d'action de leurs modificateurs excitans ; ou bien ces deux modifications dépendent-elles, l'une de l'action accrue des excitans, l'autre de la manière d'agir de certaines substances qui auraient la propriété de diminuer, d'affaiblir les propriétés vitales ? Pour résoudre complètement cette haute question, il faudrait se livrer à une longue dissertation sur l'action des différens corps de la nature qui modifient notre organisme ; et, malgré toutes les recherches et les secours de la physiologie, sa solution ne serait peut-être pas entièrement satisfaisante. Toutefois un travail de ce genre ne pourrait que profiter à la science. Je me bornerai à dire que presque tous les modificateurs de l'organisme vivant, sont excitans, et que le nombre de ceux qui débilitent directement la vitalité des organes, est très-petit. On pourrait même mettre en doute l'existence de ces derniers, en considérant que, dans certains cas, l'excitabilité est montée à un tel point, que tous les corps connus de la nature agissent sur l'organe affecté à la manière des stimulans, et que les propriétés sédatives, atoniques et calmantes des substances les plus accréditées, deviennent stimulantes. J'ai été temoin d'un exemple de ce genre, chez une demoiselle âgée de vingt-quatre ans, qui, par suite de l'exaspération d'une gastrite chronique, est demeurée dix-sept jours sans pouvoir supporter la plus petite dose de liquide quelconque. Toutes les boissons réputées les plus douces, les plus atoniques, les plus contre-stimulantes, de même que toutes les substances les plus calmantes étaient rejetées avec des angoisses affreuses. La glace seule, au seizième jour, a pu être supportée. Cette personne a échappé à cet état dont je donne la relation au chapitre de la gastrite chronique. De sorte que les véritables atoniques directs de la sensibilité de nos organes dans l'état maladif, nous manquent. Il n'en est peut-être pas de même dans l'état de santé. Je suis porté à croire que le seigle hergoté et les miasmes, par exemple, décomposent et diminuent directement les propriétés vitales des tissus avec lesquels ils se mettent en rapport.

Quoi qu'il en soit des modificateurs des propriétés vitales, lorsque la vie augmente ou diminue dans un organe, la nature avertie de ce trouble, réagit pour la rétablir à son type naturel. La moindre élévation de la sensibilité d'un tissu excite la réaction vitale ; il n'en est pas de même de sa diminution : il faut que celle-ci soit brusque et forte, pour que la nature réagisse comme on le remarque dans l'action du froid. Quand les organes attaqués par les modificateurs énervans sont menacés de perdre entièrement leurs propriétés vitales, la réaction s'opère alors d'elle-même en vertu du mouvement conservateur de la nature. Différemment, les organes affaiblis, énervés, ne deviennent le siége de la réaction vitale, que par le secours d'une cause qui déplace une partie de l'action vitale d'un organe ou appareil d'organes, pour la diriger vers eux ; et alors la concentration est d'autant plus forte et dangereuse, que la vie était négative dans les organes énervés. Nous avons des exemples de cette réaction chez les sujets affaiblis par l'âge, la mauvaise nourriture, les miasmes et toutes les modifications débilitantes.

La réaction est un transport de vie vers l'organe affecté. Son premier effet est la douleur, exprimée par l'exaltation de toutes les propriétés vitales du tissu affecté. Le second effet de la réaction est l'afflux du sang et des humeurs sur la partie souffrante, qui s'opère en vertu de cette loi vitale : *ubi dolor ibi fluxus*, et qui produit la congestion, le gonflement, la rougeur et la chaleur. Cette dernière est liée essentiellement à l'accumulation des fluides ; la douleur purement nerveuse sans afflux, est sans chaleur.

Le gonflement inflammatoire qui est toujours avec augmentation de volume de l'organe affecté, ne peut se former que par le relâchement, ou pour mieux dire, par la cessation de la constriction des vaisseaux capillaires, premier effet de la réaction vitale. Le sang appelé par la partie souffrante, et dirigé vers elle avec plus ou moins de force, soit par l'action contractile accrue des artères, soit plus encore par la contraction plus forte et plus redoublée du cœur, que provoque le mouvement conservateur inhérent à l'existence, et qui s'éveille aussitôt qu'une partie de l'organisme est troublée dans l'exercice de ses fonctions, forme la congestion. La résistance des vaisseaux capillaires contre l'abord du sang, est d'autant plus grande que l'organe a plus de contractilité : c'est la lutte plus ou moins forte entre l'action pulsative du sang et la résistance de la contractilité des vaisseaux, qui accroît la douleur. Dans cet état de choses, si la force des vaisseaux l'emporte sur le mouvement sanguin, l'inflammation ne se forme pas : il n'y a dans la réaction qu'irritation et congestion. Les sujets jeunes, sains et pourvus de tissus très-contractiles, offrent fréquemment des exemples de violentes réactions sans inflammation. Les métastases sont liées à cette disposition organique ; on prévient le développement de l'inflammation en soutenant l'action des capillaires par les astringens et par la compression, lorsqu'elle est à la peau. Cela est prouvé par les ophtalmies et les esquinancies, dont on suspend le développement, lorsqu'on les combat, à leur premier degré, par des collyres et des gargarismes astringens ; par le panaris, qu'on fait avorter par l'immersion fréquemmeut réitérée du doigt dans une forte lessive ; par l'entorse et les contusions, dont on prévient le gonflement et l'inflammation par les applications astringentes et la compression ; enfin , par l'erysipèle , dont on empêche l'accroissement par l'action astringente du vinaigre , de l'eau de goulard, ou par une compression graduée.

Si la contractilité des vaisseaux capillaires cède, le sang les engorge et l'inflammation est déclarée. L'accumulation de ce fluide dans les vaisseaux capillaires est une cause de douleur ; cependant on observe que celle-ci est bien plus vive lorsque leur contractilité s'oppose à son accès. En général, il y a toujours un moment de soulagement après le gonflement de la partie enflammée : nous voyons cela dans l'engorgement inflammatoire de la joue, qui est suivi d'une diminution sensible de la vive douleur qui le précède ordinairement. L'érysipèle est plus brûlant, mais moins douloureux, lorsque la peau est rouge et gonflée; l'ophtalmie est plus douloureuse au début que lorsque la membrane conjonctive est injectée ; il en est de même de l'esquinancie. Si nous passons de l'extérieur à l'intérieur, nous remarquons que dans la pleurésie, la péritonite , la gastrite , etc. , la douleur est très-vive le premier et le second jour, qu'elle est souvent avec angoisses, et qu'elle diminue considérablement lorsque l'inflammation de la plèvre, du péritoine et de l'estomac n'est plus équivoque ; et dans tous ces cas, ce n'est qu'alors que le gonflement inflammatoire et la chaleur sont bien prononcés.

Le relâchement des vaisseaux capillaires nécessaire au gonflement inflammatoire, est d'autant plus facile et plus grand, que le sujet est plus débilité, et conséquemment que les tissus ont moins de contractilité. Les vaisseaux capillaires dont la contractilité est descendue au type normal pour l'abord du sang, ont encore une lutte à soutenir contre sa pression. S'ils sont assez forts pour réagir, ils se débarrassent du sang qui les importune en le faisant refluer dans sa circulation naturelle, et la résolution de l'inflammation s'opère. Si l'excitation de l'organe enflammé n'augmente pas et que la contractibilité des vaisseaux capillaires se soutienne, la phlegmasie reste stationnaire et tend à la chronicité. Lorsque l'inflammation a son siége dans un viscère parenchymateux, et que la pulsation du sang s'accroît et persiste en même temps que les vaisseaux capillaires résistent, les mollécules sanguines, fortement comprimées dans l'organe par l'effet de ces deux mouvemens, s'échauffent, noircissent et se transforment en pus : c'est le phlegmon et sa terminaison par suppuration. La résolution et la suppuration sont les terminaisons ordinaires de l'inflammation, dite franche, chez les sujets vigoureux, où la vie jouit de tout son empire. La phlegmasie chez les personnes affaiblies, affecte souvent d'autres terminaisons : si la contractilité des vaisseaux capillaires et lymphatiques, que l'effort du sang a fait descendre à son degré naturel pour le gonflement inflammatoire, résiste sans pouvoir réagir contre la pulsation sanguine, le sang comprimé dans l'organe, se consomme en sécrétion muqueuse ou séreuse, suivant la nature du tissu, et s'échappe, ainsi transformé, dans les cavités respectives, par les vaisseaux exhalans. Cette exhalation s'accroît d'autant plus que le sujet s'affaiblit, parce que d'un côté la réaction du cœur fournit abondamment du sang à l'organe enflammé, et que d'un autre les vaisseaux exhalans se relâchent à proportion de la diminution de la contractilité des tissus par l'épuisement. C'est dans ce dernier cas, qu'est facile l'ulcération des membranes affectées, qui s'opère toujours par le relâchement des exhalans et d'autres lymphatiques, auquel succèdent facilement l'atonie et la flaccidité de ces parties, qui les rendent très-propres à être dissoutes par le passage continuel du produit vicié de l'exhalation. On observe les aphtes et les ulcérations muqueuses chez les sujets faibles, épuisés, à tissus peu contractiles; on les remarque dans les saisons humides qui relâchent les fibres. Ils sont toujours de mauvais augure, parce qu'ils dénotent la mollesse des tissus et conséquemment la gravité de leur inflammation.

Les vaisseaux, capillaires qui résistent d'abord au premier afflux sanguin de l'irritation, après avoir cédé à la congestion, s'ils sont pourvus de peu de contractilité, laissent passer le sang par les exhalans; ce qui produit l'hémorragie spontanée. Lorsque l'engorgement inflammatoire est établi, l'action contractile des capillaires, accrue par l'excitation de l'accumulation du sang, peut, si elle était affaiblie par une prédisposition antérieure, succomber tout-à-coup sous les efforts de la circulation et laisser échapper le sang. L'hémorragie spontanée, effet de l'asténie du système capillaire, est toujours marquée par la chute de l'excitation de l'organe qui en est le siége, et par la réaction du cœur qui pousse abondamment du sang vers les vaisseanx ouverts à sa sortie. L'irritation ou l'inflammation, sans disparaître entièrement, s'évanouit, pour ainsi dire, pour laisser aux vaisseaux la liberté d'obéir à l'impulsion sanguine. L'hémorragie en général est d'autant plus facile dans la congestion de l'irritation, comme dans le gonflement de l'inflammation, que la contractilité générale des tissus, principalement du système capillaire, est moins forte, et que l'action sanguine est plus grande. Je développerai ma théorie physiologique de l'hémorragie spontanée au chapitre de la fièvre jaune, en étudiant la seconde période de cette maladie.

Les tissus énervés ne peuvent résister long-temps au travail morbide : leurs propriétés vitales, quelquefois après des efforts multipliés, s'éteignent, et la gangrène survient. C'est ce qu'on observe dans les inflammations qui affectent les sujets épuisés par l'âge, par l'usage de mauvais alimens, principalement du pain de seigle ergoté ; par l'exercice immodéré de l'action vitale dans les longues maladies aiguës ; par les miasmes épidémiques. Une réaction inflammatoire s'établit autour du tissu privé de vie, pour limiter la mort partielle, et si les conditions vitales de ce nouveau siége de l'inflammation ne sont pas meilleures, il devient de même la proie de la gangrène. Nous avons des exemples de ces terminaisons funestes de la phlegmasie dans les gangrènes séniles, l'ergotisme, les fièvres dites de mauvais caractère des hôpitaux, des prisons, des pays chauds, et dans les plaies putrides des hôpitaux infectés.

Les tissus enflammés, dont la contractilité est assez forte pour résister à la suppuration, à l'exhalation muqueuse ou séreuse, à l'ulcération, à l'hémorragie et à la gangrène, lassent, pour ainsi dire, la puissance réactive qui s'affaiblit d'elle-même, ou par les anti-phlogistiques, et l'inflammation prend la forme chronique. Les vaisseaux capillaires peuvent se soutenir long-temps sous le poids de l'engorgement sanguin, sans altération, dans la phlegmasie chronique, et alors celle-ci reste franche et suceptible de se terminer par résolution, ou de s'accompagner d'exhalation, d'hémorragie, d'ulcération et même de gangrène, comme dans l'état aigu. Mais très-souvent les vaisseaux lymphatiques qui prennent inévitablement une part plus ou moins active à l'engorgement inflammatoire aigu, suivant le tempérament de l'individu et la nature du tissu affecté, s'emparent d'une grande partie de l'action inflammatoire dans l'état chronique. Une véritable inflammation blanche s'établit au travers de la rouge, et de ce mélange résulte une affection qui prend le nom de squirre. Les glandes correspondantes aux vaisseaux blancs enflammés s'engorgent, et l'affection étend son domaine dans toute l'épaisseur de l'organe ou du viscère. L'engorgement peut rester stationnaire plus ou moins long-temps ; mais le plus souvent il est soumis aux deux modifications suivantes : ou les parties blanches engorgées par leur inflammation propre, se ramollissent, se décomposent et forment une matière de nature différente, qui devient un corps étranger, dont la présence produit une excitation avec réaction inflammatoire aiguë ; ou la tumeur squirreuse reçoit l'action directe ou indirecte de quelque modificateur stimulant, qui ravive l'inflammation chronique. Dans l'un et l'autre cas, la désorganisation est inévitable : c'est la terminaison de l'inflammation chronique par le cancer, maladie cruelle contre laquelle la nature et l'art luttent en vain, et qui étend souvent ses ravages aux tissus lymphatiques et glandulaires qui avaient établi des correspondances avec l'organe squirreux.

Le relâchement des vaisseaux capillaires et des exhalans, que j'ai démontré indispensable au développement inflammatoire et à l'exhalation immodérée, n'équivaut pas, dans ma pensée, à leur atonie ou asthénie, c'est-à-dire à l'abaissement de leur sensibilité au-dessous du degré normal. Mais je soutiens qu'il faut que leur contractilité accrue par l'irritation ou l'inflammation, redescende au type naturel, pour qu'ils puissent, les uns se laisser gorger de sang, et les autres fournir librement et abondamment à l'exhalation.

Le relâchement des exhalans dans l'irritation et l'inflammation avec flux immodéré, est prouvé par les remarques suivantes : Dans l'état naturel, une friction sèche sur la peau ou avec des toniques astringens, tels que le vin, la décoction de quinquina ou l'eau végéto-minérale, supprime la sueur, et dessèche le tégument en augmentant sa contractilité ; il redevient doux, et la transpiration reparaît, si on soumet cet organe à une vapeur aqueuse émolliente à la température du corps. L'eau-de-vie et les autres liqueurs spiritueuses dessèchent la bouche, en supprimant l'exhalation de sa membrane muqueuse. L'eau de mauve tiède produit un effet opposé. La décoction de riz, pure ou avec la corne de cerf, la canelle, le sirop de coing, etc., suspend la diarrhée simple.

L'augmentation de l'exhalation normale ne peut donc exister avec l'accroissement au-dessus de son type naturel, de la contractilité des vaisseaux exhalans ; et l'exhalation ne peut s'accroître sans une excitation préalable du tissu qui en est le siége, avec congestion sanguine. Nous avons déjà vu que l'exhalation est d'autant plus facile et abondante dans l'irritation et l'inflammation, que le sujet affecté est plus affaibli par l'âge, et par toutes les modifications qui ont la propriété de relâcher les fibres. Cette théorie de l'exhalation s'applique aussi-bien aux membranes séreuses, qu'aux membranes muqueuses. L'histoire des hydropisies est encore dans l'enfance, malgré les belles découvertes de la physiologie moderne. C'est une vérité bien reconnue de tous les médecins qui savent apprécier le jeu des propriétés vitales, que l'hydropisie spontanée, aussi bien que l'hémorragie, ne peut s'effectuer que sous l'influence de l'irritation ou de l'inflammation de la membrane séreuse affectée. Mais pourquoi l'hydropisie se montre-t-elle préférablement chez les sujets mous, à fibre peu contractile, épuisés et relâchés par une nourriture trop végétale, par les longues maladies inflammatoires, des pertes considérables de sang, l'habitation dans des lieux humides, la respiration d'un air peu oxigène, etc. ? C'est que la diminution de la contractilité générale des tissus est nécessaire, pour que celle des vaisseaux exhalans de la membrane séreuse, accrue par l'irritation ou l'inflammation, puisse facilement céder à la congestion humorale, redescendre au moins au type normal, et fournir passage au produit de l'exhalation. Plusieurs remarques viennent encore à l'appui de cette théorie : L'hydropisie est très-rare chez les sujets à tempérament bilieux-sanguin ou bilieux-nerveux, dont les muscles sont fortement dessinés et contractiles, sous une peau dure, brune et dépourvue de graisse. Chez ces sujets, les inflammations sont sèches; la pleurésie et la péritonite amènent l'amaigrissement du corps ; tandis que chez les blonds, lymphatiques, à peau fine et pâle, la moindre excitation des membranes séreuses produit l'épanchement. Ces personnes ont les tissus si peu contractiles que, dans l'état de santé, elles trouvent, à leur lever, leur peau visiblement gonflée par la chaleur humide du lit. L'hydropisie idiopathique extérieure se dissipe sous l'action des astringens, et la guérison de l'hydrocèle par une injection irritante dans la poche séreuse, démontre bien que la stimulation des exhalans est essentielle pour suspendre l'exhalation, en même temps qu'on établit une révulsion sur une partie convenable pour y appeler l'irritation qui préside à l'épanchement. Aussi pour favoriser la guérison de l'hydrocèle traitée par l'injection, j'excite le scrotum avec un cataplasme chaud et irritant, et je fais placer un vésicatoire à chaque cuisse pour déplacer l'irritation de la membrane séreuse du testicule. Les saignées trop abondantes, les bains tièdes mucilagineux et l'air humide, favorisent les hydropisies chez les personnes qui y sont disposées par leur constitution, et les accroissent lorsqu'elles existent. Si l'irritation préside sans inflammation au développement de l'hydropisie, l'humeur épanchée diffère peu de la sérosité exhalée dans l'état naturel; mais quand l'épanchement se forme dans l'inflammation, le fluide est toujours plus ou moins vicié. La répétition de l'irritation et de l'hydropisie dans plusieurs sacs séreux, est au moins aussi facile et aussi fréquente que celle de l'irritation ou de l'inflammation sur plusieurs membranes muqueuses.

L'exhalation morbide du tissu cellulaire, qui produit l'œdème et l'anasarque, tient à la même modification des vaisseaux exhalans que celle des membranes, on la voit survenir à la suite de la rougeole, de la scarlatine, de l'érysipèle, ou sous l'action de la congestion sanguine du tissu cellulaire par l'hyperthrophie du cœur, ou par tout autre obstacle au cours du sang. Toutes les causes qui diminuent la contractilité des tissus, favorisent l'enflure.

La théorie que je viens d'émettre sur l'exhalation anormale, et les succès des stimulans dans certains cas de flux immodéré, ne me porteront pas à préconiser la stimulation directe ou indirecte des exhalans pour modérer ou supprimer l'exhalation. Si j'agissais ainsi, je ferais preuve d'un mauvais esprit, et montrerais que je ne m'attache qu'à un principe. L'exhalation immodérée étant inévitablement liée à un surcroît d'action de l'organe affecté, il est bien évident que la stimulation de cet organe aura pour résultat l'augmentation de son irritation. Si l'on pouvait séparer les vaisseaux exhalans du tissu enflammé, assurément on ne devrait pas hésiter à les stimuler immédiatement pour arrêter le flux, comme on le pratique pour modérer des sueurs excessives, produites par l'irritation directe ou indirecte, et par une congestion d'action à la peau. En stimulant les exhalans dans une partie enflammée, on stimule aussi les autres lymphatiques, le système capillaire entier, avant tout, les nerfs, et l'on accroît l'inflammation. Il est bien vrai que par ce moyen on modère ou supprime souvent le flux; mais l'on augmente d'autant plus la phlegmasie et tous ses accidens, dont le plus fréquent et le plus grave est l'ulcération, et quelquefois la gangrène.

Toutefois je ne pense pas que l'on puisse combattre l'inflammation avec flux, par les saignées locales et les mucilagineux tièdes, avec le même succès que les inflammations franches chez des sujets vigoureux. Chercher à enlever d'assaut l'irritation et l'inflammation, à son début, par tous les anti-phlogistiques les plus puissans et les plus appropriés à la force et au tempérament de l'individu, c'est la méthode la plus rationnelle pour prévenir ou suspendre les flux et les hydropisies. Mais si le moment de cette médication active est passé, ou si la tentative a échoué, le traitement convenable est celui qui tend à déplacer la phlegmasie par l'excitation artificielle et ménagée d'autres organes, et par l'action immédiate, sur les tissus enflammés, de substances qui ont la propriété de diminuer la sensibilité, et de la disperser, en même temps qu'elles augmentent la contractilité des exhalans. Je développerai cette thérapeutique en exposant le traitement des phlegmasies gastro-intestinales avec flux.

D'après tout ce qui précède, le caractère distinctif et essentiel des affections gastro-intestinales, miasmatiques-épidémiques, repose sur la modification de la cause épidémique. Cette cause qui émane de la décomposition des corps, et qui, sous le voile atmosphérique, se dérobe à nos sens et à

nos recherches ; qui voyage et qui, accidentellement ou par des affinités inconnues, a besoin de
s'allier à certaines causes d'insalubrité pour établir
sa résidence dans un lieu et y développer son influence délétère, porte atteinte à l'innervation et
est conséquemment anti-vitale. Elle modifie l'économie animale de telle manière, que les fluides et
les solides sont moins capables de se défendre
contre les causes morbifiques ordinaires, et que
les mouvemens morbides deviennent plus violens
et plus graves. Que la cause épidémique agisse sur
les fluides ou sur les solides, ou sur les uns et les
autres à la fois ; qu'elle se décompose dans son
action sur les corps vivans, ou qu'elle reste intacte
dans ceux-ci, je soutiens qu'elle produit une modification asthénique, qu'elle énerve l'organisme,
qu'elle rend l'action vitale plus mobile, et plus
facile sa concentration sur les principaux foyers
naturels ou morbides ; qu'elle affaiblit et relâche
le système capillaire, spécialement les vaisseaux
lymphatiques, de manière à les prédisposer aux
inflammations de mauvais caractère, avec flux blanc
ou sanguin, bubons, anthrax, gangrène. Je trouve
une grande analogie entre l'état de l'organisme
affaibli par l'âge et toutes les causes débilitantes
connues, et celui occasionné par l'influence épidémique-miasmatique. Dans l'un et l'autre, les troubles morbides sont violens et graves : ce qui semble
confirmer mon opinion à cet égard, c'est que les
maladies épidémiques ont plus de prise sur les

sujets affaiblis, énervés, et que toutes les modifications débilitantes favorisent leur développement.
Quoi qu'il en soit, cette cause est dans l'air : dis-
persée et raréfiée, elle est sans influence dangereuse ; ramassée et concentrée par des mouvemens
atmosphériques inconnus et par des circonstances
plus ou moins appréciables, elle forme un foyer
d'où elle exerce plus ou moins au loin son influence
délétère. Ce foyer épidémique est contagieux ; il
agit indistinctement sur la masse d'individus qui
est dans le cercle de son action : il peut fournir et
laisser échapper l'élément de nouveaux foyers ,
qu'on ne peut pas plus retenir que l'air atmosphérique qui est son principal véhicule. L'atmosphère
du foyer épidémique est contagieuse, elle se met
en rapport avec tous les individus qui la respirent,
et ne produit des effets délétères, que sur ceux
dont l'organisme est le moins en état de se défendre, à moins que trop chargée de principes
contagieux, elle ne vainque la résistance des forts.
Si la cause épidémique est très-concentrée et
qu'elle agisse sur un individu bien prédisposé à en
recevoir les effets, elle peut anéantir subitement
sa vie ; mais le plus souvent elle se borne à produire, dans l'économie animale, une modification
particulière que je crois toujours identique, et qui
n'est appréciable, chez la plupart des personnes
soumises à son influence, que par une certaine
manière d'être de l'exercice vital, qu'on ne peut
définir, mais qui chez plusieurs sujets se prononce

par un affaissement général, avec quelques signes précurseurs de réaction. Dans cet état, l'organisme n'a besoin que d'éprouver l'action d'une cause quelconque qui dérange la force vitale et qui l'excite à réagir, pour présenter les phénomènes morbides variés qui caractérisent les épidémies. Les prédispositions différentes des organes par l'influence des causes générales ordinairement atmosphériques, dont l'action précède ou s'allie à celle du foyer épidémique, donnent lieu tantôt au choléra-morbus, tantôt à la fièvre jaune, à la suette, à l'esquinancie gangreneuse, à l'ophtalmie épidémique des pays chauds, et au typhus pestilentiel, suivant que la membrane muqueuse des voies digestives, la peau, la membrane muqueuse de l'arrière-bouche, la conjonctive sont dans certaines dispositions qui appellent sur elles l'effet de l'action de la cause déterminante, sous l'influence épidémique. La peste se déclare sous l'action concentrée de la cause miasmatique alliée à des causes prédisposantes ou concomitantes qui altèrent aussi l'innervation. Sans rejeter ni admettre un caractère particulier à la cause miasmatique de chaque épidémie qu'on n'a pu jusqu'à présent distinguer, je ne m'attache qu'aux effets que je vais étudier dans le choléra-morbus asiatique, la fièvre jaune et le typhus nosocomial et pestilentiel.

CHOLÉRA-MORBUS ASIATIQUE.

Le choléra-morbus épidémique, natif des contrées humides de l'Inde, où il règne souverainement depuis des siècles, a fait une excursion, en 1817, dans les différentes parties de l'Asie, d'où il s'est étendu en Europe par la Russie.

Qu'est le choléra-morbus asiatique? Est-ce un être mortifère *sui generis*, qui, attaché habituellement aux Indiens, s'en est séparé un moment pour parcourir les différentes régions du globe, dans une certaine direction, et fixer son influence délétère dans quelques localités, principalement dans les grandes villes, au milieu de populations agglomérées parmi lesquelles il choisit ses victimes? La solution de ces questions, préparée déjà par ce qui précède sur les affections miasmatiques en général, se trouvera dans l'étude intrinsèque du choléra épidémique, à laquelle je vais me livrer.

Le choléra asiatique est une violente concentration de l'action vitale sur les centres nerveux, avec refroidissement cadavéreux de la périphérie, réaction tumultueuse sur les principaux viscères et sur le système musculaire, et accumulation des mouvemens morbides sur le tube digestif, qui devient le siége d'une vive excitation, avec flux catarrhal immodéré, et consécutivement d'une phlegmasie très-intense. Pour bien apprécier la nature du choléra, je l'étudierai dans ses causes prédisposantes sporadiques, dans sa cause épidémique-miasmatique, dans ses causes déterminantes, son invasion, ses symptômes, son siége, son prognostic, son traitement, et dans son caractère épidémique.

Causes prédisposantes sporadiques. D'après l'observation, le choléra s'attaque préférablement aux individus et aux populations qui, par le tempérament, la manière de vivre, l'influence de telle constitution atmosphérique, présentent une prédominance lymphatique. Ainsi, le tempérament nerveux-lymphatique, et tout ce qui peut modifier les nerfs et les vaisseaux blancs sous une température variable, principalement chaude, humide, et quelquefois froide ; l'habitation dans des quartiers humides, dans des maisons privées de la lumière solaire, sur les bords des rivières, des fleuves, dans les vallées ; les alimens végétaux, les mauvais vêtemens, le refroidissement habituel de la peau, la privation d'alimens suffisamment nutritifs et toniques, sont des causes qui portent leur influence sur les vaisseaux blancs, principalement sur les exhalans, de manière à faire prédominer leur action, et à les prédisposer à devenir le siége des affections dites catarrhales, c'est-à-dire, irritation ou inflammation avec augmentation de l'exhalation. Cette modification porte spécialement ses effets sur les membranes muqueuses des voies de la respiration et de la digestion ; c'est elle qui fait prédominer les fièvres catarrhales et muqueuses dans les contrées rapprochées du Nord, et dans les pays chauds ou tempérés qui sont exposés à des variations atmosphériques fréquentes, principalement à des transitions brusques de température. C'est sous l'influence de cette prédisposition organique, que naît le choléra-morbus sporadique, qui n'a besoin que de l'influence de la cause miasmatique-épidémique, pour présenter les caractères du choléra asiatique.

D'après ce qui précède, le caractère fondamental du choléra est une affection gastro-intestinale catarrhale, c'est-à-dire une irritation d'abord, puis une phlegmasie de la membrane muqueuse du tube digestif, avec prédominance d'action morbide dans les vaisseaux blancs.

Notre constitution atmosphérique a présenté depuis deux ans, en France comme dans d'autres régions de l'Europe, un état d'humidité et de variations qui a été très-favorable au développement des affections muqueuses-catarrhales, tantôt sur la poitrine, sous les formes de croup, de bronchite ordinaire ou de catarrhe convulsif, connu sous le nom de grippe; tantôt sur la membrane muqueuse gastro-intestinale, sous les caractères du choléra sporadique, et de différentes variétés d'entérite ou de catarrhe intestinal. Tels ont été l'état atmosphérique et les affections régnantes qui ont précédé en Europe le choléra épidémique.

Sous l'influence d'une constitution atmosphérique favorable au développement des phlegmasies catarrhales, on voit régner celles des voies de la respiration, si la température froide domine; et celles qui siègent sur les organes digestifs, ne se montrent que lorsque la constitution humide de l'atmosphère est alliée à une température plus ou moins chaude. Les inflammations catarrhales des conduits de la respiration, principalement le croup et la grippe affectent préférablement les jeunes sujets et les femmes, sans doute à cause de la plus grande action des organes pulmonaires dans le jeune âge. Les affections des organes digestifs sont plus fréquentes chez les adultes et les hommes, parce qu'ils présentent naturellement plus d'action vitale dans l'appareil de la digestion.

D'après ces remarques, on reconnaît donc que la prédisposition des corps, produite par la constitution atmosphérique variable qui a régné jusqu'à présent depuis plus de deux ans, dans différentes parties de l'Europe, sous l'action des vents d'Ouest (Nord-Ouest ou Sud-Ouest), a été favorable au développement de diverses irritations ou inflammations muqueuses catarrhales, et que ce sont celles des organes digestifs qui ont prédominé. De sorte qu'il n'est pas étonnant que la cause miasmatique-épidémique dont je parlerai bientôt, ait fait éclore préférablement le choléra-morbus. Si l'on examine la manière d'être des individus de l'Inde, qui sont atteints fréquemment du choléra, on reconnaît qu'ils sont sous l'influence d'une atmosphère humide et chaude, avec des nuits très-fraîches et quelques vents froids, qui, joints aux substances végétales dont ils se nourrissent presqu'exclusivement, établit la prédisposition que nous venons d'étudier chez les Européens, comme très-favorable au développement du choléra sporadique et autres affections catarrhales des voies digestives.

Aux causes prédisposantes du choléra, que j'ai énoncées ci-dessus, il faut ajouter toutes celles qui énervent l'organisme, et dérangent l'équilibre vital, et celles aussi qui, par leur action directe ou indirecte, préparent la membrane muqueuse du tube digestif aux troubles morbides. Ainsi, pour les premières, les affections morales vives, principalement la terreur, la tristesse, la contention d'esprit, les veilles prolongées, les excès vénériens, les pertes considérables de sang, les maladies longues, les transpirations abondantes, le défaut d'une alimentation suffisamment tonique. Les causes prédisposantes qui portent leur action sur les organes de la digestion, sont les alimens grossiers, altérés, qui ne contiennent pas assez de principes digestifs ou qui sont trop stimulans. Parmi les premiers, on trouve les végétaux aqueux, les racines, le laitage, les farineux, le pain qui n'est pas assez cuit ou trop peu fermenté, les boissons aqueuses insipides, qui n'ont subi aucune fermentation. Les substances alimentaires et les boissons stimulantes sont plutôt causes déterminantes que prédisposantes du choléra.

La surcharge habituelle de l'estomac par des alimens indigestes ou même par ceux de facile digestion, prédispose au choléra comme à toutes les affections gastro-intestinales, en tenant la membrane muqueuse du tube digestif dans une modification voisine de l'état morbide.

L'irritation ou la phlegmasie chronique du tissu muqueux gastro-intestinal, constitue une prédisposition aussi favorable au développement du choléra-morbus qu'à celui de toutes les phlegmasies aiguës des voies digestives, sous l'action d'une cause active.

C'est cette prédisposition, si commune chez les habitans de Paris, qui, jointe aux effets énervans des excès de toutes sortes, a rendu aussi meurtrier le choléra dans cette capitale.

Le refroidissement habituel de l'extérieur du corps, surtout des pieds et de la surface du ventre, est une grande cause prédisposante du choléra, qui devient aussi cause déterminante.

La diminution de l'action vitale de la peau par la fraîcheur de la nuit, ou par un vend froid, prédispose au choléra, en chassant l'action vitale sur les centres vitaux, principalement vers les organes digestifs, s'ils ont été sur-excités dans le jour ou plus antérieurement par une température plus ou moins chaude et humide ; et, dans ce cas, la sur-excitation porte plus sur les vaisseaux blancs que sur les capillaires sanguins.

Cause épidémique-miasmatique. Quiconque a vu le choléra épidémique qui a ravagé avec tant de fureur Paris, ne peut nier l'influence d'une grande cause qui donne aux affections gastro-intestinales sporadiques plus ou moins régnantes, des caractères aussi terribles et aussi graves. Quelle est cette cause? est-elle dans l'air, dans l'eau ou dans la terre? enfin peut-on présumer qu'elle soit toute cholérique, c'est-à-dire seulement capable de faire naître le choléra?

Je ne doute pas que la cause épidémique du choléra ne soit atmosphérique, et n'ait le caractère miasmatique. Pour mieux l'apprécier, je la vois naître en Asie, de la décomposition des substances terrestres, sous l'action d'une forte chaleur humide, exercer sa maligne influence sur les Indiens prédisposés, comme je l'ai déjà dit, aux inflammations gastro-intestinales catarrhales ; attaquer toutes les populations voisines, également prédisposées, et parcourir une partie du globe, pour porter la dévastation dans les régions où elle a été précédée par une constitution atmosphérique favorable. Cette cause essentiellement délétère, pour montrer toute sa puissance, a besoin de s'associer à toutes les causes putrides et d'insalubrité qu'elle peut rencontrer, ou mieux encore de s'alimenter des résultats de ses effets.

D'après mon opinion sur les maladies épidémiques, je ne crois pas que la cause miasmatique du choléra ait un caractère spécifique qui lui soit propre. Je pense au contraire que c'est cette même cause qui fait éclore la fièvre jaune, le typhus pestilentiel, la suette, etc., suivant telle ou telle prédisposition de l'organisme sous l'influence de certaines constitutions atmosphériques.

La cause épidémique du choléra est miasmatique ; quoique par rapport à cette maladie, on la suppose née en Asie, je pense qu'elle peut émaner d'autres régions du globe, et que sans changer de caractère, elle produit dans telle contrée le choléra, dans telle autre la fièvre jaune, dans celle-ci le typhus, dans celle-là la suette, enfin dans d'autres une phlegmasie pulmonaire catarrhale , etc.

Je crois qu'on ne parviendra jamais à saisir le principe essentiel des épidémies , qui , comme celui de la vie, se dérobera toujours à nos moyens d'investigation, et qui n'est admissible et connu que par ses effets.

Quelle est la propriété de la cause épidémique-miasmatique du choléra sur l'organisme ? est-elle sthénique ou asthénique ?

Je vais reprendre ce que j'ai dit relativement à cette question, dans les considérations générales sur les affections miasmatiques-épidémiques, et l'appliquer au choléra. La cause épidémique de cette maladie, semblable à celle de la fièvre jaune, du typhus et des autres affections épidémiques, est essentiellement anti-vitale. Elle tend, par son action, à détruire ou à rendre nulle celle du principe vital pour le jeu de l'organisme et l'exercice des fonctions animales. Ainsi l'économie animale est soumise à deux grands principes : l'un la vivifie et soutient l'existence ; l'autre l'énerve, l'épuise et anéantit la vie.

C'est parce que la cause essentielle du choléra épidémique est asthénique et énervante, que tous les autres modificateurs qui affaiblissent, énervent et épuisent l'organisme, favorisent le développement de cette maladie. Si cette cause avait une propriété opposée à celle que je lui reconnais, son action ne serait-elle pas plus facile et plus prompte sur les individus forts et pourvus de beaucoup de vie ? Ne voyons-nous pas, dans les maladies sporadiques, les causes irritantes avoir une action plus prompte et plus facile sur le sujet sur-excité par la turgessence vitale ? D'ailleurs, si la cause épidémique du choléra était excitante, elle serait presque toujours déterminante ; tandis qu'il est démontré, par l'observation, que le plus souvent elle borne ses effets à une modification prédisposante, et qu'il faut une cause stimulante directe ou indirecte pour déterminer la maladie. Toutefois j'expliquerai bientôt qu'elle peut devenir déterminante dans quelques cas.

Quelle est la modification que produit dans l'organisme la cause épidémique du choléra ? La constitution épidémique du choléra est débilitante ; elle épuise et vieillit, pour ainsi dire, le pouvoir organique ; elle relâche les liens des forces vitales des organes, rend plus mobile l'action vitale et la prépare à la concentration sur ses foyers intérieurs, sous l'action de la plus légère perturbation ; elle altère la contractilité des vaisseaux capillaires blancs et sanguins, et les prédispose au flux et à l'extravasation. La cause épidémique du choléra énerve, affaiblit ; ce qui le prouve c'est que, sous l'influence de la constitution épidémique, on se sent accablé, moins apte, au moral et au physique, que dans l'état ordinaire de santé. Les troubles de la digestion sont très-faciles sous l'action de causes qui ordinairement sont sans effet, et je ne doute pas qu'ils ne proviennent de la langueur des voies digestives. Ce qui paraît démontrer cette dernière proposition, c'est que les alimens froids et insipides, tels que le laitage, les fruits, les farineux et les légumes, qui sont préférés et digérés très-facilement par des organes digestifs sur-excités, deviennent, alors, d'une digestion difficile, avec les troubles tels que malaise abdominal, borborygmes, selles liquides, qui accompagnent ordinairement les digestions incomplètes par des alimens qui ne sont pas pourvus suffisamment de principes digestifs, ou par l'atonie des organes digestifs. La cause épidémique du choléra porte donc atteinte à l'innervation, et toutes les autres influences modificatrices qui agissent dans ce sens favorisent ses effets. Ainsi les affections morales vives et soutenues, telles que celles déterminées par les calamités de la guerre, les troubles publics, par la terreur, jointes à la diminution du stimulus physique nécessaire au soutien de l'excitation organique, rendent plus facile et plus grande l'action épidémique. Lorsque l'organisme est ainsi préparé, le choléra peut éclater sans cause déterminante, et anéantir rapidement la vie. L'épidémie de Paris en a fourni beaucoup d'exemples. Dans ce cas, le principe vital, malgré ses efforts, succombe presque subitement sous le poids de la sidération.

Le sujet énervé par l'influence épidémique et par d'autres causes débilitantes, est, sous ce rapport, semblable à un vieillard ou à tout autre individu dont l'action organique est profondément altérée par des causes d'épuisement. En effet, chez ces derniers, l'excitation morbide est souvent avec une concentration vitale violente, et des réactions extrêmement graves. Chez les uns et les autres, le principe vital, pas assez riche pour protéger et défendre l'organisme dans toutes ses parties, est obligé de concentrer son action pour résister et lutter contre l'influence délétère : et c'est de ce démembrement de l'action vitale organique et de son inégale répartition, que résultent d'un côté l'asthénie, le refroidissement mortel d'une plus ou moins grande étendue de l'organisme; et de l'autre, l'excitation ardente d'autres parties. C'est ordinairement le centre organique qui est assailli par l'action vitale aux dépens de la périphérie qui se refroidit. La concentration vitale dans ses foyers naturels, quoiqu'elle s'opère pour sa conservation contre l'action des modificateurs délétères, est ordinairement provoquée par la stimulation morbide ou artificielle des surfaces intérieures, surtout de celle des voies digestives.

Comment la cause épidémique-miasmatique du choléra pénètre-t-elle l'économie animale ? N'altère-t-elle pas la propriété vivifiante du sang en même temps que l'innervation ? La cause épidémique du choléra pénètre sans doute l'organisme par la respiration, l'absorption cutanée, et par les organes digestifs. Introduite par ces voies, elle va attaquer directement le principe vital dans les papilles nerveuses, et le forcer à se concentrer dans ses foyers; c'est aussi de cette manière qu'elle agit sur les propriétés vitales de la peau. Cette cause altère l'hématose autant et plus dans le poumon au moment de l'oxigénation du sang, que par son rapport plus ou moins immédiat avec les vaisseaux déliés de la circulation. Quoique je ne doute pas de l'altération des solides dans le choléra, celle des fluides paraît moins contestable ; en effet, on trouve le sang et la bile beaucoup plus épais que dans l'état de santé ; ils ont une consistance plastique, qui, d'après l'analyse chimique, dépend de la diminution considérable de leurs parties séreuses et aqueuses. C'est cet épaississement du sang, qui en rend difficile la sortie dans la saignée. Je crois qu'à part l'action épidémique sur les propriétés vivifiantes du sang, la soustraction des parties aqueuses de ce fluide, de la bile et de l'urine, est opérée par la sécrétion abondante du mucus gastro-intestinal.

En résumé, la cause épidémique du choléra attaque l'innervation, affaiblit et relâche les tissus, spécialement les exhalans des voies digestives qui

y sont préparés, altère le sang ; et , par ces modifications, prédispose l'action vitale à la mobilité et
à la concentration sur les centres nerveux, principalement sur les plexus cardiaque , épigastrique
et abdominal, et conséquemment le centre de la
circulation et les organes digestifs à de grands
troubles morbides ; la peau à la cyanose , et le tissu
muqueux gastro-intestinal à une exhalation immodérée de fluides blancs.

Causes déterminantes. L'organisme modifié par
la constitution épidémique du choléra, a besoin
pour présenter les caractères de cette maladie ,
d'une cause excitante quelconque, qui, par son
action directe ou indirecte, dérange l'équilibre vital;
or, il n'y a pas de cause déterminante spécifique
du choléra, et tout ce qui diminue l'action vitale
à l'extérieur, ou l'appelle et l'accumule à l'intérieur, peut l'occasionner. Ainsi pour l'extérieur ,
le refroidissement de la peau , spécialement de
celle des pieds ou de l'abdomen, par l'exposition à
un courant d'air froid, humide, et surtout à la fraî.
cheur de la nuit , est une des causes déterminantes
les plus ordinaires du choléra. Les causes excitantes
internes , sont les excès de nourriture et de boisson ; les ingesta irritans , tels que viandes noires
ou trop succulentes, apprêts trop épicés, liqueurs
spiritueuses, vins du midi, substances médicamenteuses stimulantes ; l'abus, plus que l'usage des
plaisirs vénériens ; les passions vives de l'ame, telles
que la colère, la terreur, ou une émotion morale

subite quelconque. Ces causes sont celles des maladies sporadiques ordinaires, principalement de l'excitation morbide des voies digestives ; elles sont bien moins puissantes pour déterminer ces dernières, que pour faire éclore le choléra-épidémique. Toutefois, on observe que pour le développement des maladies sporadiques, elles ont plus d'effet sur les sujets faibles, énervés, irritables, qui, d'après la propriété que j'accorde à la cause épidémique, se rapprochent de ceux qui ont été modifiés par son influence. De sorte que les causes déterminantes du choléra-morbus épidémique sont ordinaires et très-faciles à apprécier.

Comment agissent ces causes pour le développement de l'affection cholérique ? La membrane muqueuse gastro-intestinale, prédisposée à l'irritation et à l'inflammation catarrhales, c'est-à-dire avec flux muqueux, par une constitution atmosphérique variable, soutenue, et, d'autre part, l'organisme entier, énervé, épuisé par l'influence épidémique, présentent un état d'opportunité très-favorable d'un côté, à la concentration vitale, et de l'autre, à l'accumulation morbide sur les voies digestives, sous l'action de tout modificateur capable de rompre l'équilibre organique. C'est en vertu de ces prédispositions que les causes déterminantes du choléra épidémique produisent d'aussi grands effets.

Invasion. Le choléra-morbus épidémique se déclare presque toujours subitement, immédiatement après, ou pendant l'action même d'une des causes déterminantes indiquées ci-dessus ; dans le plus haut degré d'intensité de l'épidémie, très-souvent son début est spontané et foudroyant : la cause épidémique est alors assez concentrée et assez forte pour rompre l'équilibre vital et faire naître les troubles morbides qui signalent le choléra. On a remarqué que l'invasion de cette maladie a lieu ordinairement dans la nuit, vers le matin. Quoi qu'il en soit, le début du choléra est toujours très-violent, et très-effrayant, parce que la vie se concentre avec une telle force sur ses foyers, que l'extérieur du corps devient glacé et cadavéreux, avec une expression affreuse de souffrance. Quels sont les phénomènes les plus saillans de l'invasion du choléra-morbus épidémique ? Ce qui frappe l'observateur, c'est le froid de la périphérie, la cyanose ; la surabondance vitale dans les centres nerveux de la vie animale et de la vie organique, conséquemment dans les voies digestives, le cœur et les poumons, par le service de la moëlle épinière et du nerf trisplanchnique ; l'excitation déréglée et spasmodique de ces viscères, et l'exhalation immodérée du mucus gastro-intestinal et quelquefois de la bile. En résumé, l'énervation, la mobilité de l'action vitale et la prédisposition du tissu muqueux gastro-intestinal à la sécrétion, expliquent l'invasion du choléra-morbus.

Symptômes. Je les diviserai en précurseurs et en pathognomoniques. Les premiers caractérisent d'une part, la prédisposition des voies digestives aux troubles morbides, et de l'autre, la modification de l'organisme par l'influence épidémique.

Lorsque la constitution épidémique du choléra règne dans une localité, toute la masse d'habitans soumise à son influence ressent, plus ou moins, certains effets, tels que lassitudes dans tous les membres, pesanteur de tête, insomnie, alourdissement de l'esprit, inappétence, constipation, urines rares et blanchâtres. Chez les sujets les plus disposés, par une débilitation antérieure, à recevoir l'influence épidémique, on remarque encore les signes précurseurs suivans : vertiges, étourdissemens comme lorsqu'on s'est exposé à la vapeur du charbon (on croit avoir devant les yeux une gaze); pâleur bleuâtre de la face, altération particulière des traits, regard extraordinaire, diminution de l'éclat des yeux ; ralentissement de la circulation, oppression, anxiétés épigastriques ; sentiment d'ardeur et de brûlure dans l'estomac, qui s'étend quelquefois jusqu'à la gorge, avec crampes dans les muscles des mâchoires, soif, désir des boissons froides ; élancemens passagers sous les fausses côtes ; borborygmes, presque toujours diarrhée muqueuse, par fois bilieuse et sanguinolente ; mollesse et état comme pâteux de l'abdomen ; refroidissement de la peau, frissons le long de l'épine du dos, et quelquefois sensation dans les cheveux, comme si on y avait soufflé de l'air froid ; le sang tiré des veines est noir, cailleboté, poisseux. Ces prodromes ou signes précurseurs qu'on trouve énoncés en partie dans l'instruction sanitaire de Paris, dans le rapport de l'Académie royale de médecine par M. Double, dans tous les mémoires sur le choléra asiatique, et que tous les médecins qui ont traité des cholériques ont pu observer, constituent déjà un premier degré de la maladie qu'on a désignée, à Paris, sous le nom de cholérine. Cet état précurseur ne démontre-t-il pas clairement les effets énervans ou débilitans de l'influence meurtrière de la cause épidémique ? au milieu de cette langueur générale, ne voit-on pas le cerveau, la moëlle épinière, le cœur, les poumons et surtout l'appareil digestif devenir le siége de la concentration vitale, et se préparer à réagir contre la cause délétère ? Ne retrouve-t-on pas ces mêmes phénomènes précurseurs dans la fièvre jaune et même dans le typhus.

Signes pathognomoniques. Si la concentration est brusque et violente, ce qui a lieu lorsque l'invidu a été fortement prédisposé, autant par la cause épidémique du choléra que par d'autres modifications énervantes, et que l'action déterminante soit forte, le malade succombe comme asphyxié, sans offrir de signes de réaction du principe vital. On remarque souvent cette sidération subite de l'action organique dans les maladies pestilentielles.

Lorsque la vie peut résister à l'attaque meurtrière de la cause épidémique-miasmatique du cholèra, aux phénomènes de la concentration vitale, tels que refroidissement général de la peau, surtout des extrémités inférieures, quelquefois sueur froide du tronc ; cyanose ou coloration bleue-bronzée de la peau, dans une étendue variable ; décomposition de la face qui est livide et terreuse ; affaissement sur eux-mêmes des yeux qui sont cernés d'un cercle plus livide que le reste du corps, et dont la sclérotique est amincie, parcheminée, comme ecchymosée ; froid du nez qui est effilé, des lèvres qui sont béantes, pâles et bleuâtres, et de la langue qui est large, froide, et d'un blanc nacré violacé ; faiblesse de la voix qui est cassée comme flûtée ; diminution notable de l'action du cœur, affaiblissement des fonctions respiratoires, expiration d'un air froid, concentration, et quelquefois disparition complète du pouls ; oppression, syncopes momentanées, fréquentes ; suppression entière des urines ; vomissemens et déjections alvines multipliées, liquides, de matières blanchâtres, comme mêlées de flocons albumineux : à ces phénomènes, dis-je, succèdent d'autres symptômes qui annoncent les efforts violens et désespérés de la nature pour se délivrer de cette masse d'action vitale qui opprime les principaux viscères. Ces efforts du principe conservateur contre une aussi grande atteinte à sa puissance, sont caractérisés par l'anxiété précordiale, une douleur vive et brûlante dans les différentes régions du conduit digestif, la crispation des traits de la face, qui lui donne le caractère dit Hippocratique ; l'ardeur, la sécheresse de la gorge, la soif ; les mouvemens convulsifs, les crampes douloureuses dans les membres, et quelquefois aussi sur les régions lombaire et abdominale ; les nausées, le hoquet, les vomissemens, les déjections alvines, de matières séro-albumineuses abondantes, ordinairement de saveur fade, rarement bilieuses, sanguinolentes et très-fétides ; sensibilité de l'abdomen, quelquefois tuméfaction douloureuse du foie ; contractions spasmodiques des extrémités inférieures, qui se rapprochent du tronc comme dans le tétanos ; mouvemens ondulatoires et très-douloureux des muscles des membres qui néanmoins n'offrent aucune résistance à la pression ; prostration extrême, pesanteur considérable du corps comme une masse de plomb que le malade tourne et ne peut soulever ; action redoublée du cœur, suivie de son ralentissement progressif et de la mort. L'agonie, quelquefois calme, est d'autres fois très-douloureuse.

Au milieu de cette scène de souffrance, le cerveau conserve souvent l'intégrité de ses fonctions intellectuelles ; et d'autres fois la surdité, les tintemens d'oreille, la cécité, la dilatation des pupilles dénotent sa participation active aux troubles morbides.

Si la nature favorablement secondée, l'emporte dans le combat, la peau s'échauffe, devient moite, et reprend sa couleur naturelle ; le pouls se relève, le malade éprouve le besoin du sommeil, et alors, l'équilibre vital peut se rétablir bien vîte, et la convalescence se prononcer.

Signes consécutifs. Quelquefois la phlegmasie gastro-entérique se montre avec tous les caractères qui lui sont propres, tels que rougenr des bords de la langue, douleur profonde et chaleur à l'épigastre, petitesse et accélération du pouls, etc. Cette phlegmasie se montre rarement franche au milieu d'une aussi grande altération des propriétés vitales : Le plus souvent elle présente, comme dans le typhus, la fuliginosité de la bouche, la prostration, la stupeur, etc.

D'autres fois la méningite, la péripneumonie, des douleurs rhumatismales, des fièvres intermittentes, l'hépatite, accompagnent ou succèdent au choléra.

Les signes caractéristiques du choléra servent à le distinguer du typhus et de la fièvre jaune, avec lesquels il n'a de rapprochement que par la cause épidémique qui, je le répète, produit des effets différens dans ces trois espèces de maladies, suivant sa force, la prédisposition organique et la nature des modificateurs auxquels elle s'allie.

Siége. D'après tout ce qui précède sur l'histoire du choléra-morbus épidémique, il est certain que cette cruelle affection établit d'abord son siége dans les centres nerveux, le cerveau, la moëlle épinière et les nerfs ganglionnaires; que l'accumulation vitale se répand de là dans les viscères et organes les plus rapprochés de leur influence, tels que le cœur, les poumons, les voies digestives et les muscles ; et que l'estomac et les intestins, en vertu de leur prédisposition à l'irritation et à l'inflammation catarrhales, deviennent pour ainsi dire l'arc-boutant de l'état maladif. L'altération du sang est produite autant par l'action immédiate de la cause cholérique, que par la lésion vitale de l'organisme, le trouble des fonctions respiratoires, et la sécrétion muqueuse-gastrique immodérée : en sorte que le choléra étend son siége sur la circulation.

Ainsi ne voir le choléra épidémique que dans les voies digestives, ou ne faire participer qu'accidentellement ces dernières à ses funestes effets, c'est s'écarter également de la vérité. La plupart des médecins sont d'accord sur ce point.

Pronostic. Le choléra qui dévaste endémiquement l'Inde depuis des siècles, et qui décime épidémiquement, depuis deux ans, les Européens, est une maladie toujours très-grave. Qu'on cesse de s'écrier contre la pauvreté de la science pour combattre ce fléau, parce que la médecine qui n'a pas pu encore atteindre et qui probablement n'atteindra jamais sa cause essentielle, malgré toutes les recherches, restera toujours très-souvent impuissante contre ses formidables effets.

Le pronostic du choléra-morbus épidémique est d'autant plus grave que le sujet affecté est davantage énervé par des causes débilitantes antérieures, ou qu'il est porteur de quelque affection chronique interne, surtout d'une gastro-entérite. Le pronostic varie encore suivant l'âge, la constitution des individus et une infinité de circonstances concomitantes de l'épidémie. En général les jeunes gens et les sujets forts supportent et échappent plus facilement aux effets meurtriers du choléra que les vieillards et les personnes affaiblies. (Il n'en est pas de même pour les affections aiguës sporadiques franches.) La terreur et les excès rendent toujours plus graves le début du choléra.

Une réaction prompte avec élévation du pouls et retour de la chaleur à la peau est toujours de bon augure dans le choléra-morbus.

Nécroscopie. Les propositions que j'ai émises sur le choléra, se trouvent en grande partie justifiées par l'autopsie. Lorsque le sujet est foudroyé par le choléra, et qu'il succombe presque sans réaction vitale, l'ouverture de son corps ne montre aucune lésion appréciable de tissus. En effet quelles traces morbides peut-on trouver dans le cholérique, lorsque le principe vital subitement frappé par la cause délétère, est poursuivi et anéanti dans ses centres nerveux sans pouvoir réagir? Ici l'on meurt asphixié; mais comme le sang accompagne la vie dans sa concentration, la nécroscopie laisse voir les principaux viscères, le cerveau, la moëlle épinière, le cœur, les poumons, le foie, les reins et les vaisseaux des organes digestifs, gorgés d'un sang noir, visqueux; c'est moins le cerveau et la moëlle épinière que leurs membranes qui sont in-jectées de sang.

Pour peu que la nature, résistant au poids de la concentration vitale, ait réagi, l'autopsie met à découvert presque toujours une lésion plus ou moins prononcée des voies digestives. Cette lésion consiste en une rougeur plus ou moins inflam-matoire de la membrane muqueuse gastro-intesti-nale, qui varie en intensité, depuis le rose (hor-tensia) jusqu'au violet foncé, et qui est d'autant plus profonde dans l'épaisseur de la membrane, que cet organe était le siége d'une phlegmasie chronique antérieure.

Lorsque le choléra a été livré à la nature et que le malade a succombé à l'abondance du flux mu-queux, on trouve le tube digestif gorgé du liquide des évacuations ; après qu'on l'a vidé de ce liquide blanchâtre, albumineux, on rencontre sur sa mem-brane interne, une couche d'humeur muqueuse dont la partie la plus rapprochée de la membrane est d'un blanc jaunâtre et ressemble un peu à du pus épais. C'est sans doute cette matière qui, dé-tachée et suspendue dans les liquides, leur donne la couleur laiteuse et l'apparence floconneuse. Le tissu muqueux, débarrassé de l'humeur qui le re-couvre, se montre rose avec injection des vais-seaux ; il paraît moins enflammé qu'irrité.

Quand les cholériques succombent après avoir subi un traitement quelconque, qui a suspendu ou seulement modéré les évacuations, la membrane muqueuse gastro-intestinale se présente toujours plus ou moins enflammée ; sa rougeur inflammatoire est d'autant plus vive que le traitement a été davantage stimulant, et que le sujet a été moins saigné. Dans ce cas, on trouve souvent des ecchymoses et des exsudations sanguines partielles ; on rencontre aussi des taches gangreneuses.

L'irritation ou la phlegmasie de la membrane muqueuse gastro-intestinale, presque toujours constante dans les cadavres des cholériques qui ont succombé après la réaction du principe vital contre la cause délétère, n'est pas toujours la seule lésion qu'on observe. On découvre quelquefois, quoique rarement, de l'inflammation dans quelques parties des membranes du cerveau ou des poumons. L'intérieur des os présente souvent une couleur rouge qui, déterminée, sans doute, par un épanchement sanguin, atteste à la fois la violence de la concentration et la profonde altération de la contractilité des tissus par la cause épidémique du choléra.

D'après cet exposé nécrologique, établi sur les recherches cadavériques faites dans l'épidémie de Paris, il paraît évident que lorsque le cholérique succombe rapidement à la concentration foudroyante de l'action vitale, on ne distingue, à l'autopsie, que des traces de congestions sanguines, et que ce n'est qu'après les efforts de réaction du principe vital, qu'on trouve, dans les viscères où il s'était concentré, des preuves d'irritation ou de phlegmasie. La part active que prend l'estomac dans tous les grands troubles morbides, et la prédisposition de ce viscère et des intestins à l'irritation et à l'inflammation catarrhales, expliquent suffisamment la fréquence des lésions de la membrane muqueuse gastro-intestinale qu'on rencontre dans les cadavres cholériques.

Traitement préservatif. Il est peu de maladies contre lesquelles les précautions hygiéniques aient autant de pouvoir, pour les prévenir, que contre le choléra-morbus épidémique. La prophylaxie du choléra doit reposer essentiellement sur la modification de l'organisme par l'influence épidémique, et sur la prédisposition des voies digestives aux troubles morbides.

J'ai établi d'une part que l'organisme est débilité, asthénifié, pour me servir du langage de Brown, par la cause épidémique du choléra ; que les tissus, principalement les vasculaires capillaires, perdent leur contractilité et acquièrent une prédisposition aux flux blancs ou sanguins, et, qu'en vertu de cette modification, l'irritabilité devient plus grande et l'action vitale plus mobile. D'autre part, j'ai reconnu une prédisposition des organes digestifs à devenir l'arc-boutant des mouvemens morbides du choléra, qui naît sous l'influence d'une certaine constitution atmosphérique et de l'excitation directe ou indirecte de la membrane muqueuse gastro-intestinale. Partant de ces données, et ne pouvant éloigner l'influence épidémique, le traitement prophylactique du choléra consiste,

d'un côté, à produire une modification organique opposée à celle de la cause épidémique, et, de l'autre,
à écarter des organes digestifs les causes qui tendent à les exciter, à troubler leurs fonctions digestives, et à favoriser l'exhalation muqueuse gastro-
intestinale. Ainsi cela se réduit à deux grandes indications qui consistent : la première, à soutenir
l'action vitale organique, protéger son équilibre
normal et fortifier la contractilité de la fibre ; la
seconde, à maintenir la tonicité naturelle des organes digestifs, et à les défendre contre toutes les
impressions directes ou indirectes, capables de la
diminuer ou de l'augmenter.

Pour satisfaire à la première de ces indications,
il faut éviter toutes les causes énervantes, telles
que les excès vénériens, les affections profondes
de l'ame, surtout la terreur, les études forcées,
les veilles prolongées qui, en épuisant l'action organique, accroissent l'excitabilité nerveuse et la rendent plus mobile ; il est très-utile aussi d'agir contre
les causes qui, telles que les pertes considérables
de sang, les évacuations abondantes, les sueurs
excessives, une alimentation trop végétale, le séjour dans un lieu humide, etc., diminuent la
contractilité des tissus. D'après cela, il faut une
sage continence, le calme de l'ame, le repos suffisant de l'esprit et du corps, la diminution ou la
suppression des hémorragies, qui ne sont pas en
rapport avec un état pléthorique ; éviter l'abus des
saignées et des remèdes évacuans ; si la saison le

permet, préférer les bains froids aux bains tièdes ; faire usage d'une nourriture composée de végétaux et de substances animales dans les proportions relatives à la force normale des organes digestifs, et aux besoins de l'assimilation ; éviter les spiritueux ; préférer les toniques, tels que le vin, la bière, le thé et le café, qui suffisamment affaiblis, maintiennent la contractilité des tissus, sans augmenter leur irritabilité ; exercer de temps à autre, sur toute l'habitude du corps, des frictions sèches ou avec des liqueurs un peu toniques, comme la décoction légère de quinquina ou le vin aromatique suffisamment mitigé ; enfin choisir autant que possible une habitation sèche et élevée.

La seconde indication relative aux organes digestifs, a pour but essentiel de prévenir aussi-bien leur atonie que leur sur-excitation, en un mot, d'assurer le libre exercice de la fonction digestive. Pour arriver à ce but, il convient de prescrire en général les alimens de facile digestion, et suffisamment pourvus de principes alibiles, dont on modifie l'usage suivant l'état individuel. Ainsi on pourra choisir parmi le bœuf, le mouton, les viandes blanches bouillies ou rôties, les œufs, le laitage, les végétaux doux et non purgatifs, préférablement les racines farineuses, les fruits bien mûrs, et seulement des espèces mucoso-sucrées. Il ne faut pas plus s'attacher à une nourriture purement végétale, qu'à une nourriture entièrement animale. Dans l'état normal, les voies digestives se trouvent toujours mieux d'un mélange de viandes et de végétaux. Il est utile de favoriser la digestion par une boisson légèrement tonique ; celle qui convient le mieux, et qui est en rapport avec le goût habituel, surtout en Europe, est l'eau vineuse, l'eau gazeuse et la bière pure ou coupée. On doit préférer les vins légers en couleur et modérément spiritueux ; la bière doit être peu fermentée.

Pour prévenir l'excitation du tube digestif qui est si favorable au développement du choléra, il faut non-seulement éviter les alimens épicés, ou les alimens insipides et aqueux, les boissons trop spiritueuses ou trop atoniques, mais aussi faire usage modérément des alimens convenables ; éviter de surcharger l'estomac, et faire en sorte de ne jamais satisfaire pleinement l'appétit. Par ce régime, on met l'estomac et les intestins à l'abri des troubles morbides qu'enfantent habituellement les mauvaises digestions.

Sous la protection de ces moyens hygiéniques, la modification de l'organisme par l'influence épidémique, est moins facile, et les causes déterminantes du choléra ont aussi moins de prise.

Dans l'état actuel de nos connaissances, il n'y a aucun moyen d'atténuer directement la cause épidémique du choléra. Cette cause appréciable seulement par ses effets, s'est dérobée jusqu'à présent, et se dérobera peut-être toujours à toutes les recherches ; de sorte qu'il est facile d'apprécier l'impuissance des amulettes et de toutes les préparations anti-épidémiques, anti-cholériques vantées moins par les gens de l'art que par les spéculateurs de tous les genres. Sans analyser cette monstrueuse polypharmacie préservative du choléra, je me bornerai à dire que l'expérience a constaté non-seulement les mauvais effets de ces drogues sur la santé; mais encore, que, dans beaucoup de cas, loin de prévenir le choléra, elles en favorisent le développement.

Toutefois, quoique l'influence épidémique soit bien au-dessus de tous nos moyens d'attaque, nous pouvons en affaiblir l'action, en éloignant d'elle toutes les causes d'insalubrité qui alimentent les foyers d'infection. Ainsi, l'assainissement des différentes localités par la suppression des eaux stagnantes, des bourbiers, des immondices et de tous les produits de la décomposition des substances végétales et animales, et par la désinfection des habitations au moyen du chlore gazeux, des lavages au chlorure de chaux liquide, ou du blanchiment des murs avec du lait de chaux, est la base des moyens sanitaires propres à tempérer l'influence délétère de la cause essentielle du choléra. Il faut ajouter à cela les plus grands soins de propreté relativement aux personnes saines, aux malades et à tous les objets avec lesquels ils sont en rapport. Il convient de prévenir, dans une épidémie, les grandes réunions d'hommes qui altèrent des masses d'air atmosphériques, d'où s'échappent des exhalaisons putrides. Cette précaution doit s'appliquer surtout aux sujets malades, cholériques ou non, qu'il faut placer dans des hôpitaux ou dans des ambulances établis dans des positions aussi salubres que possibles ; il est aussi très-important d'éloigner les uns des autres ces établissemens, et d'isoler autant que possible les sujets infectés, non que je croie à la contagion, mais parce qu'il est reconnu que l'infection de l'air par les émanations putrides de toutes sortes, favorisent la propagation du choléra qui, d'ailleurs comme toutes les autres maladies pestilentielles, semble s'alimenter de ses produits : par la même raison, il faut faire surveiller les inhumations, de manière que les corps soient enterrés assez profondément et recouverts d'une couche de chaux, pour précipiter la décomposition et prévenir les exhalaisons putrides.

De tous les topiques conseillés pour préserver de l'action de la cause miasmatique des épidémies, l'huile d'olive, surtout en frictions, a été employée avec un succès incontestable, aussi-bien contre le choléra, que contre la fièvre jaune et le typhus. Je pense qu'en étendant l'usage de l'huile d'olive douce à l'intérieur, plutôt comme condiment que comme médicament, on peut en obtenir de plus grands effets, soit peut-être en gênant l'absorption de la cause miasmatique de l'épidémie, autant par la peau que par la membrane muqueuse des voies digestives, soit aussi et plus encore, en protégeant la sensibilité de ces organes.

Le traitement prophylactique du choléra-épidémique consiste encore à éloigner autant que possible ses causes déterminantes. C'est ordinairement par le refroidissement de la peau, par la sur-excitation de la membrane muqueuse gastro-intestinale, ou par toute stimulation quelconque capable de rompre l'équilibre vital, qu'est déterminée l'invasion du choléra. Pour l'empêcher, il convient donc de soustraire, autant que possible, l'action vitale extérieure au refoulement subit par le froid en maintenant suffisamment couverte la peau, principalement durant les nuits fraîches, après des journées chaudes, ou par une température variable. Dans ce cas, on prévient le refroidissement des pieds et du ventre, reconnu si favorable au développement du choléra, en faisant porter habituellement des chaussons et des ceintures de flanelle. L'expérience a prononcé en faveur de l'utilité de ces moyens. Il faut aussi, dans la même intention, éviter de se tenir dans l'inaction, exposé à la fraîcheur de la soirée ou de la nuit.

Je pense que pour maintenir la vie à l'extérieur, et prévenir sa concentration, il est utile d'exercer des frictions sur la peau, et d'exciter légèrement cet organe de temps à autre, soit par des pédiluves et des manuluves un peu stimulans, soit par des sinapismes légers, promenés sur les différentes régions du corps. Cette excitation artificielle à l'extérieur, est préférablement applicable aux sujets dont la peau est naturellement froide et peu irritable.

Pour prévenir les excitations internes, favorables

au développement du choléra, il faut éloigner des voies digestives tous les ingesta, qui, par leur propriété irritante ou leur nature indigeste, peuvent troubler la digestion, exciter la membrane muqueuse gastro-intestinale, et favoriser la concentration vitale.

En résumé, la prophylaxie du choléra se réduit aux préceptes suivans :

1.º Détruire ou combattre par tous les moyens sanitaires connus les causes d'insalubrité qui rendent plus prompte et plus meurtrière l'influence épidémique ;

2.º Tonifier l'organisme sans l'irriter, pour le faire résister à l'action débilitante de la cause essentielle du choléra, et, dans cette intention, éloigner toutes les modifications énervantes appréciables, directes ou indirectes ;

3.º Protéger et maintenir l'harmonie des différentes fonctions vitales de l'économie animale, spécialement celles de la peau et des organes digestifs, par le calme du corps et de l'esprit, par l'exercice modéré et accoutumé des aptitudes physiques et morales ; en empêchant le refoulement de l'action vitale extérieure ; en maintenant l'excitation normale et régulière des organes de la digestion, par la sobriété et l'usage modéré et proportionné à la force digestive de l'estomac, et aux besoins de l'assimilation, d'alimens sains, légers, de facile digestion, suffisamment nutritifs, toujours en quantité au-dessous de l'appétit, et de boissons légèrement toniques ; enfin, en éloignant autant que possible tous les modificateurs capables de déranger l'équilibre vital, autant par l'excitation physique que par l'influence morale.

Il est sûr, et l'expérience l'a démontré, qu'au moyen de ces règles de l'hygiène, on peut se maintenir en santé au milieu d'une épidémie de choléra; mais que de difficultés pour soumettre les populations aux mesures sanitaires, pour vaincre les préjugés, et réprimer les vices habituels ! Aussi, l'hygiène n'a-t-elle de pouvoir dans les épidémies que sur les classes éclairées, ou sur les individus tels que les militaires et les élèves des colléges, qui, par raison ou par obéissance passive, se soumettent aux règles prescrites. C'est pour cela qu'en général le choléra-morbus, comme toutes les s maladies pestilentielles, s'attaque préférablement aux classes ouvrières. Toutefois, pour les gens raisonnables et soumis aux précautions hygiéniques, que de circonstances imprévues et dont on ne peut pas souvent maîtriser l'impression, viennent en un instant en détruire les heureux effets, troubler l'harmonie de l'action vitale, et prédisposer à l'influence épidémique ! C'est principalement les affections morales, le chagrin, la colère, la terreur, qui paralysent la puissance hygiénique, et la ferme résolution de s'y soumettre.

Lorsque le choléra épidémique a fixé sa résidence dans une ville, et qu'il y a établi un foyer d'infection, est-il prudent de s'en éloigner ? Il est sans doute très-naturel de fuir son ennemi pour se soustraire à ses coups ; néanmoins la plupart des médecins de Paris, durant la dernière épidémie, ont engagé leurs cliens et leurs amis à ne pas quitter la ville pour voyager, par la crainte de l'invasion du choléra en route. Il est peut-être imprudent de faire un long voyage, étant pénétré de la cause épidémique, parce que l'excitation presque inévitable qu'on éprouve dans ce cas, peut devenir cause déterminante du choléra qu'on aurait peut-être évité au sein de l'épidémie, au moyen de précautions hygiéniques. On a grand nombre d'observations de personnes qui, parties de Paris au moment de l'épidémie, ont éprouvé le choléra en route, ou peu de temps après leur arrivée. Toutefois il est très-important, lorsqu'on peut se déplacer, d'abandonner la ville infectée par le choléra, non pour fuir au loin, mais pour prendre une habitation aux environs, dans une position élevée et salubre. Quand on ne peut quitter la ville, il faut autant que possible, abandonner le quartier, la maison infectée, et en général, dans les déplacemens de ce genre, s'éloigner des endroits bas, humides, peu aérés, du voisinage des rivières, des mares, etc., où le choléra fixe préférablement ses ravages.

L'irritation ou l'inflammation chronique des organes de la digestion étant très-favorable au développement du choléra épidémique, il est très-utile de la combattre par un régime approprié, qu'on concilie autant que possible avec les moyens hygièniques anti-épidémiques. C'est ici qu'on reconnaît l'impossibilité, même le danger de soumettre indistinctement tous les individus aux mêmes règles sanitaires. C'est en vain que l'on voudrait préserver du choléra le sujet dont le tube digestif est le siége d'une souffrance chronique, en lui prescrivant l'usage de la viande et d'une boisson tonique. Ses meilleurs préservatifs à lui, sont le laitage, les fécules, les œufs, les viandes blanches dont il fait habituellement usage, ou qu'il doit employer pour calmer et faire résoudre l'irritation gastro-intestinale, obtenir de meilleures digestions, soutenir la nutrition et se défendre contre l'influence épidémique. C'est surtout la diarrhée habituelle ou accidentelle qu'il faut combattre aussi rapidement que possible, autant par la suppression des alimens ou des boissons qui l'occasionnent, que par un régime doux et quelques astringens. Dans ce cas, une saignée de sangsues à l'anus, est quelquefois très-utile pour enlever l'irritation fixée sur le gros intestin.

Traitement curatif. Les indications curatives du choléra-morbus épidémique, reposent naturellement sur sa période de concentration ou algide, et sur celle de réaction.

Malgré la diversité des opinions médicales sur les moyens à employer contre le choléra asiatique, on s'accorde généralement sur la nécessité de porter à l'extérieur, au début de la maladie, la vie violemment concentrée. L'indication de cette médication est instinctive : n'est-il pas en effet tout naturel de réchauffer le cholérique qui est glacé et cadavéreux à l'extérieur, tandis qu'il est consumé à l'intérieur par une chaleur ardente ?

Toutefois, on ne s'entend pas aussi-bien sur le mode de révulsion : les uns cherchent à pousser l'action vitale de l'intérieur à l'extérieur par des stimulans diffusibles ; d'autres se bornent à l'excitation artificielle de la peau, par les applications chaudes, et aux réfrigérans à l'intérieur ; enfin, ceux-ci, en très-grand nombre, combinent ces différens moyens.

Pour exposer avec quelque précision le traitement du choléra, il faut en suivre l'application dans les différens degrés de la maladie.

Lorsque le choléra-morbus se présente sous l'état précurseur que l'on désigne sous le nom de cholérine, il faut s'attacher à combattre les anxiétés épigastriques, le vomissement, les coliques, la diarrhée et autres troubles de l'excitation des organes digestifs qui le caractérisent, par le repos, la diète, les boissons adoucissantes, mucilagineuses, accidulées, froides et en petite quantité, et quelquefois la glace pure. La saignée par la lancette et les émissions sanguines locales, sur les différentes régions du ventre et à l'anus, deviennent d'une utilité indispensable chez les personnes jeunes, d'une constitution pléthorique, et lorsque l'irritation gastro-intestinale tend à devenir inflammatoire. Il faut favoriser cette médication par une révulsion à l'extérieur, au moyen des frictions, du colorique appliqué sous différentes formes, et des applications sinapisées.

Dès que la concentration vitale, le refroidissement de la peau, le malaise avec anxiété à l'intérieur, le soulèvement d'estomac, etc., annoncent la période algide, il faut aussitôt chercher à en suspendre la marche, par la méthode abortive qui est généralement susceptible de succès au début de toutes les maladies aiguës. Elle consiste à arrêter le départ de l'action vitale en la rappelant et la fixant à l'extérieur, et à suspendre son accumulation sur les viscères intérieurs, spécialement vers le centre épigastrique qui devient ordinairement le siége du foyer morbide du choléra. Pour arriver à ce résultat, on met le malade dans un bain chaud, ou préférablement dans un bain de vapeur ; on le place ensuite dans une couverture de laine chaude avec laquelle on le frictionne sans le découvrir ; on entoure ses extrémités et ses flancs de briques, de fers, de sachets de cendre, de sable, chauds, de boules d'eau chaude qu'on place en dehors de la couverture de laine.

Si la nature n'a pas encore réagi contre la concentration par les vomissemens, les douleurs convulsives, on favorise la révulsion par l'infusé de coquelicot seul ou uni au tilleul, ou par du punch léger selon le tempéramment du malade et ses habitudes ; en même temps, on applique sur toute la surface abdominale, un large cataplasme de ris crevé, très-chaud et saupoudré de moutarde ; on peut ajouter encore à cette excitation cutanée par l'urtication.

Si l'estomac est surchargé d'alimens, que le malade n'ait pas encore vomi, que les signes de l'indigestion entrent dans les prodrômes du cholera, et que le sujet présente une constitution lymphatique muqueuse, on administre préférablement le thé ou l'ipécacuanha.

Pour peu que le sujet soit sanguin, il ne faut pas hésiter à lui ouvrir une veine du bras et lui tirer une quantité de sang, proportionnée à sa force. Ici, la saignée, en diminuant les congestions sanguines, favorise la révulsion. C'est dans ce premier mouvement de la maladie, que beaucoup de médecins emploient l'émétique, et préférablement l'ipécacuanha, pour faire avorter la concentration, ou pour enrayer l'excitation gastro-intestinale. Je pense que l'action révulsive du vomitif, qui a eu un succès remarquable contre le choléra, en Russie et en Allemagne, quoique moins capable d'aussi bons effets sur les Français, provoquée à propos, peut devenir avantageuse dans beaucoup de cas.

Quand, par cette médication perturbatrice-révulsive, on parvient à réchauffer la peau, à exciter la transpiration, à rendre la circulation et la respiration plus libres, et par conséquent à rétablir l'équilibre vital et l'harmonie des fonctions, il ne reste plus qu'à employer les délayans, à tonifier peu à peu le sujet, et à maintenir la peau dans des conditions non favorables au refroidissement et à l'impression de la cause épidémique. C'est alors qu'on conseille les boissons délayantes acidulées, quelques lavemens avec ces mêmes liquides, des petites doses de vin de Bordeaux pur ou coupé avec de l'eau, selon la susceptibilité de l'estomac du malade et ses habitudes ; des frictions sur toute l'habitude du corps avec l'huile d'olive, d'amandes douces ou de camomille, suïvant le degré d'irritabilité des sujets ; des vêtemens de flanelle et des alimens légers et privés d'épices.

Mais, lorsque la période algide résiste et s'accroît, que la cyanose fait des progrès, et que, sous l'influence de la violente concentration vitale, les anxiétés, les angoisses, les crampes, les évacuations abondantes par le haut et par le bas, épuisent rapidement la vie, il faut une médication plus active. Dans ce cas, les ressources thérapeutiques doivent être dirigées contre la concentration vitale et sanguine, la douleur spasmodique, effet de la réaction nerveuse, et contre l'exhalation muqueuse gastro-intestinale immodérée. Les moyens qui promettent le plus de succès dans cette médication, sont la glace et l'opium à l'intérieur, les forts révulsifs à l'extérieur, et les évacuations sanguines.

Ainsi, pendant qu'on excite la peau des extrémités et du dos par tous les moyens imaginables, principalement par les fomentations chaudes de vinaigre sinapisé, l'urtication et les frictions d'ammoniaque liquide, on administre à l'intérieur, par petits morceaux, de la glace pure ou arrosée de quelques gouttes de laudanum; à défaut de glace, on donne, par cuillerées, de l'eau aussi froide que possible, acidulée avec le suc de citron, et à laquelle on ajoute aussi quelques gouttes de laudanum, environ deux gouttes par cuillerée, toutes les heures, jusqu'à la diminution du spasme et des évacuations : il faut, en même temps, ouvrir plusieurs veines pour obtenir l'émission d'une certaine quantité de sang. Je crois qu'il est très-convenable, dans ce cas, de faire précéder l'application des sangsues sur les différentes régions du ventre, de fomentations froides et acidulées, et bientôt à la glace, pour maîtriser plus promptement les mouvemens morbides de la concentration, spécialement la douleur et le flux des voies digestives, et favoriser la réaction. Alors, si l'affection ne se résout pas, la phlegmasie gastro-intestinale se prononce, et c'est le moment des saignées locales à l'épigastre et sur les autres régions où l'inflamation se déclare, des cataplasmes chauds sur les piqûres, pour faire couler le sang, et des boissons douces acidulées à l'intérieur.

Jusqu'au moment de la réaction qui se prononce par le retour de la vie et du sang à la périphérie, et par la violente irritation des viscères qui ont été le siége de la concentration, principalement les organes digestifs, on n'a eu affaire qu'à des congestions sur les centres nerveux, et à une forte sur-excitation de la membrane muqueuse du tube digestif avec exhalation immodérée de mucosité. L'action sédative et astringente de la glace, jointe à celle du laudanum et des acides, n'agit-elle pas dans ce cas à la fois contre l'élément douloureux, contre le flux et contre la concentration, en repoussant la vie et le sang à la périphérie où ils sont appelés par les révulsifs? Les effets ordinaires de toutes actions de ce genre, ne sont-ils pas l'irritation et l'inflammation?

Si le cerveau prend une part active à la concentration vitale de la période algide du choléra, il faut appliquer de la glace sur la tête, et plus tard, des sangsues.

Une considération importante à observer dans le traitement curatif du choléra épidémique, c'est de n'administrer la glace et les boissons froides, qu'à petites doses, dans le fort de la concentration et des vomissemens, parce que, l'absorption étant presque nulle, les ingesta liquides s'ajoutent à l'humeur des évacuations et augmentent le flux. Ce n'est que lorsque la réaction commence à s'opérer, et que la membrane muqueuse reprend comme les autres organes la liberté de ses facultés vitales, que l'absorption étant devenue possible et même accrue par l'inflammation, on peut permettre des boissons à peu près proportionnément à la soif.

De la période de réaction du choléra surgit donc le plus souvent la gastro-entérite qui réclame les anti-phlogistiques ordinaires.

Je résumerai le traitement curatif du choléra épidémique ainsi qu'il suit :

Les seules ressources de la nature sont presque toujours insuffisantes pour la guérison du choléra-morbus asiatique. Toutes les fois qu'on peut agir au début, il faut essayer de faire avorter la période algide ou de concentration du choléra, par une puissante excitation cutanée, favorisée par quelques sudoriques et quelquefois par l'émétique. C'est alors que toute méthode perturbatrice peut être couronnée de succès.

Dès que la concentration est établie et que le principe vital fait des efforts pour réagir, il faut accroître la stimulation révulsive à l'extérieur, administrer à l'intérieur la glace ou la limonade très-froide, en petite quantité à la fois, unie à quelques gouttes de laudanum, et chercher en même temps à faire couler du sang d'une ou deux veines par la saignée avec la lancette. Je conseille d'ajouter à ces moyens les fomentations froides et à la glace sur l'épigastre, et de les cesser aussitôt que la réaction se prononce, pour les remplacer par les saignées locales et les cataplasmes chauds ; c'est à cette époque qu'on peut augmenter les boissons et qu'on est obligé de suspendre la glace, pour la reprendre si la concentration s'accroît de nouveau. Dans cette période du choléra, les stimulans diffusibles, les vomitifs et autres modificateurs perturbateurs ont des effets dangereux, en contrariant presque toujours les efforts salutaires de la nature, et accroissant les produits inflammatoires de la réaction.

La victoire de la puissance vitale met à découvert des phlegmasies, spécialement celle du tube digestif, que l'on combat par les anti-phlogistiques. Ces principes généraux de thérapeutique, fondés sur l'observation, et parfaitement en harmonie avec ma théorie sur l'influence épidémique du choléra, doivent être modifiés à l'infini, selon l'âge, le tempérament du sujet, la violence des symptômes et une foule de circonstances qu'on ne peut bien apprécier qu'au lit des malades.

La convalescence des cholériques réclame la plus grande attention du médecin. Il faut se garder de considérer toujours comme sauvés les sujets qui ont échappé au grand orage morbide du choléra ; très-souvent on les voit succomber plus tard aux accidens consécutifs. L'organisme reçoit une atteinte trop profonde dans cette cruelle maladie, pour ne pas conserver long-temps de l'irritabilité dans le système nerveux musculaire et dans les organes digestifs. C'est alors qu'un régime très-doux, approprié à l'état des voies digestives, et que l'observation des règles de l'hygiène qui tendent à rétablir l'harmonie des fonctions vitales, et à protéger l'organisme contre l'influence épidémique sans cesse agissante, deviennent très-utiles pour assurer le rétablissement de la santé et prevenir une nouvelle attaque de choléra.

Traitement homéopathique. Les succès de la mé-

decine homéopathique contre le choléra épidémique, obtenus par quelques médecins du nord, et
qui, d'après quelques relations, seraient beaucoup
plus nombreux que ceux produits par les autres
méthodes de traitement, m'ont d'abord embarrassé.
Toutefois après y avoir bien réfléchi et en admet-
tant que les rapports ne soient pas exagérés, j'explique aussi physiologiquement que possible, de la
manière suivante, les effets de cette médication :
Les remèdes homéopathiques employés contre le
choléra sont le camphre, l'ipéca, le veratrum, le
mercure soluble, le cuprum aceticum, le phos-
phore, l'acide hydro-cyanique, l'arsenic, la ci-
cuta, la nux, etc. Plusieurs de ces substances
administrées seulement à un vingtième de grain,
quoique incorporées exactement dans des poudres
inertes, aggraveraient indubitablement les accidens
du choléra, en offrant, aux surfaces digestives souffrantes, des molécules trop larges, trop capables
d'exciter l'irritation et l'inflammation ; mais divisées
à quelques centièmes ou millionièmes de grain, et
exactement triturées et mêlées à une certaine quantité de poudre inerte, quoique incapables d'irriter
et de phlogoser la membrane muqueuse gastro-
intestinale, elles conservent peut-être encore assez
d'action sur la sensibilité des tissus organiques,
pour augmenter la contractilité des vaisseaux de la
membrane muqueuse gastro-intestinale, modérer
ou suspendre les évacuations, et pour étendre leurs
effets astringens sur tout l'organisme, au moyen de

l'absorption. Toutes les fois qu'un stimulant quelconque n'agit pas assez fortement pour irriter et enflammer le tissu avec lequel il est en rapport, il produit une astriction ; ainsi je reconnais aux remèdes homéopathiques une propriété astringente ; et comme dans le choléra asiatique, de même que dans toutes les maladies épidémiques miasmatiques, il y a relâchement et atonie de la fibre, et que le caractère grave de l'affection gastro-intestinale est dû à cet état organique, je conçois que les astringens homéopathiques peuvent opérer avantageusement. Dailleurs la plupart de ces substances possèdent une propriété sédative très-propre aussi à émousser la sur-excitabilité intérieure. Je crois que les remèdes homéopathiques combinés avec l'usage de la glace et d'une excitation révulsive convenable à l'extérieur, seraient susceptibles d'effets plus avantageux. Quoi qu'il en soit, le traitement physiologique établi sur les principes que j'ai exposés, est préférable, parce qu'il produit des effets plus appréciables et sans doute plus satisfaisans.

S'il est constant que la médecine homéopathique ait eu autant de succès contre le choléra asiatique en Russie, en Prusse et en Allemagne, qu'on le rapporte, pourquoi les médecins homéopathistes français, qui en proclament les avantages, n'ont-ils pas expérimenté à Paris et dans la moitié de la France qui subit l'épidémie ?

Propagation du choléra-morbus asiatique. Le choléra est-il contagieux ? Je ne pense pas, d'après

ce qu'on a observé, qu'il y ait des médecins ins-
truits et de bonne foi qui croient encore à la communication du choléra par le contact, c'est-à-dire,
par les rapports plus ou moins immédiats avec le
cholérique ou les objets à son usage. Les nombreux
médecins et autres personnes qui ont prodigué des
soins de toutes sortes aux malades dans l'épidémie
de Paris, n'ont pas proportionnément plus souffert
que les individus qui n'ont eu aucun rapport avec
les cholériques. Mais si le sujet affecté n'est pas capable de communiquer le choléra, je crois que l'atmosphère qui l'entoure et dans laquelle il a puisé
sa maladie, peut se charger des émanations de son
corps et de ses humeurs excrétées, et acquérir une
influence épidémique plus considérable. On a observé qu'il est rare de ne pas rencontrer plusieurs
cholériques dans la même maison, qui le plus souvent ne deviennent malades que successivement.
Je crois que cela tient autant à la prédisposition
au choléra des personnes du même foyer, du même
corps-de-logis ou du même quartier, sous l'influence
de certains alimens à l'usage de tout un ménage,
ou plus encore de quelques causes d'insalubrité cir-
conscrites à une seule maison ou à tout un quartier,
qu'à l'augmentation de force de la cause épidémique-miasmatique par les produits exhalés des corps.

La communication du choléra s'opère par l'air
imprégné des miasmes qui constituent la cause épidémique. Cet air ainsi modifié, est vraiment contagieux par son rapport inévitable avec toutes les

personnes qui le respirent. Si son action n'est pas égale sur toutes, c'est à cause de la prédisposition différente des corps à ressentir les effets de son influence. Effectivement, c'est en vertu de la modification particulière de l'organisme, qu'on voit, dans les habitans d'une localité soumis également à la cause épidémique atmosphérique, les uns en ressentir violemment l'action, les autres légèrement, et ceux-ci être à peine incommodés.

La supposition de la cause épidémique du choléra dans l'atmosphère, explique facilement ses excursions ; mais pourquoi cette cause délétère voyage-t-elle dans telles directions ? saute-t-elle d'un pays à un autre sans manifester son influence dans l'espace intermédiaire ? et pourquoi, par exemple, pour la France, n'a-t-elle encore envahi jusqu'à présent, 14 août 1832, que 37 départemens formant environ la moitié de sa superficie ? La solution de ces questions est vraiment difficile ; toutefois je vais tenter de l'aborder.

J'admets que la cause épidémique du choléra née en Asie, où elle exerce endémiquement son action meutrière, dans les plaines chaudes et humides de l'Inde, sous l'influence d'une température presque constamment variable, est sortie de son berceau pour ravager l'Europe, précédée d'une constitution atmosphérique favorable. C'est, en effet, sous l'action des variations de température, déterminées par les vents frais et humides d'ouest, qui ont été dominans durant les deux années précédentes, que le choléra asiatique a apparu en Europe. C'est aussi sur la direction de ces vents, dans les régions tempérées du nord, le plus soumises à leur influence, que le choléra a fixé ses ravages. Enfin, c'est encore dans les pays plats, humides, qui avoisinent des rivières ou des fleuves, qu'il établit, comme en Asie, ses principaux foyers de propagation. Nous en avons un exemple dans l'invasion du choléra en France : Paris et les départemens de l'Indre, de la Corrèze, de la Loire-Inférieure, de la Manche et du Finistère, sont des points sur lesquels la cause épidémique.-miasmatique semble s'être fixée primitivement pour se répandre dans les départemens environnans. En examinant la topographie de ces centres de l'épidémie, on y trouve., excepté dans les deux départemens de l'Indre et de la Corrèze, toutes les conditions d'insalubrité favorables au développement du choléra.

D'après ce qui précède, l'action épidémique du choléra paraît composée de deux influences, l'une atmosphérique et l'autre miasmatique. Mes recherches me portent à admettre que la première de ces influences agissant séparément, prédispose l'organisme aux irritations et phlegmasies catarrhales, gastro-intestinales ou bronchiques, selon les combinaisons proportionnelles de température ; et que l'autre, privée de son auxiliaire, devient capable de produire une épidémie d'un autre genre. De telle sorte que l'on ne peut espérer de voir finir les ravages du choléra asiatique que par une grande modification générale de la constitution atmosphérique, et par la décomposition ou l'éloignement de l'influence miasmatique. Une température atmosphérique opposée à celle qui règne généralement depuis long-temps, est donc essentielle pour l'extinction du choléra épidémique. Toutefois, malgré une nouvelle constitution atmosphérique, cette funeste maladie ne cessera entièrement que lorsque cette dernière aura agi assez long-temps pour faire disparaître l'ancienne prédisposition.

FIÈVRE JAUNE.

La fièvre jaune est une maladie des pays chauds, qui, d'après tous les tableaux qu'en ont donnés les médecins qui l'ont observée, et surtout d'après les recherches d'anatomie pathologique, est une phlegmasie gastro-entéro-hépathique avec exhalation sanguine insidieuse.

La membrane muqueuse gastro-intestinale est le siége du foyer inflammatoire, qui ne se communique que sympathiquement au foie, au cerveau, aux reins et à la vessie, à moins que ces organes ne reçoivent une excitation directe, qui peut les faire souffrir idiopathiquement.

La fièvre jaune diffère du choléra-morbus asiatique et du typhus, par sa phlegmasie qui, quoique ayant le même siége que dans ces deux dernières affections, présente un caractère spécial et distinctif. Elle attaque préférablement ceux qui ne sont pas acclimatés dans les pays chauds, et qui y arrivent avec une constitution riche de principes vitaux, où les systèmes nerveux, circulatoire et digestif se prêtent à l'envi un mutuel appui.

Que se passe-t-il chez les sujets transplantés dans des climats brûlans, et chargés d'émanations miasmatiques, produits inévitables de la putréfaction végétale et animale par la chaleur humide ?

Le premier effet, sur l'homme, de la chaleur à un degré inaccoutumé pour ses organes, est de les exciter. Cette excitation est d'abord générale, mais la peau qui reçoit immédiatement les effets du calorique, entre dans une action extraordinaire qu'elle transmet aux organes avec lesquels elle est liée plus étroitement. L'appareil organique qui sympathise le plus avec la peau est celui de la digestion. L'action vitale de l'appareil de la respiration est bien aussi liée à celle de la peau, mais ce n'est plus de la même manière : les organes pulmonaires ne s'emparent de l'action cutanée, que lorsqu'elle est supprimée par le froid ou autre répercussif, et il y a réciprocité à cet égard dans le jeu des propriétés vitales de ces deux appareils. Tandis que les organes digestifs reçoivent peu de la suppression de l'action de la peau et beaucoup de sa sur-excitation; il y a aussi réciprocité d'effets entre l'appareil digestif et l'appareil cutané. Ces liaisons différentes et opposées de l'action vitale extérieure avec celle des appareils de la digestion et de la respiration, ont été établies sans doute par la nature, pour maintenir l'équilibre de vitalité nécessaire à l'harmonie des fonctions des viscères des deux foyers principaux de la vie.

Les effets se passent bien ainsi dans l'état normal, où l'harmonie organique n'est pas dérangée; l'action vitale des poumons s'accroît de la diminution de celle de la peau, et l'excitation des organes digestifs augmente avec celle du tégument. Si les organes de la respiration sont prédisposés à l'inflammation, ils se ressentent plus vivement de la suppression de l'action cutanée; mais s'ils sont dans l'état sain, et que les viscères de la digestion soient prédisposés à la phlegmasie, par la réaction sympathique d'une action soutenue de la peau, par la chaleur par exemple, ou par leur stimulation directe au moyen des ingesta; l'excitation de la peau, supprimée brusquement par le froid, ira se joindre à celle de l'appareil digestif pour former un foyer inflammatoire. C'est par le même mécanisme vital, que la suppression de la transpiration portera ses effets à la tête, ou sur le péritoine, la vessie, les muscles, les articulations, etc. Ce corollaire peut servir de base à l'explication du développement de beaucoup de maladies.

L'excitation de la peau par la chaleur du climat, irrite donc les organes digestifs; l'action de ceux-ci s'accroît et se manifeste par la soif, et souvent par un appétit extraordinaire et une digestion plus prompte. Ces deux derniers effets ne durent pas long-temps. La peau fournit abondamment à la transpiration, et sa sur-excitation, qui s'use par cette sécrétion, ne transmet plus aux organes digestifs qu'une sympathie propre à exciter leurs vaisseaux absorbans, pour réparer la déperdition par la sueur. Cet état de sur-excitation de la peau et des organes digestifs, produit une certaine langueur, le dégoût des alimens et une grande appétence pour les boissons froides acides. L'estomac transmet au cerveau et à tout le système nerveux son irritation, et le duodénum la communique au foie.

Les miasmes qui s'exhalent, dans les pays chauds, de la décomposition des substances animales et végétales ou des corps malades, et dont la propriété est de porter atteinte à l'innervation, pénètrent de toutes parts l'organisme pour en altérer la vitalité. L'humidité est un véhicule, qui sans être tout-à-fait indispensable à la propagation et à l'absorption des miasmes contagieux, en est cependant une condition essentielle. Cette remarque est justifiée par ce qu'on observe dans les îles où la fièvre jaune exerce ses ravages : l'éloignement des bords de la mer, et l'habitation sur les hauteurs préservent puissamment de cette maladie qui, d'ailleurs, n'exerce ses ravages que vers la fin de l'été où l'atmosphère est toujours chargée de vapeurs humides. Cette considération est applicable aux émanations miasmatiques de tous les pays.

Le sujet non acclimaté est donc soumis à deux grandes modifications vitales, l'une qui irrite, c'est la chaleur, et l'autre qui affaiblit, ce sont les miasmes. La première de ces deux modifications, qui irrite la peau et les organes digestifs, épuise indirectement l'organisme entier, par la transpiration et par la langueur de la digestion.

Les effets de ces deux grandes causes semblent se détruire mutuellement : en effet, l'individu qui les éprouve n'est ni malade ni en santé ; il est dans un état extra-naturel, qui bien apprécié, est remarquable par l'excitation de la circulation, par celle des organes digestifs, du foie, de l'appareil sensitif, et par la diminution de la contractilité des fibres. Cette modification organique qui se prononce quelquefois long-temps avant le début de la fièvre jaune, par l'anorexie, la langueur, la céphalalgie, la susceptibilité morale, le pouls petit, un peu accéléré, mais facilement dépressible, prédispose éminemment à l'inflammation et à l'hémorragie.

Telle est la prédisposition à la fièvre jaune, maladie qui, pour se déclarer, a besoin d'une cause déterminante qui porte brusquement l'action vitale à l'intérieur, spécialement sur l'appareil digestif. C'est ordinairement à la suite du refroidissement brusque de la peau, d'un accès de colère, ou d'un excès d'alimens ou de boissons, que son début a lieu.

La fièvre jaune déclarée présente trois périodes bien prononcées, que je distinguerai ainsi qu'il suit : Période de phlegmasie ; période d'hémorragie ; période de réaction.

La première période est caractérisée par la phlegmasie gastro-intestinale la plus intense. La circulation, prédisposée comme je l'ai fait remarquer précédemment, obéit aveuglément à l'action vitale, et fournit abondamment à l'inflammation. Le système nerveux, rendu plus irritable par l'énervation de l'influence miasmatique et de la chaleur, transporte avec rapidité au foie, au cerveau et à tout l'organisme, l'irritation du foyer inflammatoire. Cette première scène, toujours très-violente, est ordinairement très-courte ; elle ne dure le plus souvent que deux à trois jours.

Comme je n'ai pas observé moi-même la fièvre jaune, je vais emprunter au Dictionnaire abrégé des sciences médicales, les symptômes de cette maladie ; ils me paraissent le résumé de tous les tableaux qu'en ont donnés les médecins qui l'ont observée, en Amérique et en Europe, depuis 1635, où elle a été étudiée pour la première fois, aux Antilles, par le jésuite Dutertre, jusqu'en 1821, où elle a été observée à Barcelone, par MM. Audouard, Bally, François, Mazet et Pariset, et depuis au port du Passage, par M. Jourdain.

« (1) Quelquefois précédée d'anorexie, de lan-
» gueur, de légers vertiges, de céphalalgie, la
» fièvre jaune s'annonce ordinairement par un fris-
» son passager ou durable, quelquefois par une
» augmentation de chaleur ; celle-ci succède tou-

1 Dictionnaire abrégé des Sciences médicales, tome X, page 260.

» jours au frisson : cette invasion a lieu plus or-
» dinairement le matin ; une douleur violente se
» fait sentir, au front, au fond des orbites, et
» quelquefois jusqu'aux tempes ; les facultés intel-
» lectuelles demeurent presque toujours intactes;
» rarement il y a du délire ; quand il a lieu, il est
» furieux, le sommeil est troublé, interrompu,
» pénible ; il est entremêlé de rêves effrayans, la
» conjonctive rougit, les malades se plaignent d'y
» éprouver un sentiment de sécheresse ; les yeux
» sont étincelans, gonflés, larmoyans, hagards ;
» la pupille est ordinairement très-dilatée ; la peau
» garde sa couleur naturelle jusqu'au quatrième ou
» cinquième jour ; quelquefois, dès le début, elle
» devient d'un rouge foncé ou d'une couleur ca-
» davéreuse, sauf les ailes du nez et le pourtour
» des lèvres, qui sont d'un jaune verdâtre dans
» l'un et l'autre cas ; la langue est blanche,
» muqueuse, grisâtre, jaunâtre à son centre, rou-
» ge ou rose sur les bords, par fois sèche dès le
» commencement ; cet organe est quelquefois re-
» couvert de zones de couleurs variées, les unes
» sèches, les autres humides, la bouche ordinai-
» rement pâteuse, quelquefois amère ; dégoût pour
» toute autre boisson que les acides ; point de soif
» où du moins répugnance pour les boissons, quoi-
» qu'un sentiment de chaleur et de douleur se
» fasse sentir à l'épigastre ; agitation considérable
» du malade qui jette ses membres à droite, à
» gauche, se couche en travers du lit, et cherche

» à se débarrasser de tout ce qui le couvre ; sen-
» sibilité marquée de l'épigastre au toucher ;
» quelquefois douleur dans l'hypocondre droit,
» augmentant par la pression ; souplesse de l'ab-
» domen , qui pourtant est quelquefois réni-
» tent ; éructations acides, nidoreuses ; nausées ,
» vomissemens de matières blanchâtres , muqueu-
» ses , puis bilieuses , et devenant graduellement
» de plus en plus foncées ; hoquet ; anxiété crois-
» sante à mesure que le vomissement devient plus
» fort, plus fréquent ; le plus souvent constipa-
» tion opiniâtre ; quelquefois déjections de ma-
» tières blanchâtres, muqueuses ou bilieuses, jau-
» nes ou porracées ; alors douleurs intestinales ;
» écoulement de l'urine , tantôt abondant, tantôt
» difficile , et avec un sentiment de chaleur ; uri-
» nes quelquefois claires ou jumenteuses, d'autres
» fois jaunes ou rouges ; respiration généralement
» libre et facile, quelquefois fréquente ou gênée ;
» pouls quelquefois grand et dur, habituellement
» dur, concentré, accéléré, mais régulier ; peu
» de prostration des forces musculaires qui se
» conservent, à peu de choses près, au degré nor-
» mal ; douleurs atroces dans la région lombaire
» aussitôt après le frisson, et augmentant au moin-
» dre mouvement ; elles se prolongent aux cuis-
» ses, aux jambes, quelquefois aux deltoïdes. Les
» déjections alvines-blanchâtres, ont une odeur
» douceâtre-aigre. »

Tels sont les principaux phénomènes de la première période de la fièvre jaune , période qui dure de quarante-huit à soixante-douze heures , au moins, le plus souvent.

A cette violente agitation organique succède une autre scène : l'excitation générale tombe, un calme trompeur semble faire présager la fin de l'orage ; tous les symptômes idiopathiques et sympathiques de la phlegmasie gastro-intestinale s'évanouissent ; une grande faiblesse accompagnée de syncopes devient le caractère dominant de la maladie ; c'est le moment de l'extravasation sanguine. Pourquoi l'hémorrhagie qui accompagne si rarement les autres phlegmasies gastro-intestinales , est-elle aussi facile et aussi abondante , dans la seconde période de la fièvre jaune ? est-ce par la violence de la turgescence inflammatoire que le sang est , pour ainsi dire , exprimé du tissu ? ou mieux encore , est-ce par le déchirement de quelques vaisseaux capillaires , comme cela peut avoir lieu dans les phlegmasies foudroyantes , chez des sujets jeunes , vigoureux et sanguins ? est-ce au contraire par le relâchement , l'asthénie des vaisseaux capillaires , que la congestion sanguine inflammatoire produit l'hémorragie dans la fièvre jaune , sous l'influence prédisposante , d'un côté , de l'action excitante de la chaleur sur le cœur et la circulation, et de l'autre, de la modification débilitante , anti-contractile , opérée par les miasmes contagieux ? Je n'hésite pas à me prononcer pour l'affirmative de cette dernière proposition.

Pour mieux éclairer ces questions, il me paraît convenable d'entrer dans quelques développemens sur les hémorragies spontanées.

D'abord, j'établis en principe, que le sang ne peut engorger un organe, sans y être appelé par une excitation quelconque : c'est par le jeu de la vitalité, que la congestion sanguine et l'hémorragie, ou la congestion sanguine, l'inflammation et l'hémorragie, se développent. Chercher à expliquer ces phénomènes par la faiblesse de l'organe qui se laisse engorger passivement, c'est vouloir nier la vie, et ne voir que des accidens cadavériques dans le corps vivant. Le sang arrêté dans son cours par un obstacle quelconque, ou livré aux lois de la pesanteur dans un corps mort, produit des engorgemens entièrement indépendans des mouvemens vitaux. Je ne m'étendrai pas davantage sur les congestions sanguines qui précèdent et accompagnent les hémorragies et les inflammations ; c'est une question depuis long-temps résolue, et il n'y a plus de congestions passives que dans le cerveau du médecin inaccessible aux lumières de la physiologie.

Mais comment l'irritation qui appelle le sang en même temps qu'elle augmente la contractilité des tissus, fait-elle sortir ce fluide de ses vaisseaux. La contractilité du tissu irrité n'est-elle pas nécessaire pour donner aux vaisseaux capillaires la force de résister à l'afflux sanguin ? et si cette contractilité de tissu, liée au principe vital, doit être suffisamment forte, dans l'état normal, pour retenir les fluides dans leurs vaisseaux, et en favoriser la circulation, ne doit-elle pas être augmentée dans l'irritation, pour résister avec plus d'énergie contre la pression du sang ? Oui, tous ces effets sont essentiels, mais ils sont contraires à l'hémorragie. En vertu de quelles lois s'opère donc l'hémorragie spontanée ? Toute hémorragie est active dans la congestion irritatoire ou inflammatoire qui la précède ; mais elle est essentiellement passive dans la sortie spontanée du sang par les vaisseaux exhalans. Je m'explique, et je dis que l'augmentation de contractilité de tissu, liée à l'irritation, à la congestion et à l'inflammation, doit céder et s'affaiblir pour que l'hémorragie s'opère. La marche de l'hémorragie, ses symptômes et les moyens propres à la suspendre, viennent à l'appui de cette proposition.

L'hémorragie spontanée est beaucoup plus fréquente chez les sujets très-lymphatiques-sanguins, c'est-à-dire chez ceux qui présentent un riche système capillaire, noyé dans des tissus mous et peu contractiles ; elle est plus fréquente aussi chez les autres sujets dont les fibres, par l'influence de certains modificateurs, perdent de leur contractilité naturelle, et qui prennent une peau molle ; enfin, tous les modificateurs de l'économie animale, qui tendent à altérer la nutrition, les qualités vivifiantes du sang, et conséquemment la vitalité organique partielle ou générale, prédisposent à l'hémorragie, aux flux muqueux et à l'hydropisie. Chez les sujets forts, à tissus très-contractiles, l'hémorragie dure peu, la moindre astriction l'arrête ; dans ce cas, on favorise l'écoulement du sang par des fomentations tièdes, émollientes et relâchantes, immédiatement ou médiatement sur l'organe par où il s'opère. Les femmes de ce tempérament ont une menstruation difficile, et le sang coule avec peine et peu long-temps, ce qui produit chez elles, un état éminemment pléthorique.

Chez les sujets à chairs molles, peu contractiles, à teint alternativement blanc ou rosacé, le sang coule abondamment dans l'hémorragie, et la menstruation est abondante, prolongée et plus fréquente. Pour suspendre l'hémorragie spontanée chez ces personnes, il faut une astriction très-forte conjointement à une dérivation sanguine. L'hémorragie, chez un sujet jeune, sanguin et à fibre très-contractile, s'opère d'abord avec peine ; mais si l'on parvient à diminuer la contractilité de l'organe et la turgessence sanguine, par une fomentation relâchante, ou par une légère émission sanguine artificielle près de l'organe où siège la congestion, l'écoulement sanguin devient plus facile, et quelquefois il s'accroît de manière à être inquiétant. Quand la menstruation est rendue difficile par l'excès de ton de l'utérus, on la favorise par un régime doux et débilitant, les bains de siége émolliens et quelques sangsues à la vulve.

Lorsque l'hémorragie se déclare dans le cours

des phlegmasies, tous les symptômes inflammatoires du tissu qui fournit le sang, disparaissent
momentanément, et si l'inflammation se ranime,
les vaisseaux capillaires se contractent et le sang
s'arrête. L'hémoptysie, précédée de congestion
sanguine pulmonaire, et d'irritation ou d'inflammation de la membrane muqueuse du poumon, ne se
montre jamais avec des symptômes inflammatoires
intenses ; au contraire, elle cesse lorsque l'inflammation catarrhale s'accroît. Dans la pleurésie, pneumonie et pleuro-pneumonie, les crachats sanguins
sont supprimés par l'accroissement de l'inflammation des bronches ; ils reparaissent sous l'influence
relâchante d'une petite saignée et des vapeurs
émollientes. Dans ces différens cas de crachement de
sang, l'inflammation est moins dans la membrane
muqueuse du poumon, que dans son parenchyme et
les plèvres, ou bien elle existe à la fois dans tous
ces tissus de telle manière que le muqueux n'est
pas enflammé dans toute son étendue ; et je suis
persuadé que ce sont les parties non enflammées
de la membrane muqueuse des bronches, mais
seulement soumises à l'irritation et à la congestion,
qui fournissent le sang. Ce qui appuie cette proposition, c'est qu'on voit rarement le crachement
de sang, dans la première période du catarrhe
pulmonaire aigu, surtout lorsqu'il est caractérisé
par une violente excitation de la membrane muqueuse des bronches. En général, toutes les hémorragies spontanées s'arrêtent par l'excitation,

l'irritation et l'inflammation des tissus qui en sont le siége. Un verre de vin ou de toute autre liqueur spiritueuse suspend l'hématémèze. L'inflammation succède souvent à l'hémorragie, lorsqu'on a mis en usage des astringens trop forts, et qu'on a négligé de détourner et d'épuiser la congestion et l'irritation qui la produit par les saignées et les dérivatifs. Une légère astriction excite la contractilité du tissu, et l'hémorragie s'arrête. Cette irritation communiquée par l'astringent, est suivie d'une nouvelle congestion, et si les effets de l'astriction cessent, l'hémorragie reparaît. Les morsures de sangsues fournissent beaucoup de sang sur la peau molle des enfans, des femmes et des sujets à fibre peu contractile, alors l'écoulement de sang est d'autant plus abondant et difficile à arrêter, que le sujet s'affaiblit davantage. Chez les personnes à tempérament brun, à peau forte, serrée et très-contractile, les morsures de sangsues fournissent peu de sang ; elles se ferment aussitôt après la chute de ces animaux aquatiques, et s'enflamment souvent ; les émolliens tièdes sont très-nécessaires pour les faire saigner. Lorsque la peau est relâchée par la transpiration et par des cataplasmes émolliens, les morsures de sangsues saignent plus facilement. Voilà, ce me semble, assez d'exemples qui démontrent clairement que quoique l'hémorragie reconnaisse pour causes primitives l'irritation et la congestion sanguine, il faut que la première de ces deux causes cesse d'agir, pour qu'elle puisse avoir lieu. Différemment, le sang ne sort de ses vaisseaux qu'au moyen d'une blessure quelconque, incision, érosion. Il est probable que , dans certaines congestions inflammatoires foudroyantes, il y a hémorragie par déchirement de quelques vaisseaux capillaires. Mes premières idées sur ce sujet m'ont été suggérées par l'étude physiologique des tissus vivans et par l'observation attentive des phénomènes qui précèdent et accompagnent les hémorragies. J'ai publié, en 1825 , dans le Journal complémentaire des Sciences Médicales (1) , quelques considérations sur cette matière , et j'affirme qu'à cette époque , d'après toutes les recherches que j'ai pu faire , je n'ai découvert nulle part , qu'on eût considéré les hémorragies sous ce point de vue physiologique.

Je reviens à la seconde période de la fièvre jaune, période essentiellement hémorragique, pour l'intelligence de laquelle je me suis livré à cette digression.

Le sujet soumis aux causes prédisposantes de la fièvre jaune, dont les unes, comme je l'ai déjà dit, irritent et portent le sang sur les organes digestifs, et les autres affaiblissent la contractilité des tissus, soit par l'altération du sang et des matériaux assimilables, soit par une action débilitante immédiate du système nerveux , présente les conditions organiques favorables à l'hémorragie spontanée. En effet, ses tissus irrités ou enflammés, malgré

______

(1) Cahier de juin , pag. 371.

tous les efforts de la nature, ne pouvant résister long-temps à la congestion sanguine, éprouvent bientôt un collapsus qui permet au sang de sortir des vaisseaux capillaires. Cette asthénie dure assez long-temps, pour laisser couler beaucoup de sang, non-seulement par les tissus enflammés, mais aussi par ceux qui ne sont le siége que de l'irritation et de la congestion sanguine. Toutefois, la nature, qui a succombé un moment, se réveille bientôt, d'elle-même ou excitée par une médication tonique, pour ranimer la contractilité de la fibre et opposer une nouvelle barrière au sang; mais ses efforts sont presque toujours impuissans. La contractilité reprend quelque énergie; les mouvemens vitaux s'accroissent; le foyer inflammatoire se ranime; le sang continue à couler par les surfaces muqueuses; la désorganisation des tissus enflammés devient d'autant plus facile qu'ils ont moins de ressources vitales, et le plus souvent la mort termine les angoisses de cette troisième période de la fièvre jaune, caractérisée par une réaction vitale impuissante, au milieu d'un désordre organique complet.

J'emprunte encore à l'ouvrage déjà cité, les deux tableaux de la seconde et troisième périodes de la fièvre jaune.

« La seconde période est marquée par la dimi-
» nution presque subite des symptômes, par un
» calme apparent, une rémission qui fait espérer
» vainement une terminaison heureuse; si la face
» était colorée, elle reprend en partie son premier

» aspect, mais la physionomie conserve un air
» morbide ; à la douleur de tête succède un sen-
» timent de pesanteur ; la langue reste humide ou
» le devient ; le malade l'oublie quelquefois hors
» de sa bouche ; les vomissemens cessent, les éruc-
» tations continuent et deviennent plus fréquentes ;
» en y regardant de près, on observe des flocons
» obscurs, des stries noirâtres, dans les matières
» encore blanchâtres du vomissement et dans les
» crachats ; le malade demande des alimens qui
» font reparaître le vomissement si on en accorde ;
» quelquefois il rejette, par une sorte de rumina-
» tion, des gorgées de matières liquides rouillées ;
» la douleur épigastrique n'est plus que de la gêne ;
» le ventre redevient souple, s'il avait cessé de
» l'être ; le cours de l'urine se rétablit, la chaleur
» en urinant cesse, la respiration est longue et
» profonde ; le pouls devient moins fréquent, moins
» dur ; la chaleur de la peau cesse d'être sèche et
» âcre ; quelquefois il survient des sueurs partiel-
» les ; les syncopes sont déterminées par la plus
» légère cause ; la peau se colore en jaune ; cette
» teinte paraît d'abord au menton et aux conjonc-
» tives, puis elle s'étend sur la poitrine et le reste
» du corps ; quelques gouttes de sang coulent du
» nez, de la bouche, de l'anus, de la vulve, et
» les déjections commencent à prendre la couleur
» du café, et à se charger de flocons noirâtres.
» La durée de cette seconde période est d'envi-
» ron deux jours, rarement davantage, quelque-

» fois moins. Le calme apparent est souvent tel,
» que d'habiles praticiens ont cru devoir, en pa-
» reil cas, prédire une guérison, au lieu de laquelle
» on voyait survenir une mort prompte.

» Cependant les traits s'altèrent profondément,
» la coloration en jaune s'accroît, le teint devient
» d'un jaune citron, ou d'un jaune brunâtre ; le
» regard est affreux, et assez souvent le délire
» survient, mais délire ordinaire, borné à un dé-
» sordre dans les idées, plus marqué la nuit que
» le jour. Un sang noir et fétide coule du nez,
» de la bouche et de l'anus ; le sang ruissèle des
» lèvres, de la langue, des gencives, de la mem-
» brane muqueuse bucale ; il survient des vomis-
» semens de sang, tantôt liquide, tantôt en cail-
» lots ; parfois il coule en même temps par l'urèthre
» ou le vagin, par l'anus ; quelquefois par toutes
» les ouvertures, par toutes les surfaces à la fois ;
» les dents et la langue ne deviennent fuligineuses
» que dans certains cas à nous peu connus, pro-
» bablement ceux dans lesquels on a recours au
» vin, et à d'autres toniques de ce genre ; en
» général, la langue devient rouge, se sèche, se
» gerce, et ses mouvemens sont embarrassés ; la
» soif n'augmente pas, les éructations deviennent
» de plus en plus fréquentes, elles prennent un
» goût acide, tout ce qu'avale le malade est rejeté
» à l'instant. Alors du sang vermeil et pur, ou de
» la bile verte-brunâtre, ou des matières couleur
» de café, ou enfin des matières noires comme de

» l'encre, souvent nageant dans un liquide séreux
» et fétide, sont expulsés par la bouche et par l'a-
» nus. Dans quelques cas, ces matières ne parais-
» sent point; les matières rendues ne sont que mu-
» queuses ou bilieuses, jaunes ou vertes; quelques
» malades n'ont pas même de nausées : la mort
» n'en a pas moins lieu dans ces trois cas, le plus
» ordinairement. Presque toujours l'épigastre re-
» devient de plus en plus douloureux, ou s'il le
» devient moins, le reste de l'abdomen devient
» plus sensible, le toucher y provoque un senti-
» ment fort douloureux. La douleur lombaire va
» toujours croissant ; l'urine ne coulant qu'en très-
» petite quantité, devient sanguinolente, pure-
» ment sanglante, ou brune, noire et fétide, alors
» elle finit par se supprimer. Le hoquet survient
» presque toujours, quelquefois beaucoup plutôt :
» le pouls demeure égal, il est moins fréquent,
» plus faible, facilement dépressible ; il finit par
» être inégal et intermittent aux approches de la
» catastrophe ; la chaleur abandonne les extré-
» mités, surtout inférieures, dont un froid glacial
» s'empare. Assez souvent des pétéchies, des pla-
» ques violettes se montrent à la peau ; les ouver-
» tures faites par la lancette ou les sangsues, se
» rouvrent, un sang noir en coule abondamment.
» Même avant la mort, une odeur fétide et cada-
» véreuse s'exhale par fois du corps des malades.
» Quelquefois des parotides, des bubons, des char-
» bons se manifestent, mais ce cas est rare. »

La fièvre jaune, comme toutes les autres maladies, présente de nombreuses variétés qu'on ne peut bien étudier qu'au lit du malade. C'est après avoir lu beaucoup d'écrits, souvent contradictoires, sur la fièvre jaune, et par l'analyse des symptômes de cette maladie, que je crois être parvenu à saisir et à expliquer son caractère *sui generis*.

Les cadavres des sujets qui ont succombé à la fièvre jaune, présentent, presque dans tous les cas, des traces non équivoques de phlegmasie gastro-intestinale. On trouve dans le tube digestif, des matières sanguinolentes, plus ou moins mélangées, et en tout semblables à celles qui ont été rejetées par les vomissemens et les selles. Ces matières sont le produit de l'exhalation sanguine gastro-intestinale, mêlée aux mucosités et à la bile. Le foie, le cerveau, la moëlle épinière et les reins présentent souvent aussi des preuves d'inflammation ou d'engorgement sanguin.

Ces lésions de tissus, spécialement celle de la membrane muqueuse gastro-intestinale, et la nature des matières des évacuations, sont bien en rapport avec le caractère inflammatoire-hémorragique de la fièvre jaune.

D'après tout ce qui précède sur l'histoire de cette maladie, sa gravité est déterminée, moins par l'inflammation des voies digestives, que par la profonde altération de l'organisme et la facilité de l'exhalation sanguine, occasionnées par l'influence épidémique-miasmatique alliée à celle de la chaleur atmosphérique.

TRAITEMENT DE LA FIÈVRE JAUNE.

Traitement préservatif. Pour se préserver des effets il faut éviter les causes, et lorsqu'on ne peut les empêcher on doit en tempérer autant que possible l'action. Cette proposition vraie pour toutes les maladies, est plus applicable encore à la fièvre jaune. Nous avons étudié physiologiquement les causes prédisposantes, les causes déterminantes, le développement, les symptômes, la marche et les terminaisons de cette maladie. Au moyen de cette étude, nous avons reconnu que l'action de la chaleur brûlante de l'atmosphère prédispose les organes à l'irritation, à l'inflammation et aux hémorragies ; que cette modification morbide a lieu surtout dans les voies digestives, et que les miasmes qui énervent les tissus, en alliant leur action à celle de la chaleur, modifient l'organisme de manière à rendre plus graves les phlegmasies, et plus faciles les hémorragies. L'observation démontre que ces deux grandes modifications de l'organisme, par la chaleur et les miasmes, se prononcent rarement sur les sujets acclimatés, et que sur ceux non acclimatés, elles sont d'autant plus faciles, plus fortes et plus graves, que d'autres modifications énervantes et excitantes de l'appareil digestif, s'ajoutent à leurs effets. Une cause détermi-

nante plus ou moins forte est nécesseire au développement de la fièvre jaune.

D'après cet exposé, le traitement préservatif de
la fièvre jaune renferme trois indications princi-
pales, savoir : 1º s'habituer à la chaleur du climat,
et en tempérer l'action par les bains froids, les
frictions avec l'oxicrat ou le jus de citron, les boissons acides, les toniques doux et les spiritueux
légers ; 2º s'éloigner, autant que possible, de la
cause miasmatique, qu'elle soit endémique ou épidémique, ou se préserver de son influence, par
toutes les précautions sanitaires usitées, et surtout
par les frictions d'huile d'olive sur toute l'habitude
du corps, autant pour calmer l'irritabilité, que
pour opposer une barrière à l'absorption des miasmes ; 3º observer un régime bien plus propre à
diminuer qu'à augmenter les effets excitans de la
chaleur sur l'estomac, et cependant assez tonique
pour soutenir l'action organique générale, énervée
par la sueur et par l'influence délétère des miasmes :
ce régime doit se composer d'alimens légers, suffisamment nutritifs, de facile digestion, pris avec
sobriété, et de boissons acides animées avec un
peu de vin.

Avec cela, il faut éviter, autant que possible,
toutes les causes énervantes, telles que la terreur,
le chagrin, les études forcées, les excès vénériens,
et les causes déterminantes qui sont le plus souvent
le refroidissement de la peau, la colère, l'indigestion, et l'excès de vin et d'autres spiritueux.

La limonade , l'oxicrat, l'eau saturée de gaz acide carbonique, sont de très-bonnes boissons pour se préserver de la fièvre jaune , parce qu'elles tempèrent l'excitabilité de la membrane muqueuse gastro-intestinale , et qu'elles soutiennent la contractilité de ses vaisseaux exhalans , de manière à les rendre moins aptes à l'hémorragie , qui caractérise si gravement la seconde période de la fièvre jaune.

Traitement curatif. Pour traiter avec succès les sujets affectés de la fièvre jaune , il faut, autant que possible , les éloigner du foyer d'infection , les séparer les uns des autres , et les soumettre à une atmosphère pure , un peu surchargée d'oxigène. On établira des courans d'air frais , et l'on arrosera fréquemment l'appartement avec de l'eau froide vinaigrée. La fièvre jaune présente une période inflammatoire et une période hémorragique : c'est en combattant vivement la première , qu'on prévient la seconde et toutes ses conséquences funestes. Pour arriver à ce but , il faut , tout-à-fait à l'invasion de la fièvre , pratiquer une saignée de bras ou de pied , à la lancette , plus ou moins forte, suivant la constitution du sujet , mais toujours assez copieuse pour affaiblir la grande circulation , diminuer les congestions , et provoquer une réaction , qu'on appelle et soutient à la peau par les révulsifs légers promenés sur une grande étendue de l'habitude du corps. Tout-à-fait au début de la fièvre jaune , et après la saignée générale , l'émétique a été employé quelquefois avec succès. Alors il favorise la réaction, par son action révulsive, et fait avorter la gastro-entérite. Mais si l'excitation inflammatoire des organes digestifs est déjà prononcée, ce moyen perturbateur est très-nuisible.

La saignée générale est contre-indiquée lorsque le sujet affecté est peu sanguin, et qu'il n'y a pas de signes de pléthore. Aussitôt qu'on s'aperçoit du développement de l'irritation ou de la phlegmasie de l'estomac, des intestins, du foie, du cerveau et des voies urinaires, il faut appliquer des sangsues avec méthode ; et successivement, à l'épigastre, au ventre, aux tempes, aux lombes et à l'hypogastre. On doit surtout s'attacher à combattre la gastro-entérite, qui est le foyer inflammatoire principal. Ainsi on réitérera la saignée locale à l'épigastre, si la phlegmasie ne perd pas de son intensité. Cette médication anti-phlogistique doit être énergique et de courte durée. Il faut la soutenir par les boissons acidulées froides, telles que la limonade ou l'oxicrat ; par les fomentations légèrement tièdes, pour faire couler le sang, et par les révulsifs à la peau, tels que sinapismes, cataplasmes chauds saupoudrés de moutarde, appliqués sur les pieds, les genoux, et même sur les mains.

Si, après les premières vingt-quatre heures de cette méthode active, la phlegmasie gastro-intestinale n'a pas avorté, il faut se tenir en garde contre la seconde période toujours insidieuse de la fièvre jaune, et commencer l'emploi des moyens propres à prévenir ou à modérer les hémorragies. Ainsi on rend les fomentations tièdes, émollientes de l'épigastre et du ventre, successivement froides ; on les acidule avec le vinaigre ou le citron, et on les porte, sans les interrompre, jusqu'au degré glacial, aussitôt que le calme, l'abattement et la petitesse du pouls dénotent le développement de l'hémorragie gastro-intestinale. On diminue de même la température des boissons jusqu'au degré de glace, et, pour les rendre plus astringentes, on les acidule avec le vinaigre ou le suc de citron, et dans des cas désespérés, avec une quantité calculée d'acide sulfurique. Cette médication sédative, répulsive, astringente, et essentiellement anti-hémorragique, demande à être fortement soutenue par une révulsion extérieure très-étendue, qui appelle à la peau la vie et le sang. On obtient cette révulsion, par les fomentations sur les membres, avec des pièces de flanelle imbibées de vinaigre chaud sinapisé. Il faut beaucoup de calme autour du malade, lui faire respirer un air qui circule librement et aussi frais que possible, et ranimer toutes les forces de son ame par l'espoir de la guérison.

Si la tête s'embarrasse, on la couvre de fomentations froides acidulées et même à la glace, et l'on accroît la révulsion sur les pieds et les jambes, par les cataplasmes sinapisés très-chauds.

Par cette méthode, on prévient ou l'on suspend les hémorragies ; le pouls peu à peu se relève, la

peau s'échauffe, la figure s'anime, le malade s'a-
gite, la soif augmente, et une réaction salutaire
s'opère. Alors on ramène progressivement les fomentations à la température tiède, pour les remplacer par de larges frictions d'huile d'olive, qu'on
peut, sans inconvénient, étendre sur toute la surface du corps, pour favoriser la transpiration,
toujours favorable à cette époque de la maladie.
On ramène également les boissons à la température
de l'air ambiant, et l'on diminue leur acidité. Si,
à la suite de cette réaction, la gastro-entérite reprend trop d'intensité, on peut, sans crainte, faire
une application de quelques sangsues à l'épigastre
et aux tempes, si, en même temps ou séparément,
une irritation avec congestion sanguine embarrasse
le cerveau. Alors on ne doit saigner que pour empêcher l'accroissement de l'inflammation, et il faut
éviter de faire couler trop long-temps le sang par
les morsures de sangsues.

Les stimulans ne peuvent être administrés à l'intérieur que lorsque la phlegmasie gastro-intestinale
est en bonne voie de résolution : on doit les donner étendus et à petites doses, surveiller leurs
effets, et, s'ils opèrent bien, les remplacer par
des alimens.

Telle est la thérapeutique que je crois la plus
convenable contre la fièvre jaune, d'après ses causes, ses symptômes, ses terminaisons et les traces
qu'elle laisse dans les cadavres.

La méthode perturbatrice, employée au début

de la maladie, peut être couronnée de quelques succès, mais elle est en général plus chanceuse que dans les autres maladies, parce que, loin de prévenir la période hémorragique, elle la rend plus funeste.

Les émissions sanguines sont très-nuisibles dans la seconde période de la fièvre jaune : la perte de sang qu'elles occasionnent s'ajoute à celle des hémorragies et accélère l'extinction de la vie.

La manière dont j'ai envisagé le traitement de la fièvre jaune, prouve que, quoique je reconnaisse une période d'asthénie et d'hémorragie à cette maladie, je n'en tire pas la conséquence de l'utilité des stimulans. L'asthénie, dans la seconde période de la fièvre jaune, est essentiellement liée au caractère particulier de l'irritation et de l'inflammation de la maladie ; elle n'est que momentanée, et existe moins dans les parties enflammées de la membrane muqueuse gastro-intestinale, que dans celles qui les avoisinent, et qui ne ressentent, de l'inflammation, que la congestion sanguine.

Le seul avantage qu'on puisse retirer de la connaissance de la période hémorragique de la fièvre jaune, c'est de suspendre, pendant sa durée, les saignées et les relâchans qui la rendraient plus grave, et de substituer à ces moyens, non des stimulans énergiques, qui auraient la propriété de ranimer tous les accidens inflammatoires, mais bien des substances qui, comme le froid et les acides,

végétaux., déterminent dans les tissus une excitation particulière, suffisante pour augmenter leur
contractilité, et pour suspendre l'exhalation sanguine.

Je ne quitterai pas ce sujet sans émettre mon
opinion sur la manière dont je conçois la propagation de la fièvre jaune.

Les miasmes et un certain degré de chaleur humide, sont les deux causes indispensables de la
fièvre jaune ; séparées l'une de l'autre, elles sont
sans effet sur le développement de cette maladie.
La chaleur atmosphérique un peu humide, au
moins à quinze ou seize degrés du thermomètre
de Réaumur, est le véhicule des émanations miasmatiques, sans lequel la fièvre jaune ne peut se
déclarer. L'extrême chaleur et le froid sont défa-
vorables à cette maladie, qui ne s'est jamais étendue au-delà du huitième degré de latitude sud,
et du quarante-sixième nord. Le refroidissement
de la température et la saison froide, dans les
pays où règne la fièvre jaune, suspendent et arrêtent ses ravages.

La décomposition des substances végétales et
animales, par l'action de la chaleur et de l'eau, produit un foyer d'émanations miasmatiques, où l'on
puise les principes de la fièvre jaune. Personne
n'élève de doute sur ce foyer principal ; mais l'individu qui y a puisé les germes de sa fièvre, peut-il
à son tour devenir à lui seul un foyer d'infection ?
L'observation a démontré, et je renvoie aux ou-

vrages qu'on a publiés sur ce sujet, que l'individu affecté de fièvre jaune, isolé du foyer d'infection, et des autres malades, n'a pas la propriété de communiquer sa maladie, par le contact, aux personnes saines qui l'entourent et qui lui donnent des soins. Mais si cet individu gîte dans une atmosphère peu renouvelée, ou qu'il meure, je ne doute pas que les exhalaisons de son corps ne puissent communiquer la maladie, en constituant un petit foyer d'infection, qui a lieu plus facilement par la réunion, dans un local peu salubre, de plusieurs sujets affectés de la fièvre jaune. A cette seconde source, de nouveaux sujets viennent puiser la maladie, et c'est ainsi que la fièvre jaune se propage de foyer en foyer, qu'on détruit d'autant moins facilement, que les moyens réputés sanitaires concentrent davantage l'infection, en consignant dans le même local, la même maison ou le même quartier, les sujets affectés. S'il est vrai que la fièvre jaune ne se communique pas par le contact d'individu à individu ou d'objet à individu, comme la gale, par exemple, comment expliquer son importation ?

La fièvre jaune a été transportée plusieurs fois en Europe, et c'est toujours par des bâtimens venant des pays chauds, où elle règne endémiquement. Ces bâtimens renferment les miasmes qui produisent la fièvre jaune, et s'ils ne la font pas éclore sur les gens de l'équipage, c'est que ceux-ci ne sont pas dans les circonstances favorables à leur inoculation, si l'on peut s'exprimer ainsi, soit qu'ils aient éprouvé déjà la fièvre jaune, soit plus encore que la température ne soit pas au degré convenable. Quoi qu'il en soit, si ce bâtiment infecté mouille dans un port qui réunisse les conditions essentielles à l'action des miasmes, telles qu'une chaleur élevée et mêlée d'un peu d'humidité, comme on l'observe au mois d'août et de septembre, le foyer épidémique se développe. Mais alors comment se communique la fièvre jaune? Est-ce par le contact avec les gens de l'équipage ou les objets de la cargaison? ou bien est-ce par les miasmes apportés d'un foyer d'infection par le bâtiment et auxquels on donne dégagement, soit en déposant la cargaison, soit en radoubant le navire? C'est de cette dernière manière que la fièvre jaune fut communiquée aux habitans du port du Passage, pendant les mois d'août et de septembre de l'année 1823, par le Donostierra. Le premier sujet atteint de la fièvre jaune fut un douanier qui avait couché à bord de ce bâtiment durant plusieurs nuits, et qui, pour satisfaire aux devoirs de sa place, en avait visité tous les recoins. La maladie se communiqua ensuite aux charpentiers qui furent employés à radouber, et le foyer d'infection fut manifeste aussitôt qu'on eut ouvert le navire. Toutes les personnes du port qui ont puisé à ce foyer les émanations miasmatiques, ont été atteintes de la fièvre jaune. Plusieurs de ces personnes furent traitées dans des maisons éloignées du foyer d'infection, et ne communiquèrent pas la maladie. Des foyers secondaires se formèrent dans les maisons situées aux environs du navire [1]. Si ce même bâtiment n'eût mouillé au port du Passage qu'au mois de novembre, ou dans l'été, dans un port du nord, assurément les germes dont il était porteur, n'auraient pas été fécondés.

D'après tout ce qui a été écrit sur la propagation de la fièvre jaune, je suis porté à admettre que cette maladie ne se transmet le plus souvent que par infection, et que toute la prophylaxie doit tendre à assainir et purifier les lieux infectés par tous les moyens connus, à écarter aussi loin que possible les malades du foyer d'infection, et à les séparer les uns des autres.

TYPHUS.

Fièvre putride, typhus nosocomial, peste. Le typhus ou les fièvres putrides, pestilentielles ou miasmatiques, comme on voudra les appeler, constituent un genre d'affections remarquable par l'altération générale de l'organisme, spécialement celle du centre nerveux-cérébral qui produit la stupeur, et par les phlegmasies, dont le siége dans les organes varie suivant le tempérament de l'individu et la nature des causes occasionnelles, mais qui, le

---

[1] Notice topographique du port du Passage où la fièvre jaune a régné, etc., par M. le docteur Jourdain. Annales physiologiques — Décembre, 1823.

plus ordinairement, se montre dans les voies digestives et dans le cerveau. Ces phlegmasies, par leurs
symptômes comme par leur marche, diffèrent essentiellement de celles qu'on observe dans d'autres
cas. Cette différence provient uniquement de la
modification imprimée à l'organisme par un genre
de causes que nous avons déjà énumérées, mais qui
demandent toute notre attention dans le typhus.

D'abord, je pose en principe que la vie ne peut
se soutenir que par l'action de ses stimulans naturels, dont les deux principaux et indispensables
sont l'air atmosphérique et la nutrition. De l'augmentation ou de la diminution d'action de ces deux
stimulus, par l'augmentation ou la diminution de
la proportion de l'oxigène de l'air et par des alimens trop ou pas assez stimulans, résulte l'accroissement ou la diminution des forces vitales. Le moral
stimule naturellement le physique *et vice versâ*.
C'est ainsi que l'existence se soutient, et c'est par
le dérangement de l'harmonie établie par la nature
dans la proportion des stimulus avec l'excitabilité de
l'organisme, pour la santé, que la maladie a lieu.

Cette puissance occulte, qu'on appelle nature,
qui préside à la naissance et à la mort des animaux,
qui règle la vie, qui en surveille la distribution
dans tous les organes, pour l'exercice facile de
leurs fonctions, a horreur de toutes les modifications étrangères à l'harmonie de l'exercice vital.
Ainsi elle se révolte toutes les fois que l'organisme est affaibli ou sur-excité. On appelle réaction

les efforts que la nature fait pour rétablir l'équilibre. Lorsque la sur ou sous-excitation vitale est peu considérable, elle parvient, par ses propres efforts, à rétablir l'équilibre; en usant la surabondance vitale au moyen des sueurs, des hémorragies ou autres exhalations, et en détournant la vie de vers les systèmes organiques où elle est proportionnément plus active, pour la porter et l'accroître dans ceux où elle est en défaut. Ce travail s'opère sans altération sensible des fonctions organiques, et ne se manifeste que par une modification passagère de la santé. Mais quand l'augmentation ou la diminution de l'action vitale est trop considérable, les efforts de la nature sont insuffisans pour rappeler l'équilibre, et c'est en quelque sorte de son désespoir que naissent les troubles généraux de l'organisme, les inflammations et toutes les altérations qui les accompagnent. La réaction vitale contre l'excès de vie générale ou locale est très-sensible : nous l'avons étudiée dans ses résultats, qui sont la fièvre inflammatoire et toutes les phlegmasies aiguës franches, avec augmentation inévitable d'action vitale dans les organes enflammés, et action vigoureuse de l'organisme entier. Nous avons reconnu que ces maladies qui se déclarent, sous un excès de stimulus, ou par le refoulement de l'action vitale par la modification du froid, chez des jeunes sujets pleins de vigueur, parcourent une période plus ou moins étendue avec turgessence vitale de tout l'orga-

nisme ; et que l'épuisement général, ou spécialement de quelque appareil sous la persistance du
foyer inflammatoire, ne se montre que du quatorzième au trentième jour de la maladie, quelquefois plus tôt ou plus tard, selon les ressources du
réservoir vital et ses dépenses pour l'entretien du
foyer morbide, et qu'alors la phlegmasie affecte
une marche et une terminaison différentes.

Nous avons aussi remarqué que lorsque la réaction vitale contre un excès de stimulus a lieu,
chez des sujets âgés, débiles et de mauvaise constitution, la phlegmasie qui en résulte présente,
presque à son début, les caractères de la seconde
période de la phlegmasie des sujets vigoureux ; et
ses terminaisons, dans ces deux cas, sont les exhalations immodérées, les hémorragies et la dégénérescence des tissus, ulcères et escarres. Nous
avons comparé ces derniers résultats aux gangrènes
séniles, et nous avons démontré qu'ils étaient l'effet
de l'épuisement vital, de la diminution de la contractilité des tissus, en un mot de l'impuissance
de la nature contre la décomposition des organes
sous l'action morbide. Nous sommes arrivés ensuite aux maladies qui dépendent de la réaction
vitale, non contre un excès de stimulus, mais
bien contre un excès d'asthénie, ou mieux encore
contre des modificateurs qui ont la propriété d'altérer, d'une manière quelconque, les stimulans
naturels de la vie ou leurs effets. J'ai déjà examiné
ces modifications vitales dans le choléra-asiatique

et la fièvre jaune ; il me reste à les étudier dans les fièvres pestilentielles.

Le typhus est une affection fébrile nerveuse-inflammatoire, liée à la phlegmasie des voies digestives et du cerveau. Je comprends sous la dénomination de typhus, les fièvres putrides des prisons, des hôpitaux, des camps, des pays-chauds et la peste. Suivant mon opinion, ces maladies, quoique différentes par leur intensité et leurs terminaisons, dépendent de causes qui agissent de la même manière et présentent des caractères généraux de ressemblance. Le choléra-morbus et la fièvre jaune, quoique naissant sous l'influence des mêmes causes prédisposantes, offrent des caractères distinctifs.

Je distinguerai les causes du typhus, depuis la simple fièvre putride jusqu'à la peste, en prédisposantes et occasionnelles ou efficientes. Les premières sont celles qui impriment à la gastro-entérite et autres phlegmasies du typhus, le caractère qui les distingue. Ces causes prédisposantes sont la respiration d'un air atmosphérique altéré par la respiration d'hommes sains, et surtout malades, réunis dans des espaces étroits, où il ne se renouvelle qu'incomplètement, tels que les prisons, les hôpitaux, les lazarets, les galères, les vaisseaux et les camps ; les exhalaisons qui se dégagent des sujets malades, principalement celles que fournissent les excrétions putrides, dans les fièvres de mauvais caractère ; les émanations miasmatiques des corps morts, animaux ou végétaux, en putréfaction, sous l'influence d'une forte chaleur humide ;

les miasmes des marais et des étangs fournis par la
vase que la chaleur atmosphérique fait fermenter,
ou bien par ces mêmes résidus de putréfaction,
desséchés rapidement par une forte chaleur sèche,
et détrempés par une pluie chaude ; la privation
des alimens nutritifs et du vin ou autres boissons
fermentées, auxquelles on était habitué ; l'usage
d'une mauvaise nourriture telle que chair corrom-
pue, et de l'eau pourrie ; les excès vénériens, l'abus
des spiritueux, les études forcées, les affections
morales vives, telles que la frayeur, le désespoir,
le découragement ; le contact du corps avec un
foyer d'infection, ou seulement avec les sujets
pestiférés, ou avec les objets qui ont servi à leur
usage, tels que draps, couvertures, matelas, har-
des, etc. ; enfin, l'inoculation de l'humeur pestilentielle. Cette dernière cause agit comme efficiente.
Toutes les causes atmosphériques miasmatiques sont
d'autant plus puissantes, qu'elles sont favorisées
par une température chaude-humide.

Dans les considérations générales sur les affections miasmatiques, j'ai démontré, aussi physiologiquement que possible, que les effets des causes
prédisposantes du choléra-épidémique, de la fièvre
jaune et du typhus, sont essentiellement asthéniques ; et j'ai dit que la réaction vitale qui est si
facile contre un excès de stimulus, ne se développe
dans le cas contraire, que lorsque la modification
débilitante tend à anéantir la vie entière, soit dans
un seul organe. C'est alors que la cause prédispo-

sante devient efficiente ; c'est ce qui arrive dans le typhus et la peste où l'action miasmatique contagieuse est assez puissante pour porter atteinte aux propriétés organiques, de manière à forcer le principe vital à réagir. C'est cette réaction qui produit les phlegmasies internes et les exanthèmes, dont la solution est entachée de la faiblesse des tissus et de l'impuissance des ressources vitales.

Les causes occasionnelles du typhus sont celles de la gastro-entérite franche et des autres phlegmasies : la suppression brusque de la sueur, l'excès de table, l'indigestion, l'abus des boissons spiritueuses, la colère, la suppression d'un écoulement habituel, etc. Ces causes sont stimulantes et font éclore la phlegmasie en provoquant la réaction, comme dans les autres cas, avec cette différence que leur action stimulante est d'autant plus facile, que l'épuisement par les causes prédisposantes est considérable. C'est une vérité physiologique, que Brown a proclamée, que l'excitabilité augmente en proportion de la diminution des stimulus. La diminution ou la privation complète de la lumière, des odeurs, des sons, des alimens, rend plus vive sur les yeux l'action de la première, celle des secondes sur les narines, celle des troisièmes sur la membrane du tympan, et l'action des alimens sur le palais et l'estomac. La peau est d'autant plus sensible et irritable, qu'elle est moins souvent exposée aux intempéries de l'air, qu'elle est moins souvent irritée, et qu'elle est plus long-temps adoucie et relâchée par les bains tièdes et des corps gras-huileux, et qu'elle est recouverte d'une laine douce qui la tient dans un état de moiteur sans doute très-favorable à la santé de l'individu.

Qu'on compare la peau endurcie des porte-faix et des artisans qui travaillent en plein air, à celle des femmes et des hommes qui, toute leur vie, ont craint de s'exposer aux rayons du soleil, et qui n'ont jamais affronté la rigueur du froid, qu'enveloppés de doubles vêtemens fourrés, et souvent encore dans une voiture hermétiquement fermée; qu'on expose les uns et les autres aux mêmes causes, par exemple, à l'action du soleil ou du froid, et dans les mêmes conditions données, on n'aura point d'effets notables chez le sujet dont la peau est dure, forte et contractile, et pour ainsi dire insensible à l'action de ces modifications qu'elle éprouve si souvent; tandis que le sujet à peau molle, fine et relâchée, éprouvera une pleurésie ou un catarrhe sous l'action du froid, ou un érysipèle sous celle du soleil. Ainsi, il est donc évident que le défaut de stimulus accroît l'excitabilité. Qu'on reprenne ce sujet à peau endurcie à toutes les intempéries de l'air, qui brave impunément le froid et le chaud, la pluie, la neige, etc., et dont l'estomac est également insensible à une foule d'ingesta, les uns plus ou moins froids, fades et indigestes, et les autres plus ou moins spiritueux et stimulans, et qui, introduits dans les voies digestives d'autres individus, produiraient des troubles

extrêmement violens, des gastrites, des entérites
et des gastro-entérites très-aiguës ; qu'on reprenne,
dis-je, cet individu pour le baigner tous les jours
dans les décoctions mucilagineuses; qu'on engraisse
sa peau avec de l'huile douce, et qu'on la recouvre
de vêtemens légers et chauds, pour entretenir de la
moiteur ; qu'on le tienne, presque sans exercice,
dans un appartément, à une température douce et
soutenue, marquée par un thermomètre ; qu'on le
prive de vin et de liqueurs fortes dont il faisait
jadis un usage abusif; qu'on lui donne des alimens
délicats, appétissans, et de facile digestion, tels
que viandes blanches, fruits cuits, etc; qu'on le
maintienne dans cette nouvelle modification pendant plusieurs mois, il pourra se maintenir en
santé, mais il sentira plus vivement les impressions. Que cet individu, ainsi modifié, s'expose
brusquement au chaud et au froid auxquels il était
insensible auparavant, il éprouvera facilement
une fluxion de poitrine ; qu'il se livre aux excès de
table dont jadis l'insensibilité de son estomac l'é-
tonnait, et il aura bientôt une violente affection
gastrique. Ne remarque-t-on pas d'ailleurs que ces
mêmes sujets insensibles à l'action réitérée des stimulus, lorsqu'ils sortent d'une maladie aiguë qui
a épuisé leurs forces, deviennent très impressionnables et susceptibles de s'enrhumer, d'être
atteints de douleurs rhumatismales, d'indigestion,
etc. Je pourrais multiplier les exemples ; mais en
voilà assez, ce me semble, pour prouver que l'ex-

citabilité s'accroît par le défaut de stimulus. Hé bien ! appliquons ces remarques au typhus épidémique et autres maladies miasmatiques, et nous expliquerons facilement l'action puissante des causes occasionnelles. En effet, les miasmes et autres causes débilitantes qui diminuent la stimulation normale, accroissent l'excitabilité dans les organes, et les rendent plus sensibles aux impressions. C'est à cause de cela, que le refroidissement de la peau, un accès de colère ou un excès de table suffit pour faire développer le choléra épidémique, la fièvre jaune et le typhus.

Quel est le siége du typhus ? Les symptômes de cette maladie et les autopsies cadavériques prouvent que l'appareil digestif et le cerveau sont presque toujours affectés d'inflammation dans le typhus. La peau et le tissu cellulaire sont aussi souvent le siége de ses effets.

La gastro-entérite, la céphalite et les exanthèmes sont d'autant plus graves et moins susceptibles d'une solution heureuse, que les sujets affectés ont été plus ou moins modifiés par les causes prédisposantes que j'ai énumérées ; ce qui établit des variétés bien distinctes de typhus, depuis la fièvre putride sporadique jusqu'à la peste.

La stupeur et les accidens nerveux dans le typhus, sont l'expression d'une violente phlegmasie cérébrale, concomitante ou sympathique de celle des voies digestives, sur un organisme énervé. Les efforts violens auxquels la nature est obligée, dans ce genre de maladies, pour résister à la fois à l'action anti-vitale des miasmes et des autres causes énervantes, et aux produits inflammatoires de la réaction, doivent nécessairement se faire sentir dans le cerveau, principal centre des sensations de l'économie animale, et y faire naître des troubles plus ou moins graves et l'altération de ses tissus.

Dans le typhus, les réactions vitales et les phlegmasies qui les accompagnent, diffèrent entièrement de celles qu'on observe dans les autres maladies qui se développent sous l'influence de causes essentiellement stimulantes, et auxquelles les sujets qui en sont affectés, n'ont été prédisposés que par des modificateurs qui ont la propriété d'accroître et d'enrichir le réservoir vital, tels qu'un air très-oxigéné, des alimens sains et corroborans, la continence, le défaut d'exercice, etc. Ces phlegmasies, qui affectent souvent les mêmes organes, ne diffèrent que par leur marche, leurs symptômes et leurs terminaisons. Ces différences, je le répète encore, proviennent de l'état des tissus et de l'organisme entier, lorsqu'ils deviennent le siége des réactions vitales, et conséquemment de l'irritation et de l'inflammation.

Nous avons déjà vu que lorsque les sujets affaiblis, énervés par l'âge, le défaut de nourriture ou l'usage de mauvais alimens, l'air humide, les pertes de sang, de sperme, les affections morales, ou par des maladies aiguës, éprouvent des inflammations ; celles-ci présentent des accidens graves,

tels qu'hémorragies, ulcères, exhalations immodérées, gangrènes, et des troubles nerveux liés à
la souffrance de la masse encéphalique. Puisque
nous observons ces mêmes caractères dans le typhus, il faut donc que les modifications soient
semblables quant aux effets, et que les miasmes
qui s'échappent des corps malades ou des foyers
d'infection, agissent sur les individus de manière
à les énerver et à les rapprocher des sujets épuisés
par d'autres causes.

Les tableaux des différentes espèces et nuances
de typhus et de la peste, malgré une foule de
variations d'intensité et de complications, suivant les
nombreuses circonstances qui précèdent et accompagnent ces maladies, ont des traits remarquables
de ressemblance. En général, ces traits caractéristiques sont l'expression d'une forte réaction vitale,
avec violente secousse nerveuse, déterminée par un
excès de stimulus sur un organisme énervé, épuisé,
et par cela même plus excitable. La phlegmasie des
organes les plus rapprochés des centres vitaux,
tels que l'estomac, le cerveau, les poumons, est le
résultat de cette réaction. D'autres fois, les symptômes de ces maladies, surtout de la peste, montrent la nature aux prises avec le poison miasmatique concentré et très-actif, dans le tissu même
où il exerce sa funeste modification ; et les effets
de cette lutte, qui sont la mortification de la partie, ressemblent beaucoup à ceux de la pustule
maligne, de la morsure de la vipère et du serpent
à sonnette.

Signes précurseurs généraux. Les signes pré-curseurs des différentes variétés de typhus, expriment tous, plus ou moins, l'énervation de l'organisme, les troubles de la réaction vitale et la prédisposition des organes à devenir le siége des phlegmasies. Dans la peste, qui est le plus haut degré du typhus, l'énervation qui précède les accidens, est une véritable sidération de l'action organique : ces signes précurseurs sont une langueur physique et morale caractérisée par la lassitude, surtout après le moindre exercice ; le changement dans l'humeur ou le caractère ; l'insouciance, l'affaiblissement des désirs, la céphalalgie, une sorte d'ivresse, le sommeil qui n'est plus réparateur, le vertige ; une secousse douloureuse, soudaine dans les membres, comme une commotion électrique ; le tremblement des mains, la douleur des lombes, la fétidité de l'haleine ; l'anorexie, la bouche amère, un sentiment de plénitude, le resserrement de l'estomac, de petites sueurs nocturnes, nidoreuses ; l'odeur plus forte des urines et des déjections, quelquefois un froid presque perpétuel.

Symptômes généraux du typhus. Pour mettre de l'ordre dans leur énumération, je les distinguerai en deux séries qui correspondront aux deux périodes du typhus. Dans chacune d'elles, je groupperai les symptômes qui se rapportent à la phlegmasie du cerveau, des voies digestives, et à celle des poumons.

Première série. Frisson plus ou moins considérable, qui dure quelquefois plusieurs heures, et auquel succède une chaleur mordicante ; les parties découvertes frissonnent, tandis que les parties couvertes sont brûlantes ; prostration plus ou moins grande au début ; douleurs gravatives, ensuite pongitives dans les différentes parties du corps ; accroissement de la faiblesse, répugnance invincible à se mouvoir, peau halitueuse, céphalalgie, pesanteur de tête, vertige, sorte d'ivresse ; visage animé, quelquefois pâle, d'autres fois rouge, érysipélateux ; altération profonde des traits, regard fixe, par fois féroce ; sommeil nul, inquiet, agité ; bourdonnement d'oreilles ; douleur gravative qui s'étend du front à l'occiput, et souvent de l'occiput sur le trajet de la moëlle épinière ; agitation violente intérieure ; assoupissement, stupeur, réponses lentes, parole pénible, difficulté de porter la langue hors de la bouche ; déglutition pénible ; terreur, délire ; soif et appétence des boissons froides et acides ; nausées, vomissemens, diarrhée, quelquefois de matières bilieuses ; sensibilité de l'épigastre et du ventre, accrue par le toucher ; quelquefois syncope ; langue tantôt blanche, sèche, avec plus ou moins de rougeur à ses bords, tantôt jaune ; fétidité de l'haleine ; turgescence générale, chaleur plus prononcée sur le front et à la région épigastrique ; épaississement des membranes muqueuses du nez, de la bouche et de la gorge ; rougeur des yeux ; urines rares, rouges, troubles, quelquefois huileuses, enflammées, sanguinolentes, tantôt infectes et exhalant une odeur douceâtre : dans le typhus pestilentiel, cette odeur douceâtre est exhalée par les corps des malades, les objets environnans s'en emparent et ne la perdent que par le lavage à l'eau bouillante ; pouls quelquefois élevé, fort souvent faible, mais presque toujours fréquent, inégal, intermittent ; il n'est presque jamais raide ni tout-à-fait libre ; hoquet, oppression, anxiétés ; toux souvent très-pénible, expectoration quelquefois sanguinolente ; douleurs pleurodyniques ou pleuro-pneumoniques ; hypocondres, surtout le droit, tendus et douloureux, tantôt météorisme ; souvent hémorragie nasale au quatrième jour, et à la même époque apparition des vibices, de petites pustules et de pétéchies sur les différentes parties du corps, ou, suivant l'intensité du typhus, des hémorragies, des bubons, des parotides, des charbons.

Cette première période marquée par les efforts violens de l'action vitale, dure environ sept à huit jours. C'est au moment des éruptions, tristes présages de l'impuissance de la nature, que la crise est la plus forte, et que les jours du malade sont en danger. S'il survit à l'orage, un calme apparent se montre, et sert de transition à la série de symptômes de la seconde période du typhus.

Seconde série. La peau et les membranes muqueuses se dessèchent, la chaleur est brûlante ; l'oblitération des facultés intellectuelles augmente, les sens de la vue et de l'ouïe s'émoussent au point

de devenir insensibles ; la déglutition est difficile ;
les malades rêvent sans dormir, quand ils sont as-
soupis, ils gesticulent et délirent avec une singu-
lière incohérence, une idée dominante les obsède ;
souvent tremblement des membres, soubresauts
des tendons, spasmes des muscles du cou, contraction spasmodique des muscles élévateurs des
mâchoires et des muscles biceps ; quelquefois raideur tétanique, trismus, hydrophobie ; par fois
un délire violent porte le malade à se découvrir et
à sortir les jambes de son lit ; mais le plus souvent
stupeur profonde, paralysie des paupières, carphologie, incontinence d'urine et des matières
fécales ; bouche sèche, langue épaisse, quelquefois
racornie, recouverte ainsi que les gencives d'un enduit sec et brunâtre, par fois noirâtre ; météorisme avec douleurs d'entrailles manifestées par une
contraction des traits de la face, et par la pression
de la main sur le bas-ventre ; déjections alvines,
liquides, fréquentes, exhalant une odeur cadavéreuse ; peau sèche, rugueuse et insensible à l'action
des vésicans, refroidissement des extrémités ; urine
pâle, quelquefois claire, peu abondante et rarement sédimenteuse ; pouls très-variable, mais ordinairement plein, mou, modérément vîte, et toujours plus ou moins déprimé.

Dans cette période qui dure ordinairement une
semaine, les pétéchies et les exanthèmes s'accroissent ; il y a souvent métastase de ces éruptions
à l'intérieur ; le plus ordinairement la peau prend

un aspect livide, la gangrène des charbons fait des progrès et les parties comprimées tombent en escarres. Dans cette agonie du pouvoir vital, la nature est souvent impuissante et le malade succombe. Cependant il arrive quelquefois que dans un dernier effort de réaction, elle parvient à surmonter la décomposition organique, et à faire triompher la vie. Cette victoire de la nature s'annonce par l'accroissement de l'action vitale qui reprend son empire dans tout l'organisme : la peau et les membranes muqueuses s'humectent, une légère moiteur se prononce ; l'enduit sec qui recouvre les membranes du nez et de la bouche, s'humecte et se détache ; la langue se nettoie et devient rouge et humide ; la déglutition est facile ; les facultés cérébrales deviennent plus libres, les sens récupèrent leurs fonctions ; les parotides et les bubons se résolvent ou arrivent à une suppuration heureuse ; les pustules et les charbons s'entourent d'un cercle inflammatoire, et se séparent à l'aide de la suppuration des parties saines ; quelquefois une hémorragie passagère a lieu ; les organes digestifs reprennent peu à peu leurs fonctions, et la convalescence se prononce. La desquammation de l'épiderme, la chute des cheveux et le renouvellement des ongles, attestent le danger que le malade a couru au milieu de l'épouvantable lutte du principe conservateur contre la décomposition organique, sous l'influence d'une modification essentiellement anti-vitale. Les sujets qui échappent à ce combat, en conservent

souvent, comme preuves irrécusables, un tremblement dans les membres, la surdité, un état
d'hébétisme, des engorgemens dans les jointures,
etc.

Lorsque le foyer pestilentiel est très-intense,
et que la terreur qu'il inspire en accroît encore
l'action meurtrière, l'affection est souvent foudroyante : les malades deviennent froids, livides
ou noirâtres, et succombent, en peu d'heures, à
la sidération complète de l'action organique sans
réaction vitale. Leurs cadavres ne montrent aucune
altération organique sensible. D'autres fois la vie ne
réagit que dans ses foyers principaux : les sujets
affectés ne peuvent se réchauffer, et ils succombent, au bout de deux à trois jours, aux phlegmasies gangreneuses de l'estomac, des intestins,
du poumon et du cerveau, que l'autopsie met à
découvert, et dont le caractère est semblable à
celui du charbon de la peau.

Enfin ce n'est que lorsque la vie est assez puissante pour réagir jusqu'à la périphérie, que se présente le cortége de symptômes que j'ai énumérés.

Tels sont à peu près les caractères généraux du
typhus et de la peste ; ils sont susceptibles de présenter diverses nuances, suivant une infinité de
circonstances, qu'on ne peut bien étudier que dans
la nature. Toutefois, ce tableau, quoiqu'incomplet,
suffit pour rendre apparens 1° l'énervation ou la
sidération de l'action organique, par les modificateurs débilitans-miasmatiques ; 2° la violente réac-

tion vitale et les inflammations dans des tissus fournis de beaucoup d'excitabilité, mais dépourvus de contractilité, propriété vitale qui leur est si utile pour résister à la désorganisation ; 3º la chute de la puissance organique ; 4° la résistance de l'action vitale contre la décomposition des organes ; 5ᵉ enfin le dernier effort de réaction du pouvoir vital qui le rend quelquefois victorieux. Dans ce même tableau, on voit évidemment que le cerveau et le système nerveux, les voies digestives, les poumons, la peau et les glandes lymphatiques sous-jacentes, sont les appareils qui deviennent le siége des phlegmasies.

Comme je n'ai observé que le typhus sporadique, qui, sous les noms de fièvre putride-ataxique, ou de gastro-encéphalite pernicieuse, se manifeste de temps à autre en France, sous l'influence de modifications atmosphériques énervantes ou autres causes de ce genre, j'ai puisé, pour la description du typhus et de la peste, dans les écrits d'Hildenbrand, sur le typhus ; de Diemerbroeck, sur la peste de Nimègue, au dix-septième siècle ; de Bertrand, de Chirac, de Mertens, de Samoïlowitz, de Desgenettes et de Larrey, sur les pestes de Marseille, de Rochefort, de Moscou et d'Egypte, au dix-huitième siècle.

Tous ces auteurs qui ont observé le typhus pestilentiel avec un courage digne d'éloge, en ont donné des histoires plus ou moins complètes ; tous ont sans doute reconnu dans ces maladies, beau-

coup de faiblesse et beaucoup de force, beaucoup
d'action et beaucoup d'impuissance ; mais aucun
n'a précisé le caractère essentiel du typhus et de
toutes les maladies qui naissent sous la même influence. Dans les écrits sur les affections miasmatiques, la plus grande incertitude règne encore
sur la nature des causes qui distinguent ces affections d'autres maladies qui ont le même siége et
dont plusieurs des symptômes se confondent.

J'avoue que c'est l'étude attentive que j'ai faite
des différentes modifications morbides, qui m'a
conduit à reconnaître que les causes prédisposantes
du typhus sont énervantes, débilitantes, et que
c'est en vertu de la modification qu'elles impriment
aux tissus organiques, que les réactions vitales
et les inflammations diffèrent de celles du même
genre qu'on observe chez les sujets dont les organes ont été prédisposés par une modification opposée. Je n'ai puisé nulle part et dans aucun écrit
ces remarques ; elles sont, je le répète, le fruit de
mes méditations.

Le typhus présente quelquefois des exacerbations ; elles sont d'autant plus sensibles que la maladie est moins enracinée dans les organes ; rares
dans la peste, elles sont plus fréquentes dans le
typhus qui se rapproche des fièvres simples, où
l'organisme moins énervé par les causes prédisposantes, conserve beaucoup d'action vitale. En général les affections typhiques sont d'autant plus
graves que l'énervation a été plus grande et que
la phlegmasie est plus étendue.

Je vais rapporter deux observations de typhus sporadique.

Première observation. Giraud (de Limonest), âgé de 17 ans, tempérament nerveux-sanguin, pourvu d'une bonne constitution, se fatigue excessivement, dans les vendanges, au mois d'octobre 1827. La température de cette époque était chaude-humide ; les maladies charbonneuses régnaient sur le bétail, et une vache de la ferme où se trouvait ce jeune homme, avait été atteinte très-récemment d'un charbon très-grave. Giraud vendange chez un bourgeois, voisin de son père ; là, avec toute l'ardeur de son âge, il se livre à un travail excessif et au-dessus de ses forces : du matin au soir, il porte les bennes de raisins, transpire beaucoup, se couche quelquefois sur la terre humide, et fait excès d'une nourriture succulente dont il n'a pas l'habitude ; il boit aussi beaucoup de vin pur dans l'intention de se soutenir dans le travail ; au lieu de se reposer, il passe une partie de la nuit à participer aux amusemens champêtres qui accompagnent les vendanges.

Après huit jours environ de dépense extraordinaire de vie, ce jeune homme, sans doute encore énervé par la constitution atmosphérique régnante, et par les émanations miasmatiques de la maladie épizootique, éprouve de la lassitude, de l'accablement, des douleurs contusives dans les membres, de la céphalalgie, des étourdissemens, de l'engourdissement, suivis bientôt de frissons et d'une

chaleur brûlante à l'intérieur. Les symptômes suivans se présentent à mon observation : prostration
extrême, abattement moral, figure triste ; céphalalgie gravative, s'étendant du front à l'occiput et
le long du dos ; langue sèche, blanche au milieu
et rouge aux bords ; soif, appétence pour les boissons froides et acides ; peau sèche, brûlante, surtout à la tête et à l'épigastre ; vomissement de matières liquides et un peu bilieuses ; quelques coliques sans selle ; toux sèche avec un peu d'oppression ; yeux rouges et larmoyans ; pouls plein,
élevé, facilement dépressible, et modérément accéléré ; urines fortement colorées et un peu fétides ;
point de sommeil, assoupissement avec un peu de
délire. Prescrip. : une saignée de bras ; 15 sangsues
à l'épigastre, moutarde aux jambes, fomentations
émollientes sur le ventre immédiatement après la
chute des sangsues ; pour boissons, limonade froide,
édulcorée avec le sirop de gomme, eau d'orge acidulée avec le sirop de groseille ou de vinaigre ; lavement émollient presque froid ; diète complète.
J'ordonne de renouveler l'air de la chambre du
malade, et d'y verser, une fois chaque jour,
quelques gouttes de vinaigre camphré.

Troisième jour de la maladie, la saignée des
sangsues, qui a été abondante, a procuré un amendement qui ne se soutient pas long-temps. Mêmes
symptômes, mêmes moyens, sauf les sangsues.

Les cinquième et septième jours, nouvelles
applications de sangsues à l'épigastre et sur les

autres régions du ventre et à la tête, qui sont suivies de la diminution des accidens inflammatoires, surtout de la phlegmasie des voies digestives ; mieux ; mais le malade éprouve de l'assoupissement, de la stupeur et des hémorragies nasales ; continuation des boissons acides.

Du huitième au douzième jour, le délire augmente : refus des boissons, déglutition difficile ; la langue se sèche et se couvre d'une couche très-épaisse, presque noirâtre ; des déjections très-fétides ont lieu involontairement ; peau brûlante sèche ; ventre météorisé et douloureux au toucher ; une odeur fétide s'exhale du corps du malade ; tremblement des bras et soubresauts des tendons ; le malade répond difficilement, sort les bras de son lit et gesticule ; pieds froids, pouls déprimé ; une rougeur vive se montre alternativement sur l'une et l'autre joue ; parotides, pétéchies au cou, à la poitrine et aux cuisses. Prescrip. : fomentations sur la partie antérieure de la tête et sur toute l'étendue du ventre, avec des linges imbibés d'une décoction de mauve et de têtes de pavots, aussi froide que possible et acidulée soit avec le jus de citron, soit avec le vinaigre ; frictions sur les extrémités inférieures avec une flanelle imbibée d'eau-de-vie camphrée ; vésicatoires aux bras et aux jambes ; cataplasmes chauds et sinapisés autour des genoux et des pieds remplacés par du coton cardé et du taffetas gommé ; limonade, orangeade froide, eau vinaigrée sucrée. L'air est très-humide, je conseille d'allumer du feu dans la chambre du malade et de faire brûler du bois de genièvre et du sapin.

Du douzième au quinzième jour, exacerbations violentes avec délire suivies d'un calme apparent ; les autres symptômes n'ont pas changé, cependant la langue paraît s'humecter un peu et le malade avale plus facilement. Prescrip. : dans l'intervalle des paroxismes, potion camphrée ; lavement de quinquina également camphré, boissons acides, fomentations froides, surtout dans les paroxismes, et applications chaudes aux extrémités. Les vésicatoires suppurent peu, les pétéchies et les parotides ont disparu.

Seizième et dix-septième jours, les exacerbations sont moins fortes ; le délire a diminué, la chaleur âcre de la peau a disparu, une légère moiteur se déclare dans la moitié supérieure du corps ; la bouche se dépouille de la couche sèche qui recouvrait sa membrane ; le malade jouit par fois de la faculté de ses sens ; il se refuse obstinément à continuer l'usage de la potion camphrée. Prescrip. : boissons acides, eau légère de poulet aromatisée avec la feuille d'oranger ; frictions huileuses sur les différentes parties du corps ; on excite les vésicatoires avec des pommades suppuratives.

La maladie s'est prolongée, sous une forme chronique, jusqu'au vingt-septième jour, et s'est terminée par une arthritis qui, fixée d'abord au genou, s'est étendue jusqu'à l'articulation coxo-fémorale, où elle a fini par une luxation spontanée, malgré

les saignées locales, les résolutifs, les astringens,
les moxas, etc. Giraud a repris une santé parfaite
dont il a joui sans interruption jusqu'à ce jour. La
claudication, résultat de la luxation, le gêne fort
peu.

Deuxième observation. La fille Pigeat (de Don-
martin), âgée d'environ 25 ans, tempérament nerveux-lymphatique, habite une maison basse, humide, où l'air se renouvelle difficilement ; elle
éprouvait depuis long-temps des sueurs excessives
qui l'épuisaient beaucoup ; son appétit était diminué ; l'hémorragie menstruelle était plus forte ; elle
avait des lassitudes et de la lourdeur. Au mois de
juillet 1829, cette fille ainsi prédisposée depuis
quelques semaines, ressent des frissons, et présente
les symptômes suivans : douleur de tête gravative,
engourdissement des membres, chaleur brûlante
de la peau, sensibilité de l'épigastre ; vomissement
de matières sanguinolentes, noirâtres ; langue peu
sèche, légèrement rouge à ses bords et recouverte
d'un enduit sale, soif modérée ; grande prostration, décubitus ; pouls plein, mais souple et modérément accéléré ; urines brunâtres et fétides sans
sédiment ; face exprimant l'abattement et la souffrance ; point de sommeil, seulement un peu d'assoupissement avec léger délire. Prescrip. : renouveler autant que possible l'air de la chambre,
aspersion de vinaigre camphré ; huit sangsues à l'é-
pigastre, fomentations émollientes sur leurs piqûres, d'abord tièdes pour faire couler le sang, et

successivement froides et acidulées avec le vinaigre;
un vésicatoire à chaque jambe; cataplasmes chauds
aux pieds et aux genoux , remplacés par du coton
cardé et du taffetas gommé; lavemens émolliens et
huileux, tièdes d'abord , puis insensiblement froids
et acidulés; pour boissons, limonade froide sucrée,
eau de groseille; diète complète.

Quatrième jour, les accidens inflammatoires ont
diminué sous l'action de la saignée locale qui a
été considérable; mais les symptômes nerveux s'accroissent : stupeur, délire; la malade gesticule,
il faut élever la voix pour qu'elle réponde; incohérence des idées, rougeur alternative des pommettes; pouls peu vîte, mais toujours un peu élevé
et très-dépressible; peau sèche et rugueuse; langue un peu humide et sans rougeur; l'enduit qui
la recouvre semble se détacher, la malade refuse
les boissons. Prescrip. : quatre sangsues à chaque
tempe et une petite mouche vésicatoire, derrière
chaque oreille; fomentations froides et acides sur
la partie antérieure et supérieure de la tête , et sur
l'épigastre , cataplasmes très-chauds et sinapisés
aux pieds et aux genoux; les vésicatoires des jambes
suppurent un peu; mêmes boissons.

Cinquième, sixième et septième jours, l'affection
cérébrale-nerveuse a un peu cédé, la malade a eu
quelques momens de sommeil calme; mais des exacerbations violentes ont lieu vers le soir, et durent
plusieurs heures avec délire; la langue est entièrement dépouillée; l'épigastre n'est plus douloureux

à la pression ; selles bilieuses, très-fétides, sans colique ; peau moins sèche, elle se recouvre, surtout à la poitrine et sur le ventre, d'une éruption de petits boutons transparens, ressemblant parfaitement à des goutelettes de sueur ; les urines sont plus abondantes, et deviennent troubles. Prescrip. : deux cuillerées à bouche de sirop de sulfate de quinine dans la matinée qui est le temps de l'apirexie, continuation des boissons acides et de la diète ; durant les accès, frictions sur les extrémités inférieures avec du vinaigre camphré chaud, et fomentations froides à la tête.

Huitième, neuvième jour et suivans, mieux progressif; les exacerbations ont diminué visiblement sous l'action du sirop de quinine qu'on a continué pendant trois jours; convalescence franche et complète le quinzième jour.

TRAITEMENT

DU TYPHUS SPORADIQUE ET NOSOCOMIAL.

Moyens préservatifs. Les hôpitaux, les prisons, les casernes, les camps, les lieux infectés par des émanations putrides, où l'air ne se renouvelle pas facilement, deviennent souvent le siége du typhus. Ces lieux sont des foyers d'infection où les malheureux qui s'y trouvent rassemblés, puisent les germes de la maladie. C'est en vain qu'on voudrait tenter de les guérir, en combattant les effets et laissant subsister les causes. L'indication la plus importante dans le traitement du typhus nosocomial et sporadique, consiste à attaquer la cause essentielle de la maladie qui est l'infection de l'air du lieu habité. Mais comment purifier un hôpital, une prison, un camp, un village ou une ville entière où la réunion d'hommes est forcée ? Si c'est une salle d'hôpital qui est infectée, le meilleur moyen de la purifier est d'en évacuer tous les malades, dussent-ils être placés dans les corridors ; après cela, il faut établir des courans d'air, blanchir les murs à la chaux vive, laver les carreaux à l'eau ordinaire, puis à l'eau chlorurée. Les lits doivent aussi être lavés et purifiés avec le chlorure de chaux ; après cette opération, on peut replacer les malades avec sécurité. Lorsque l'hôpital entier est infecté, les difficultés sont plus grandes : il convient de multiplier les courans d'air dans toutes les salles, dans les corridors et dans les cours, au moyen de nombreux ventilateurs et soupiraux, et d'établir des feux de bois aux cheminées de toutes les salles et de très-grands dans les cours, alimentés autant que possible avec du bois résineux ou avec du charbon de terre, peut être préférable au bois, à cause du soufre qu'il contient et qu'il laisse dégager en brûlant. Après avoir favorisé par tous les moyens possibles le renouvellement de l'air, il faut s'occuper à purifier les lieux avec des lavages à l'eau de chlorure de chaux ; ces lavages doivent s'étendre, autant que possible, à tous les objets susceptibles de s'imprégner des émanations miasmatiques. Si l'hôpital n'a qu'un petit nombre de malades infectés, il faut se hâter de les placer dans un appartement élevé et très-aéré, pour les séparer des autres malades qui ne sont pas atteints du typhus ; en agissant ainsi, et en multipliant tous les moyens d'assainissement, on peut étouffer l'infection dans sa source. Mais lorsque l'infection est généralement répandue dans l'hospice, et qu'un grand nombre de malades est affecté du typhus, la mortalité est toujours très-grande, parce que les foyers d'infection s'alimentent de plus en plus. Alors, il ne reste aux administrations que la ressource des ambulances établies à une certaine distance de l'hôpital, exposées, autant que possible, dans un lieu sain et bien aéré, et dans lesquelles on transporte tous les malades. Une ambulance particulière sera affectée aux malades non atteints du typhus. L'hôpital évacué sera assaini par les moyens les plus convenables, et l'on n'y fera rentrer les malades qu'après le laps de temps nécessaire à la purification de l'air. Si le typhus n'est pas éteint dans les ambulances, il faut bien se garder de faire rentrer dans l'hôpital assaini ceux qui en sont affectés. Ce qui précède est également applicable aux prisons, aux casernes et aux camps : si l'isolement des premiers malades affectés et toutes les mesures d'assainissement n'arrêtent pas la propagation du typhus, il convient de transférer les prisonniers dans une autre prison, les militaires dans une autre caserne, et de faire prendre à l'armée d'autres positions.

Lorsque le typhus affecte les habitans d'un village ou d'une ville, et que les causes de l'infection sont essentiellement liées à la disposition du lieu, il faut s'empresser de modifier ou de supprimer entièrement, s'il est possible, toutes les causes d'insalubrité, telles que mares, marais, fossés, étangs ; étendre toutes les mesures de salubrité connues, aux rues, aux maisons et à tous les objets susceptibles de recéler des fermens de putridité ; établir de grands feux sur les places publiques ; isoler, autant que possible, les malades affectés, et pour ne pas alimenter le foyer d'infection, les placer préférablement dans des ambulances créées à une certaine distance du lieu infecté, dans une position élevée et aussi salubre que possible.

Pour prévenir le développement du typhus chez les malades, les infirmiers, les prisonniers, les militaires, et autres sujets exposés aux foyers d'infection, il faut les soumettre aux règles générales d'hygiène applicables à toutes les maladies endémiques et épidémiques.

Relativement aux malades d'un hôpital infecté, on doit multiplier autour d'eux tous les moyens de propreté ; renouveler leur linge aussi souvent que possible ; laver exactement tous les vases à leur usage ; placer au-dessus de chaque lit, un petit plat contenant de la dissolution de chlorure de chaux, en priver seulement les lits des malades qui ont des affections de poitrine ou de la gorge ; éviter les méthodes de traitement trop débilitantes;

modérer, aussi promptement que possible, les évacuations immodérées, par des astringens appropriés ; calmer l'irritabilité et favoriser le sommeil par quelques petites doses d'opium ; remonter le moral des malades par tous les moyens imaginables, et combattre surtout les craintes de la contagion.

Les moyens préservatifs du typhus sont plus facilement applicables aux sujets sains : les prisonniers seront soumis à des règles de très-grande propreté ; on leur donnera des vêtemens propres et chauds, et l'on ajoutera une petite ration de vin à leur nourriture ordinaire qui devra, autant que possible, être simple et saine. On lavera fréquemment, avec de l'eau chlorurée, les lieux de la prison le plus susceptibles de fournir à l'infection. Pour préserver les militaires du typhus, il faut surveiller l'exécution rigoureuse des règles de propreté particulières au soldat, et y ajouter encore, s'il est possible ; on leur défendra les excès de vin ou de liqueurs, et on les tiendra en garde contre les excès vénériens. Il est aussi très-important que le militaire fasse usage de la bonne viande, du pain bien confectionné et de l'eau potable ; une petite quantité de vin leur sera accordée, et l'on modérera, autant que possible, les fatigues de leur service. On soumettra facilement les soldats des garnisons aux précautions préservatives du typhus, mais il est physiquement impossible d'y assujettir les soldats en campagne : les privations, les fatigues excessives et les fortes commotions morales qu'ils éprouvent, produisent sur eux des effets opposés à ceux des préservatifs, et les disposent à recevoir l'infection des camps. Alors, pour fortifier la santé de l'armée et la préserver du typhus, il faut, autant que les circonstances le permettent, lui donner de bons campemens, la fournir d'alimens sains, lui donner du repos, et défendre expressément au soldat les excès auxquels il est naturellement porté après les privations.

Traitement curatif. D'après l'action énervante de la cause infectante du typhus, et d'après les symptômes de cette maladie, qui expriment une grande agitation de la vie dans un organisme affaibli, l'irritation ou la phlegmasie dans le cerveau, l'estomac, les intestins, le foie, et quelquefois dans les poumons, la thérapeutique convenable doit être dirigée à la fois contre l'affection cérébrale qui occasionne la stupeur, caractère essentiel du typhus, et contre la phlegmasie gastro-intestinale qui, par son influence sympathique, domine l'état maladif.

Pour diriger la médication curative du typhus avec fruit, il est important de savoir si l'affection du cerveau et du système nerveux est idiopatique ou seulement sympathique de la phlegmasie gastro-intestinale? Je ne doute pas un instant que les vapeurs putrides qui causent le typhus, n'agissent en même temps sur le système nerveux général, le cerveau, et sur les voies digestives; il est même plus physiologique de dire que la modification des

propriétés vitales de l'organisme par l'action énervante, débilitante, en un mot, anti-vitale des
émanations putrides et miasmatiques, est la cause
première des altérations qu'on remarque dans le
typhus. En effet, l'action vitale réagit contre la
cause délétère, s'agite dans son domaine nerveux,
se concentre dans le cerveau, principal foyer de son
action, qu'elle trouble et qu'elle altère plus ou moins
gravement, en y augmentant l'action circulatoire.
La membrane muqueuse gastro-intestinale qui se
ressent de toutes les réactions vitales tant soit peu
actives, éprouve presque en même temps que le
cerveau, les effets de la violente réaction de la
vie contre le principe contagieux du typhus. Si
d'autres viscères, ou d'autres organes rapprochés des foyers vitaux, sont pourvus de beaucoup d'irritabilité au moment de la réaction, ils
deviennent aussi le siége de l'irritation et de
l'inflammation. C'est à cause de cela, qu'à la
phlegmasie gastro – entéro- encéphalite, se joint
quelquefois l'irritation ou la phlegmasie du foie,
de la plèvre, du poumon, du cœur et du péricarde.
Aussitôt que la phlegmasie gastro-intestinale est
établie, ses liens sympathiques unissent si étroitement toutes les parties souffrantes de l'organisme,
qu'il est impossible d'attaquer l'affection du cerveau, du foie, des poumons, sans diriger, en
même temps, l'attaque contre la gastro-entérite ;
par la même raison, il ne faut pas s'attacher exclusivement à cette dernière phlegmasie.

D'après ces considérations physiologiques, il faudrait pouvoir agir d'abord par des toniques sur l'organisme affaibli, pour remonter l'action vitale des tissus ; mais au milieu de cet organisme affaibli, se présentent des viscères irrités ou enflammés ; et comment accroître l'action vitale organique sans exciter l'irritation ou l'inflammation ? D'ailleurs, ce sont les surfaces muqueuses gastro-intestinales qui sont irritées ou enflammées dans le typhus, et comment exercer sur elles la stimulation sans augmenter leur souffrance ? Ce sont ces considérations qui embarrassent d'abord le médecin physiologiste dans le traitement du typhus. Cependant après y avoir bien réfléchi, il reconnaît que l'indication la plus pressante est d'affaiblir, d'user et d'éteindre aussi promptement que possible l'irritation et l'inflammation de l'estomac, du cerveau, des intestins, du foie, du poumon, etc. qui, par la persistance de leur action, produisent un épuisement rapide qui, ajouté à l'asthémie de l'organisme, précipite rapidement la ruine de l'action vitale. Quels moyens faut-il employer pour combattre l'irritation ou la phlegmasie du typhus ? Deux genres de moyens se présentent : les révulsifs et les anti-phlogistiques. En général, les révulsifs qui sont des stimulans plus ou moins actifs, opèrent plus avantageusement, on pourrait dire, souvent moins désavantageusement, dans les phlegmasies miasmatiques que dans les phlegmasies franches. Cette différence d'effets provient de l'état de l'organisme. Dans les inflam-

mations franches, les propriétés vitales des tissus
ne sont pas altérées, elles jouissent de toutes leurs
forces; l'excitation des organes enflammés retentit
dans tout l'organisme, et électrise l'action vitale
générale. Alors l'excitation artificielle quelconque
d'un point de l'économie animale, réagit plus ou
moins promptement sur tous les organes, et bien
plus fortement sur les parties souffrantes; et l'excitation directe des organes enflammés accroît violemment tous les accidens inflammatoires. Dans
les inflammations putrides, miasmatiques, pestilentielles, l'organisme énervé, affaibli, relâché,
asthénifié, pour ainsi dire, par l'action anti-vitale
de la cause putride, miasmatique, pestilentielle,
est plus irritable. En vertu de cette irritabilité,
l'action vitale est plus mobile, et se transporte plus
facilement et plus rapidement sur les organes irrités ou enflammés. Au moyen de la mobilité de l'action vitale, la concentration est très-forte sur les
organes souffrans; ils étouffent de vie, tandis que
les autres organes, surtout les parties les plus éloignées des centres, en sont presqu'entièrement privés. Dans ce cas, l'excitation artificielle des organes non-irrités, est incapable d'être réfléchie sur
tout l'organisme, de manière à accroître l'action
vitale des organes irrités ou enflammés; elle est
tout au plus suffisante pour appeler et déplacer la
vie concentrée; et la perturbation violente de l'organisme par la stimulation directe des organes souffrans, surtout dans la période d'irritation, dite

nerveuse, peut amener une révulsion salutaire, en dispersant dans tout l'organisme l'action vitale concentrée, et en faisant naître cette réaction fébrile, salutaire, caractérisée par l'élévation du pouls, la turgescence de la peau et la sueur. Ces considérations physiologiques expliquent les effets presque toujours nuisibles des stimulans dans le traitement des phlegmasies franches, et les succès qu'on obtient de leur emploi méthodique dans le traitement du choléra-morbus épidémique, de la fièvre jaune et des différentes espèces de typhus. Au début de ces maladies, l'émétique est le stimulant qui présente le plus de succès, parce que ses effets sont étendus, qu'ils soulèvent une grande masse d'action vitale, et qu'ils réagissent jusqu'à la périphérie. Lorsque dans le typhus, la révulsion devient salutaire, c'est-à-dire, quand l'action vitale abandonne le centre souffrant, et que l'irritation ou la phlegmasie gastro-intestinale se résout, la stimulation diffusible du camphre, de l'acétate d'ammoniaque, et d'autres substances de ce genre, et l'action astringente du quinquina et d'autres toniques, favorisent la résolution complète de l'irritation ou de l'inflammation, accélèrent le rétablissement de l'équilibre vital, et remontent les propriétés organiques affaiblies. Ce traitement, fort beau en théorie, a un succès souvent plus grand que l'anti-phlogistique débilitant, parce que lorsqu'il est employé à temps, et qu'il opère avantageusement, la guérison est plus prompte, et l'organisme reconquiert plus vîte la force vitale. Mais il faut le dire, lorsqu'il échoue, il aggrave tellement les accidens inflammatoires et nerveux, qu'il ne laisse aucun espoir de guérison. Cela arrive presque toujours lorsqu'on l'emploie dans la période inflammatoire, où l'inflammation est si forte et enracinée dans les viscères, que la moindre stimulation artificielle exercée sur eux, en accélère la désorganisation. Les médecins, dirigés souvent par de fausses théories dans l'emploi des stimulans, dans le typhus, et surtout par leurs bons effets dans différens cas, en étendent indistinctement l'application à tous et dans leurs différentes périodes. On ne peut éviter ces erreurs qu'en s'entourant des lumières de la physiologie et de l'anatomie pathologique.

D'après tout ce qui précède, le traitement le plus rationnel, selon moi, du typhus sporadique et nosocomial, consiste :

1° A fournir au malade une atmosphère aussi pure que possible ;

2° A enlever par révulsion, au début de la maladie et dans la période nerveuse, l'irritation du cerveau, dé l'estomac et des autres organes affectés ;

3° A combattre l'inflammation des viscères par les anti-phlogistiques les plus appropriés au caractère de la maladie ;

4° A tonifier l'organisme par la peau, et à l'intérieur aussitôt que l'état des voies digestives le permet.

On ne saurait trop s'occuper de la salubrité de l'air que le malade respire ; rien n'est plus favorable à sa guérison qu'un air pur. Ainsi, après avoir mis en usage tous les moyens connus d'assainissement pour purifier les lieux infectés, et, après avoir isolé le plus qu'on le peut les malades, il convient encore de leur fournir une atmosphère locale qui présente, autant que possible, des conditions opposées à celles qui ont occasionné le typhus. Pour arriver à ce but, on établira dans les salles, dans les infirmeries et dans les chambres des malades, des courans d'air frais, autant qu'on le pourra, du nord à l'orient ; on augmentera la fraîcheur de l'air ambiant en fermant les ouvertures du côté du midi, et en arrosant souvent l'appartement avec de l'eau très-froide ; et l'on accroîtra la propriété vivifiante de l'atmosphère en augmentant la proportion d'oxigène, au moyen du dégagement chimique de ce gaz, par un procédé aussi simple que possible, soit dans l'appartement du malade, soit mieux encore dans une pièce voisine d'où on le fait arriver en quantité suffisante, à l'aide de tubes de verres. Les vases contenant les humeurs excrémentitielles et les linges qui en sont imprégnés, doivent être enlevés et ne jamais séjourner dans la chambre du malade. La plus grande propreté des objets qui l'entourent est indispensable. Dans les hôpitaux et les grandes infirmeries où ces précautions sont plus difficiles à observer, il faut exciter la sollicitude des employés par tous les moyens possibles.

Lorsque le malade se présente avec les prodromes du typhus, c'est-à-dire lorsqu'il n'éprouve que les frissons, le dégoût, la langueur, la céphalalgie, et que la phlegmasie gastro-intestinale n'est pas encore prononcée, on peut tenter de faire échouer la maladie par la révulsion. A cet effet, on administre quinze à vingt grains d'ipécacuanha ou un à deux grains de tartre émétique en lavage ; on soutient cette médication par l'eau de veau, la limonade cuite, la limonade sulfurique, l'infusion de camomille ; par des sinapismes légers qu'on promène sur les différentes régions du corps, et par une diète rigoureuse. Cette méthode perturba_trice peut être employée sans crainte et avec plus ou moins de succès, au début du typhus, chez les sujets naturellement peu irritables, et qui surtout, dans l'état de santé, ont les organes digestifs peu susceptibles et conséquemment peu disposés à la phlegmasie. Chez les sujets qui se présentent avec des conditions opposées, la révulsion est toujours plus chanceuse, et si elle ne conjure pas le mal, elle en hâte le développement et la gravité. Alors on doit préférer la révulsion simple à l'extérieur par les sinapismes, les pédiluves chauds, les frictions d'huile sur le ventre, et même sur les différentes régions du corps pour exciter la sueur ; les fomentations fraîches sur le front avec de l'oxicrat ; à l'intérieur, la limonade froide ou toute autre boisson délayante, les lavemens presque froids et la diète. Si par cette dernière méthode, on ne parvient pas toujours à empêcher les progrès de la maladie, on est du moins sûr de ne pas les avoir favorisés.

La méthode révulsive par les boissons stimulantes chaudes, pourvues de principes diffusibles, employée au début du typhus, pour en arrêter le développement, échoue presque toujours, parce que les sudorifiques troublent et débilitent, et que la maladie étant caractérisée par les troubles de l'action vitale et la faiblesse de l'organisme, ils y ajoutent par leurs effets.

Si la méthode révulsive par la stimulation de l'intérieur, ne prévient pas toujours, dans le typhus, le développement de la gastro-entérite, et puisqu'il arrive souvent qu'elle le favorise, on conçoit facilement quels doivent être ses effets lorsque la phlegmasie gastro-intestinale est bien prononcée. Cependant des guérisons incontestables, à la vérité fort rares, suivent son emploi dans ce cas : elles ne prouvent que la témérité du médecin, et la puissance des ressources conservatrices de la nature.

L'encéphalite et la gastro-entérite sont les deux états pathologiques les plus remarquables du typhus ; ils sont tellement unis l'un à l'autre par les liens sympathiques, qu'il est indispensable de les attaquer tous les deux à la fois. Quoique de toutes les ressources anti-phlogistiques, les émissions sanguines soient les plus puissantes, on ne peut pas les employer dans le typhus avec la même hardiesse que dans les affections inflammatoires franches. L'état asthénique de l'organisme dans le typhus, commande cette réserve. Ainsi dans cette maladie, il ne faut tirer du sang à la veine du bras, et préférablement à celle du pied, à l'épigastre et aux tempes, que pour soulager la congestion sanguine du cerveau qui l'opprime, et pour affaiblir suffisamment la phlegmasie gastro-intestinale, et la disposer à la résolution. On doit être avare des saignées générales dans le typhus, parce que leurs effets ne s'étendant guère à la circulation capillaire, elles affaiblissent l'économie animale déjà épuisée, sans diminuer l'intensité de la phlegmasie gastro-encéphalique. Toutefois, la saignée générale employée tout-à-fait au début du typhus, agit très-favorablement chez les sujets bien constitués, en rendant moins fortes les congestions inflammatoires de la réaction vitale. La saignée du pied à la lancette, par son action révulsive, est préférable pour soulager le cerveau. Le nombre de sangsues à appliquer à l'épigastre ou à la tête, varie suivant la force du sujet et l'intensité de la phlegmasie. En général, dix à vingt sangsues doivent suffire à la fois. On peut répéter ce même nombre deux à trois fois, à intervalle de vingt-quatre heures au moins, si la phlegmasie prend la voie de la résolution ; et alors on peut laisser couler abondamment le sang, parce que la phlegmasie gastro-encéphalique étant éteinte, on pourra bientôt remonter les forces du malade par les toniques et

par l'alimentation. Mais si l'inflammation résiste
avec opiniâtreté aux premières saignées, il n'est pas
prudent de persister dans leur emploi : la phlegmasie alimentée par l'extrême irritabilité du centre
épigastrique, et par les réactions vitales que produisent les saignées, appellerait jusqu'à la dernière
goutte de sang de l'organisme plutôt que de céder.
Ainsi on ne peut tenter de faire avorter, par des
émissions sanguines réitérées, la gastro-encéphalite
du typhus, que chez les sujets neufs, jeunes, pourvus d'un riche réservoir vital, et encore chez ces
sujets, le succès n'est-il pas toujours assuré ?

D'après ces considérations, le médecin, dans le
traitement du typhus, ne doit jamais trop compter
sur les seuls effets des émissions sanguines, pour
combattre les phlegmasies qui se présentent dans
cette maladie ; les boissons acides, le froid employé méthodiquement, les vésicatoires et autres
révulsifs à l'extérieur, et même quelques doses de
tonique diffusible ou de tonique fixe, se présentent
comme de très-bons auxiliaires des saignées, et
c'est sur l'emploi méthodique et combiné de tous
ces moyens, qu'il peut baser le succès de sa thérapeutique.

Les boissons convenables dans le traitement du
typhus sont la limonade végétale, l'orangeade, la
limonade sulfurique, l'eau de groseille, l'oxicrat,
les décoctions d'orge, de ris, de gramen, l'eau de
gomme acidulée, etc., dont on varie l'usage suivant
le goût du malade et l'appétence de son estomac.

La limonade sulfurique ne convient qu'aux personnes dont la constitution est naturellement molle, et chez lesquelles la contractilité anormale des tissus est fort diminuée. Chez ces personnes, l'action astrigente de l'acide minéral étendu, imprime à leurs tissus enflammés une modification favorable à la résolution. Ces boissons ne doivent être administrées jamais au-dessus de la température atmosphérique, et souvent, comme je l'indiquerai bientôt, il faut en abaisser la température jusqu'au degré glacial. Lorsque la poitrine est affectée dans le typhus, on est obligé, pour ne pas augmenter la toux, de donner au malade des boissons peu acidulées, un peu moins froides, et de les alterner avec les décoctions de guimauve, de jujubes, édulcorées avec les sirops de gomme et de violette, et d'y ajouter des juleps pectoraux simples.

Les fomentations émollientes à l'épigastre et sur les autres régions du ventre, ne doivent pas être trop chaudes : il faut les commencer légèrement tièdes, surtout après la chute des sangsues, pour faire couler suffisamment le sang, et bientôt après en abaisser successivement la température, pour les rendre assez promptement aussi froides que possible et même glaciales, si la phlegmasie acquiert une intensité inquiétante. Il est toujours convenable d'aciduler ces fomentations avec le vinaigre ou l'acide acétique. De pareilles fomentations seront faites à la tête en même temps et à la même température que celles de l'épigastre. Les lavemens seront de même nature et à la même température que ces dernières. L'utilité des boissons, des lavemens et des fomentations émollientes, acides et froides, est indiquée par le caractère particulier des phlegmasies du typhus, qui siégeant dans un organisme relâché par la cause putride, miasmatique, s'aggravent sous l'action relâchante des fomentations émollientes chaudes ; toutefois il ne faut pas employer trop brusquement le froid, soit à l'intérieur soit à l'extérieur, parce que de cette manière, il trouble fortement l'action vitale des organes sur lesquels il agit, et que toute réaction trop brusque dans les tissus enflammés du typhus, augmente les troubles morbides et aggrave les accidens inflammatoires, par le déplacement trop prompt de l'action vitale, et son retour quelquefois impétueux sur les organes enflammés. Mais lorsqu'on augmente graduellement l'action du froid sur les régions où siège l'inflammation, et qu'on emploie en même temps la révulsion extérieure, la vie abandonne peu à peu les foyers inflammatoires ; et si l'on soutient convenablement cette médication, on n'a pas à redouter de retour violent d'action vitale.

Lorsque dans le typhus la plèvre ou le poumon est affecté, l'application du froid demande encore plus de ménagement, surtout à l'épigastre. Dans ce cas, on excite une forte révulsion sur les extrémités supérieures, inférieures, même sur la poitrine ; et si malgré les effets révulsifs, l'état du poumon s'aggrave, il faut remplacer le froid par les applications tièdes. L'avantage du froid et des acides est produit par l'action sédative et répulsive du premier qui calme et éloigne l'action vitale du foyer inflammatoire , et par l'astriction que les acides communiquent aux vaisseaux capillaires , pour les faire réagir contre les produits de l'inflammation, et en favoriser la résolution.

Les révulsifs sont indispensables pour combattre le typhus , surtout lorsqu'il ne cède pas aux premières émissions sanguines. Ils secondent puissamment l'action du froid, en appelant à l'extérieur du corps, principalement sur les extrémités , l'action vitale que le froid repousse et chasse du foyer inflammatoire. La révulsion, pour être efficace dans le typhus , doit être énergique : dans cette affection , la peau étant atonifiée , on ne craint pas que sa stimulation réagisse sur les centres ; il faut au contraire qu'elle soit très-active, pour qu'elle étende ses effets révulsifs jusqu'à ceux-ci. Pour exercer cette révulsion , il ne faut pas attendre , comme dans les phlegmasies franches , que la période inflammatoire aiguë se soit écoulée. Dans les premiers jours de la maladie, on emploie les sinapismes sur les membres , les frictions sèches et les fomentations chaudes sur les jambes, à l'eau ou au vinaigre sinapisé ; ces fomentations sont très-utiles lorsqu'on applique le froid sur les centres enflammés. Les vésicatoires sont indiqués aussitôt que l'on remarque que la concentration vitale sur le cerveau et vers l'épigastre , loin de diminuer sous l'action des émissions sanguines et des révulsifs simples, s'accroît. On commence à les appliquer aux jambes, ensuite aux bras; on applique le vésicatoire sur le devant de la poitrine pour combattre la bronchite qui se présente dans le typhus, et sur le côté douloureux pour enlever un point de pleurésie ou de pleuro-pneumonie. On emploie aussi le vésicatoire à la nuque, et des mouches de la largeur d'un franc aux tempes et derrière les oreilles, pour appeler et user à la peau une partie de l'action vitale dont le cerveau est surchargé. Dans la dernière période de la maladie, la peau est tellement atonifiée, que les vésicatoires ne peuvent mordre : pour faciliter leur action, il convient de frictionner fortement les parties sur lesquelles on veut les appliquer, soit simplement avec la main ou avec de la flanelle ou une brosse; on peut faire cette friction avec du vinaigre chaud. Quoi qu'il en soit, il convient de frotter assez fortement et assez long-temps pour échauffer la peau et la faire rougir. Presque toujours les plaies des vésicatoires sont pâles, quoique douloureuses; on est obligé assez souvent de les animer avec les pommades excitantes ou simplement en les frottant avec un linge : elles ne rougissent, s'enflamment et suppurent que lorsque la nature triomphe du typhus, c'est-à-dire lorque l'inflammation gastro-encéphalite se résout, et que l'action vitale, que cette phlegmasie tenait concentrée sur l'épigastre et sur le cerveau, retourne à l'extérieur du corps. Au moment de cette réaction, il arrive quelquefois que les plaies se creusent en ulcères ; c'est aussi à cette époque que les escarres s'entourent d'un cercle inflammatoire et se détachent. On excite encore la révulsion cutanée par les frictions, à l'eau-de-vie ou au vinaigre camphré, sur les extrémités. On maintient la chaleur vitale sur les membres, en les enveloppant de coton ou de laine qu'on recouvre de taffetas gommé ; la transpiration qui s'établit sous cette enveloppe est toujours de bon augure. On prépare les membres à cette médication en les recouvrant avec des cataplasmes chauds saupoudrés de moutarde. Lorsque la durée du typhus s'étend au-delà de plusieurs septénaires, et que la vie tend à se consumer entièrement dans ses foyers, malgré tous les moyens répulsifs et révulsifs employés pour la déplacer, on peut mettre en usage pour dernière ressource, les moxas japonais aux chevilles et même à la plante des pieds, et en même temps les affusions froides et glaciales sur le sommet de la tête et sur le centre épigastrique. Si la vie, sur le point d'expirer, peut résister à cet assaut, le déplacement s'opère et le malade échappe à une mort inévitable.

Les caractères de l'asthénie sont tellement prononcés dans le typhus, qu'ils ont servi pendant long-temps à dérober à l'investigation des médecins la phlegmasie des viscères des centres vitaux. Aujourd'hui encore, malgré les lumières de la physiologie et les découvertes de l'anatomie patholo-

gique, des médecins ne dirigent leur thérapeutique
que contre la faiblesse des organes, et ne cherchent
dans le traitement du typhus, qu'à remonter l'action vitale de l'organisme par une stimulation soutenue, tant à l'intérieur qu'à l'extérieur. Ils obtiennent quelques guérisons en usant et déplaçant l'action
morbide; mais c'est bien moins en soutenant et protégeant les efforts de la nature qu'en augmentant
son embarras, et la forçant à des crises désespérées.
Cependant comme l'organisme est réellement affaibli dans le typhus, le médecin, sans abandonner sa
thérapeutique anti-phlogistique contre les foyers
inflammatoires, doit saisir tous les momens opportuns pour remonter et soutenir l'action vitale des
tissus étrangers à la phlegmasie. Ainsi on donnera
à l'air ambiant des qualités toniques en augmentant
sa proportion d'oxigène et en le chargeant de quelques principes aromatiques, si toutefois les voies
de la respiration ne sont pas irritées ou enflammées.
A l'extérieur du corps, les sinapismes, les vésicatoires, les frictions, etc., employés comme révulsifs, sont des stimulans; on peut leur ajouter comme
essentiellement toniques, les frictions et les fomentations sur les membres avec le vin aromatique et
la décoction de quinquina simple ou camphrée. Je
ne conseille pas l'application des toniques sur le
ventre, parce que les organes digestifs enflammés
se ressentent trop facilement de l'excitation exercée sur les parties de leur voisinage. D'ailleurs est-il
nécessaire d'exciter l'action vitale où elle est trop

élevée ? On m'objectera peut-être que ces fomentations toniques sur le ventre, au quinquina, au
camphre, à la camomille, conviennent pour favoriser
la résolution de la gastro-entérite dont la tenacité
et le mauvais caractère sont dûs à la faiblesse générale de l'organisme et à la flaccidité de la membrane muqueuse gastro-intestinale enflammée ; et
en prenant pour type de comparaison les effets
avantageux des décoctions toniques et astringentes
sur les inflammations chroniques de la peau , on
croit être arrivé naturellement à me démontrer l'u-
tilité du quinquina et du vin à l'intérieur, pour combattre la phlegmasie gastro-encéphalite. Je répondrai d'abord que la membrane muqueuse des voies
digestives n'est pas comparable à la peau. Sa vie,
sa sensibilité, son importance, ses rapports vitaux
avec tout l'organisme sont bien différens de ceux
de la peau ; d'ailleurs s'il faut que la phlegmasie
chronique de la peau ait un certain degré de chronicité pour être améliorée par les toniques , comment espérer de bons effets de ceux-ci sur la surface interne de l'estomac et des intestins dont l'inflammation se soutient long-temps au degré aigu
dans le typhus , au milieu de la faiblesse générale
de l'organisme. D'autres diront, sans doute : si
nous exaspérons la gastro-entérite , nous dimi-
nuons d'autant la souffrance du cerveau qui est l'affection dominante et la plus grave du typhus. Si
les nerfs ganglionnaires ou sympathiques ne liaient
pas étroitement le centre épigastrique avec le cen-

tre cérébral, ce raisonnement serait spécieux; mais la physiologie et l'observation démontrent claire- ment que c'est à cette communication sympathique qu'est dûe l'augmentation notable des accidens cé- rébraux du typhus, sous l'action stimulante du quinquina, du camphre, du vin, du musc, etc. , sur la membrane muqueuse gastro intestinale. Tou- téfois dans quelques cas de typhus, la gastro-en- térite violemment combattue et poursuivie par les saignées locales et par les anti-phlogistiques acidu- lés et froids, s'évanouit presqu'entièrement; tan- dis que la stupeur, le délire et autres symptômes cérébraux annoncent que l'irritation ou la phleg- masie du cerveau survit à celle de l'estomac, et qu'elle tend à appeler à la tête, l'action vitale que la gastro-entérite retenait au centre épigastrique. C'est alors que la stimulation de l'estomac, et surtout des intestins, est d'un grand secours; mais il ne faut pas la provoquer avec le vin et les li- queurs alcooliques qui portent naturellement à la tête, mais bien avec la décoction de quinquina camphrée et le calomélas, dont l'action s'étend sur tout le tube digestif, et rend la révulsion plus éten- due et plus puissante. Pour diriger cette médication avec fruit, il faut être exercé à l'appréciation des mouvemens vitaux, afin de la soutenir suffisam- ment, et de la cesser aussitôt qu'on reconnaît que l'excitation gastro-intestinale est remontée à un degré capable, si elle était encore accrue, de réagir sur le cerveau. C'est parce que l'on ne

mesure pas assez exactement la force et la durée
de la stimulation des voies digestives, que l'on
voit dans les affections gastro-encéphaliques graves, le cerveau se dégager, le délire cesser, le
malade reprendre sa connaissance et retomber le
même jour ou le lendemain dans le délire et la
stupeur, pour ne plus en ressortir. Ainsi, pour
combattre avec succès l'affection du cerveau par la
stimulation artificielle des voies digestives, dans le
cas indiqué ci-dessus, il faut seconder fortement
cette dernière, par la révulsion extérieure et par
les applications plus ou moins froides, sur la tête,
et savoir cesser à temps la révulsion intérieure.

Quand l'inflammation gastro-encéphalique du
typhus est arrivée à sa dernière période, que
sa résolution est avancée, mais qu'elle semble rester stationnaire par le défaut de réaction organique,
on peut en accélérer la terminaison par des boissons
légèrement toniques et astringentes : un julep
camphré et la décoction légère de quinquina, pure,
ou coupée avec la décoction de guimauve ou l'eau
de poulet, conviennent alors. Un commencement
d'alimentation doit accompagner cette médication.

Le typhus, après avoir franchi la période inflammatoire, qui dure ordinairement sept jours, présente souvent des exacerbations déterminées, sans
doute, par la part plus active du cerveau et du
système nerveux à la souffrance viscérale. Ces exacerbations sont d'autant plus prononcées, que la
phlegmasie gastro-intestinale est moins étendue et

moins profonde, et que l'action nerveuse cérébrale, moins liée par l'influence puissante des nerfs gan-glionaires, est plus libre. C'est à cause de cela qu'elles se montrent principalement après qu'on a combattu par les émissions sanguines locales et par les autres anti-phlogistiques, l'inflammation viscérale du ventre, de la poitrine et même de la tête. Alors, l'irritation essentiellement liée au grand dérangement de l'équilibre vital, ne cédant pas entièrement et étant moins fixée sur les viscères enflammés, se réfugie dans le centre sensitif, d'où elle réagit avec violence, pour produire les accès. Cette réaction est un effort de la nature pour rétablir l'équilibre vital dans l'organisme ; mais, quoique couronnée quelquefois de succès, elle est le plus souvent grave, en ranimant la souffrance des viscères et précipitant les terminaisons funestes de l'inflammation. La médecine, soutien de la nature, doit aller au-devant de ses intentions et les remplir en excitant méthodiquement, sans trop les irriter, les tissus de l'économie animale les plus susceptibles de transmettre à tout l'orga-nisme, la modification stimulante.

Les exacerbations prouvent toujours les res-sources de la vie : elles sont fréquentes dans les affections aiguës franches ; elles sont moins com-munes dans celles où la vie est profondément atteinte dans ses foyers ; on les observe bien rare-ment dans les affections putrides, miasmatiques, où la vie épuisée par la cause morbifique, se concentré violemment pour s'éteindre rapidement, ou pour se consumer dans des foyers inflammatoires, sans lâcher prise ; c'est ce qu'on observe dans le choléra-morbus, la fièvre jaune et le typhus pestilentiel.

Ainsi, après avoir suffisamment combattu la phlegmasie gastro-entéro- encéphalique du typhus, si des exacerbations surviennent, et qu'une rémission, marquée par la disparition presque complète de l'inflammation de l'estomac et des intestins ou seulement de ces derniers, leur succède, il faut en profiter pour administrer le camphre et le quinquina. Quand l'estomac conserve trop d'irritation, on préfère la voie des lavemens. C'est le moment des fomentations kinacées et camphrées sur les membres, préférablement sur leur face interne, où l'absorption est plus active. Si par cette stimulation, on prévient les accès, et que l'état maladif s'améliore, on diminue peu à peu les stimulans jusqu'à ce qu'on puisse les remplacer par les alimens. Mais lorsque les exacerbations reparaissent aussi fortes, et que l'entérite ou la gastrite s'accroît sous l'action des stimulans, il faut en suspendre l'emploi, combattre de nouveau la phlegmasie viscérale par les anti-phlogistiques indiqués, et attendre un moment favorable pour recommencer la révulsion ; continuer plus long-temps dans cette circonstance la stimulation intérieure, c'est aggraver l'état maladif et anéantir toutes les chances de guérison.

Des bubons aux aines, des parotides, des pétéchies et des escarres sur les régions du corps exposées à la pression et au frottement, telles que le dos et les fesses se montrent souvent dans le typhus sporadique. On applique sur les tumeurs des cataplasmes émolliens ; lorsque l'inflammation y est forte, on la combat par une saignée locale ; et si, malgré les anti-phlogistiques, la tumeur tend à s'abcéder, il faut en favoriser la fonte par les cataplasmes maturatifs, pour en faire ensuite l'ouverture, et panser la plaie avec de la charpie enduite de digestifs doux. Les pétéchies ne réclament pas de médication particulière. Quant aux escarres, les lotions à l'eau simple ou animée avec du vin aromatique, le cérat de galien, quelque digestif doux ou un peu animé, de la charpie et de la toile de diapalme, sont les moyens dont en se sert pour les panser, et qu'on varie suivant l'état de la plaie.

Je résumerai le traitement du typhus sporadique et nosocomial ainsi qu'il suit :

1° Prévenir le développement de la maladie en combattant, chassant et anéantissant, par tous les moyens possibles, les causes putrides et miasmatiques, et en soumettant les malades des hôpitaux, les prisonniers, les soldats et les individus quelconques, aux précautions sanitaires convenables et à un régime propre à soutenir suffisamment l'action vitale à l'extérieur, et à diminuer à l'intérieur la susceptibilité des voies digestives et du cerveau ;

2° Soustraire autant que possible le sujet affecté

au foyer d'infection, et combattre l'irritation, la congestion et l'inflammation de ses viscères avec les saignées, les mucilagineux, les délayans aci-dulés, le froid, même la glace ; éviter les émissions sanguines copieuses ; préférer les saignées locales, les acides, les boissons, les fomentations et les lavemens froids, qu'on peut porter jusqu'au degré glacial, si l'état du poumon ne s'y oppose pas ;

3° Protéger la médication anti-phlogistique par une forte révulsion extérieure au moyen de la moutarde, des vésicatoires, des frictions et des fomentations stimulantes, et même des moxas dans les cas désespérés ;

4° Chercher à accroître la contractilité générale de l'organisme en augmentant la propriété vivifiante de l'atmosphère ambiante ; n'employer les toniques à l'intérieur que lorsque la gastro-entérite, en bonne voie de résolution, tend à passer à l'état chronique par défaut de contractilité suffisante du tissu muqueux affecté ; les employer encore, et plus énergiques, pour révulser sur le tube digestif, peu ou point irrité, l'irritation gravement concentrée sur le cerveau ; ou pour prévenir des paroxismes.

TRAITEMENT DU TYPHUS PESTILENTIEL.

Considérations générales. Doit-on espérer d'obtenir jamais de grands succès d'une thérapeutique quelconque contre la peste ? Peut-on se flatter de maîtriser l'action meurtrière de ce fléau qui mois-

sonne avec tant de promptitude les populations ?
En étudiant attentivement, dans l'histoire, les effets
violens des pestes des dix-septième et dix-huitième
siècles, et en les comparant à ceux de la suette, de
la variole, de la fièvre jaune, du choléra-asiatique,
etc., on reconnaît que de toutes les causes épidémiques, c'est celle du typhus pestilentiel qui a le
plus de force. Cette cause qui dépend d'une grande
concentration de miasmes délétères dans le foyer
épidémique, est souvent tellement sidérative, qu'elle
anéantit en quelques instans le principe vital sans
lui permettre la moindre réaction. La médecine sera
toujours aussi impuissante contre de pareils effets,
qu'elle l'est contre l'action non moins prompte et
mortifère de l'acide hydro-cyanique concentré dont
deux ou trois gouttes sur la conjonctive ou sur la langue d'un chien, suffisent pour le faire tomber mort.

L'art ne peut déployer ses ressources que lorsque la nature aux prises avec la cause délétère, se
révolte et implore son appui ; alors ses secours
bien dirigés peuvent la faire triompher. Quel courage ! quel dévouement ! quelle force d'âme ! quels
sacrifices à leurs devoirs, ne faut-il pas aux gens
de l'art, aux prêtres, aux administrateurs et à tous
ceux qui, par leur pouvoir ou leur influence, sont
appelés à diriger l'esprit public, au milieu d'une
épidémie pestilentielle, pour soigner les malades,
leur administrer les consolations de la religion,
pourvoir aux inhumations, et pour ranimer le courage de la population abattue par la terreur du

fléau, en dissimulant autant que possible les craintes dont ils ne peuvent se défendre eux-mêmes ! parmi les hommes qui se sont distingués dans les épidémies pestilentielles et que l'humanité honore, Desgenettes et Larrey sont des modèles pour les médecins, et Belzunce pour les ministres des autels.

Traitement préservatif. Dans les épidémies les plus meurtrières, une masse d'individus échappe au danger de l'infection et de la contagion. Ces individus doivent ce privilége à la solide harmonie de leurs fonctions organiques, au calme imperturbable de leur moral, à la propreté, à la sobriété et à l'éloignement aussi complet que possible, de toutes les causes qui peuvent troubler l'action vitale ; la vie bien distribuée dans leur organisme, présente une force défensive puissante contre l'accès de la cause miasmatique de l'épidémie.

Pour arrêter une épidémie quelconque ou pour s'en préserver, il faut commencer par combattre la cause ou se soustraire à son action. Mais peut-on purifier la masse atmosphérique d'une ville ou d'une contrée infectée par la peste ? les ressources humaines parviendront difficilement à anéantir une cause aussi volumineuse et aussi puissante; mais ce que l'homme peut, c'est la purification de petites masses atmosphériques ambiantes, par l'application des forces chimiques et physiques qu'il a en son pouvoir. Comme il est constant que toutes les infections connues s'alimentent de leurs produits, la base du traitement préservatif de toutes les épidé-

mies, doit être l'isolement des sujets sains, la séparation aussi grande que possible des sujets infectés, et la destruction, par le feu ou le lavage à
l'eau chlorurée, de tous les objets capables de recéler les émanations délétères. C'est principalement
dans les épidémies pestilentielles que ces mesures
sanitaires doivent être exécutées avec la plus grande
rigueur. C'est par l'isolement le plus complet et
par la purification des objets dont l'entrée était indispensable à la maison, que le docteur Mertens
préserva de la peste l'hospice impérial des Orphe-
lins, au milieu de l'épidémie qui a dévasté Moscow
en 1770 et 1771, et qui a enlevé plus de cent mille
habitans à cette capitale et à ses environs.

Les mauvais alimens, les excès de boissons spiritueuses, l'abus des plaisirs vénériens, la colère,
la malpropreté, le refroidissement de la peau, et
en général toutes les causes qui énervent et troublent l'action organique, prédisposent à l'infection
de la peste, comme en général de toutes les maladies épidémiques. Ces causes qui sont inhérentes à
la manière de vivre des ouvriers, rendent toujours
beaucoup plus grande la mortalité dans les classes
inférieures de la société. La peste de Moscow, qui
a respecté les classes riches, et l'épidémie récente de
choléra qui a été si meurtrière à Londres et à Paris,
sur les classes ouvrières, en sont des exemples.

D'après ce qui précède, les préservatifs de la
peste sont : la purification de l'air par l'oxigène, l'hy-
drogène, le chlore, le feu et les ventilateurs ; la sup-

pression des lieux insalubres, tels que fossés, mares, étangs ; la propreté des places, des rues, des maisons ; l'éloignement des tueries ; l'isolement des pestiférés dans des hôpitaux bien aérés, et mieux encore dans de petites ambulances en bois, établies en dehors de la ville, et disséminées sur les lieux les plus sains et les plus élevés ; la séparation, en familles ou en communautés, des personnes saines; la purification ou la destruction des objets infectés ; l'inhumation profonde des cadavres ; la tranquillité d'ame ; un sommeil peu prolongé ; la propreté ; des bains froids, des frictions simples et aromatiques, un vêtement chaud ; la sobriété ; des alimens sains, nutritifs et de facile digestion ; des boissons un peu toniques et spiritueuses ; un exercice modéré pour entretenir une dose suffisante d'action vitale à la peau, et des frictions d'huile d'olive sur toute l'habitude du corps, autant pour favoriser une douce transpiration, que pour rendre plus difficile l'absorption des miasmes. Ce dernier moyen est employé depuis long-temps comme préservatif puissant de l'infection pestilentielle.

Ces précautions sanitaires, applicables à la peste, sont également préservatives de toutes les autres maladies épidémiques, telles que fièvre jaune, choléra, etc.

Traitement curatif. Si l'on consulte les écrits des médecins qui ont observé la peste, on y trouve la plus grande obscurité sur son traitement curatif. Dans chaque épidémie pestilentielle, on voit les médecins, guidés plus par leur inspiration que par l'observation des phénomènes physiologiques et pathologiques, soumettre les malades aux méthodes de traitement les plus contradictoires, et n'ajouter souvent de la confiance à aucune d'elles. Doit-on s'étonner de trouver de l'obscurité sur le traitement d'une maladie aussi prompte et aussi terrible que la peste, dans des siècles où la physiologie et l'anatomie pathologique étaient encore dans l'enfance, et toute la science dans la polypharmacie, quand on voit, de nos jours, dans la capitale la plus éclairée de l'univers, où la physiologie et l'anatomie pathologique dominent le monde médical, la multitude de méthodes de traitement plus ou moins contradictoires, employées contre une maladie épidémique sans doute bien moins redoutable que la peste ?

Lorsque le typhus pestilentiel est foudroyant, la sidération est tellement forte, que la médecine est presque toujours impuissante pour ranimer l'action vitale : les malades s'éteignent au bout de quelques heures. Dans ce cas, il faut s'empresser d'administrer un stimulant énergique, tel que l'éther ou l'ammoniaque, pour ranimer la vie et la pousser à la périphérie, et favoriser ce mouvement avec les frictions chaudes au vin, à l'alcool ou au vinaigre camphré. Lorsqu'ainsi secourue, ou que moins fortement assaillie par la cause délétère, la nature se soutient, le médecin, attentif observateur de ses efforts conservateurs, doit lui

prêter son appui pour réagir et soutenir la lutte
de la réaction, dans un organisme où tous les res-
sorts vitaux sont relâchés. Ainsi la première indication curative qui se présente à remplir au début
du typhus pestilentiel, est de combattre la concentration de la vie dans ses foyers, en l'appelant
à la périphérie, par la stimulation de la peau et
par un stimulant diffusible plus ou moins actif,
suivant la violence de la sidération organique.
Dès que la vie, devenue plus libre dans l'organisme, manifeste son empire par l'agitation et le
trouble des organes, il faut suspendre l'emploi
des stimulans, se hâter d'ouvrir la veine du bras
ou du pied, et tirer une quantité de sang proportionnée à la force constitutionnelle du sujet, pour
diminuer dans toute l'économie animale l'aliment
des congestions inflammatoires et des exanthèmes.
Aussitôt après la saignée générale, l'attention du
médecin doit être portée vers les centres vitaux,
pour surveiller l'irritation et l'inflammation de l'estomac, du cerveau, du poumon et d'autres viscères, dont les symptômes ordinaires du typhus
annoncent presque toujours l'existence, et que
l'autopsie confirme. Le traitement du typhus nosocomial convient alors. L'apparition des bubons
n'est pas de mauvais augure : il faut en favoriser
la suppuration par les cataplasmes émolliens et maturatifs. La suppuration des bubons est ordinairement favorable à la résolution de l'inflammation
intérieure. La présence des pétéchies et des an-

thrax dans le typhus pestilentiel, annonce une profonde altération de l'organisme : il faut appliquer
aux anthrax le traitement de la pustule maligne,
c'est-à-dire qu'il faut les cautériser, les inciser,
limiter le charbon et exciter une suppuration loua-
ble. Dans le typhus pestilentiel comme dans le typhus sporadique, s'il faut être avare de stimulans
lorsque les viscères sont tourmentés par l'inflammation, on ne doit pas manquer d'utiliser tous les
momens opportuns pour exciter la tonicité de l'organisme tant à l'intérieur qu'à l'extérieur.

Le traitement curatif de la peste se réduit 1° à
ranimer la vie profondément énervée par la cause
délétère, et à lui faire reprendre son empire dans
l'organisme ; 2° à affaiblir la grande circulation par
la saignée générale, pour rendre moins violens les
effets de l'orage de la réaction ; 3° à combattre les
produits inflammatoires intérieurs de la réaction,
par les saignées locales, les mucilagineux acides,
le froid et les révulsifs, et les exanthèmes par les
émolliens, les maturatifs, la cautérisation et moyens
chirurgicaux, selon qu'on a affaire aux bubons ou
aux anthrax ; 4° enfin à remonter le ton de l'organisme aussitôt que l'état des voies digestives peut
permettre l'administration des stimulans.

PARALLÈLE

DES GASTRO-ENTÉRITES-MIASMATIQUES ENTRE ELLES

ET COMPARÉES AUX GASTRO-ENTÉRITES FRANCHES.

Au premier aspect, on n'aperçoit aucune ressemblance entre le choléra-morbus de l'Inde, la fièvre jaune et la peste ; mais pour peu qu'on étudie avec quelque attention la cause délétère, les modifications organiques, les symptômes de ces trois maladies, et les traces qu'elles laissent dans les cadavres, on est étonné de leur trouver tant de traits similaires. Examinons d'abord la cause épidémique de ces maladies, et pour mieux l'apprécier, étudions-la à sa source. Son berceau est en Asie, en Afrique et en Amérique ; c'est dans ces contrées chaudes et fertiles, mouillées par une multitude de fleuves, de lacs, de rivières et de marais, exposées tantôt à une sécheresse de plusieurs mois, tantôt à des pluies abondantes, que naît cette cause au milieu de la décomposition des substances animales et végétales, et d'où elle fait de temps à autre des excursions en Europe. C'est des produits putrides-miasmatiques que fournit abondamment la putréfaction des animaux et des végétaux, dans les pays chauds, sous des conditions atmosphériques favorables, que sort incontestablement la cause délétère du choléra, de la fièvre jaune et de la peste. Cette cause est-elle de même nature dans ces trois espèces de maladies ? Je suis porté à croire que son action sur les propriétés vitales de l'organisme est toujours identique, et que la différence de ses résultats provient de l'action d'autres modificateurs qui, plaçant les organes dans telles ou telles conditions, produit des altérations différentes.

Les émanations miasmatiques qui s'échappent des lieux infects, sont généralement malfaisantes, et d'autant plus délétères qu'elles sont davantage accumulées et concentrées. Dans les pays tempérés, les foyers de décomposition sont bien moins grands et bien moins intenses que dans les climats chauds de l'Asie, de l'Afrique et de l'Amérique, où les règnes animal et végétal plus riches, fournissent abondamment à la décomposition, dans de vastes véhicules de marais ou d'inondations. Le produit délétère des foyers de décomposition est très-volatil, et tellement subtil, qu'il se dérobe à nos sens et à l'investigation des savans. D'abord allié à la puanteur de la putréfaction, il s'en sépare sans doute bientôt, puisque détaché du foyer producteur, il exerce son influence meurtrière sans être précédé ni accompagné d'odeur putride.

Ces exhalaisons morbifiques, qu'on appelle miasmes, sont délétères à leur source; mais elles le sont bien davantage, lorsque ramassées dans l'air, sous forme de nuage invisible, elles planent sur le globe. Ainsi suspendue, cette masse de miasmes se promène pour répandre la mort et la consternation sur les populations, comme un fléau envoyé du Ciel pour châtier les humains. Le nuage miasmatique est d'autant plus meurtrier, qu'il exerce son influence près du lieu où il s'est formé. Quelquefois il s'écarte peu de son berceau; d'autres fois, après avoir moissonné le continent auquel il appartient, il franchit les mers pour porter la dévastation au loin, dans telle ou telle direction, sous certaines conditions atmosphériques plus ou moins appréciables. Les miasmes voyagent ordinairement dans l'air. D'autres fois ils s'attachent à la cargaison d'un navire ou à un corps d'armée, et sont ainsi importés dans tels ou tels lieux. Dans la traversée, très-souvent ils restent concentrés dans la cale et dans les marchandises sans agir sur les gens de l'équipage, et attendent, pour développer leur action meurtrière, le débarquement de la cargaison, l'ouverture des ballots, et très-souvent des conditions atmosphériques favorables. Lorsqu'ils s'attachent à une armée ou à une caravane, presque toujours ils se font sentir à un nombre plus ou moins considérable des individus avec lesquels ils sont en rapport; mais ordinairement ce n'est que lorsqu'ils se concentrent avec l'armée, dans le camp ou dans la garnison, qu'ils manifestent toute la force de leur action. Une fois fixés dans un lieu, les miasmes s'allient à toutes les causes d'infection qu'ils peuvent rencontrer pour former un foyer épidémique d'autant plus fort qu'ils trouvent davantage d'élémens pour l'alimenter. L'influence mortifère du foyer épidémique est plus ou moins énergique suivant certaines constitutions atmosphériques et certaines pré-

dispositions individuelles plus ou moins bien connues. Les miasmes épidémiques ne s'épuisent pas par
leur action ; au contraire, il semble qu'à l'instar des
causes de la petite vérole, de la gale, de la syphilis,
ils retrempent leurs forces dans les corps qu'ils traversent. Le foyer épidémique s'accroît, décroît, disparaît et reparaît quelquefois ; quoi qu'il en soit, les
miasmes subtils qui sont le ferment de son action,
après avoir éprouvé la plupart des sujets prédisposés à recevoir leur influence délétère, et sans doute
aussi privés d'alimentation ou contrariés par de
grandes modifications locales opérées par la nature
ou par l'art, restent sans effets ; c'est alors que n'é-
tant plus retenus, ils s'éloignent de ses victimes pour
porter de proche en proche ou par des sauts inouïs,
la dévastation dans d'autres lieux. Cependant ces
miasmes s'arrêtent quelquefois à certaines latitudes,
ou après avoir tourné autour d'une partie du globe,
ils s'évanouissent pour ne reparaître que dans leurs
foyers primitifs. Tels sont le développement et la
propagation des miasmes des vastes foyers de décomposition, d'après l'observation. A ces miasmes,
il faut ajouter ceux qui proviennent des exhalaisons
des corps sains et malades que je considère comme
le résidu de l'exercice vital, et auxquels je reconnais la même propriété délétère.

Quels sont les caractères distinctifs des miasmes,
et comment agissent-ils sur l'économie vivante ?
Les miasmes sont invisibles, inodores, impalpables,
et jusqu'à présent inaccessibles à nos moyens : d'a-

près les dernières analyses de l'air atmosphérique de Paris, pendant l'épidémie de choléra, faites par ordre du gouvernement, il paraît qu'ils n'altèrent pas les principes constituans de l'air respirable, et qu'ils sont interposés entre ses molécules. Le principe délétère de la décomposition des substances mortes et des parties excrémentitielles des corps vivans, se dérobe et se dérobera peut-être toujours à nos recherches comme le principe vital. Ce principe miasmatique est essentiellement anti-vital : Suivant son degré de concentration et l'état de la vitalité du sujet, il peut donner subitement la mort ou altérer plus ou moins profondément la vie. Lorsqu'une épidémie règne, conséquemment lorsque l'atmosphère est chargée de miasmes délétères, on a observé qu'on éprouve généralement une modification vitale plus ou moins sensible, suivant les individus, caractérisée par un certain affaissement, un certain malaise qui fait sentir qu'on ne jouit pas de toute la plénitude de la vie. On a remarqué aussi que la putréfaction des viandes est plus prompte et plus facile. Les miasmes épidémiques sont essentiellement débilitans de l'action organique, et c'est en vertu de cette propriété, qu'ils produisent la sidération et l'énervation : la première de ces deux modifications peut être suivie de l'extinction complète de la vie sans réaction violente et sans traces visibles de lésions de tissus dans le cadavre. La vie attaquée fortement dans son essence, succombe sans défense. Les épidémies de choléra asiatique, de fièvre jaune et de typhus pestilentiel, présentent ce genre de mort. Voilà une grande preuve de l'identité de la cause délétère de ces maladies. Mais pourquoi cette cause, lorsque la nature réagit, produit-elle des modifications organiques et des symptômes si différens ? Ces différences proviennent des prédispositions organiques, par l'influence de modificateurs antérieurs à l'épidémie ou existant avec elle, qui mettent la vie dans le cas de réagir de telle ou telle manière contre les effets antivitaux de la cause délétère. Je vais appuyer cette proposition sur l'étude physiologique des effets des miasmes sur l'organisme, et sur l'observation et la comparaison des modifications organiques, des symptômes, et des lésions cadavériques qu'on observe dans le choléra-morbus, la fièvre jaune et la peste.

Les miasmes affaiblissent, énervent, paralysent l'action vitale dans les tissus organiques ; ceux-ci se relâchent et perdent leur contractilité ; le principe vital menacé, attaqué, se ranime, et se raffermit dans le système nerveux dont il augmente l'irritabilité. Ainsi la cause délétère des épidémies altère la contractilité des tissus et augmente l'irritabilité des nerfs. Toutes les causes qui énervent produisent ces effets. L'organisme ainsi modifié, imprime à l'irritation et à l'inflammation des caractères particuliers. Ces caractères sont : la mobilité de l'action nerveuse et sa concentration, par la plus grande irritabilité du système nerveux ; et les flux muqueux, bilieux et hémorragique, abondans, par la diminution de la contractilité des tissus, et conséquemment par le relâchement des vaisseaux exhalans; enfin la terminaison de l'inflammation par gangrène, résultat du plus haut degré de l'altération des tissus. On trouve à un degré excessif la mobilité nerveuse, la concentration vitale, et les flux bilieux et muqueux gastro-intestinal dans le choléra épidémique, la fièvre jaune et la peste. La fièvre jaune présente en outre un flux hémorragique qui tient à la prédisposition du système vasculaire, par l'action de la chaleur, sur les sujets qui reçoivent l'influence délétère des miasmes.

Le typhus pestilentiel ne se distingue que par l'action miasmatique plus concentrée qui, plaçant l'organisme au dernier degré d'énervation, d'asthénie, de relâchement, rend extrêmement facile la mort des différens points de l'économie animale où la vie réagit. Des divers systèmes de tissus qui composent l'organisme, le lymphatique, qui a naturellement le moins d'action, est celui qui se ressent le plus de l'influence des modificateurs débilitans, atoniques et relâchans. Aussi c'est dans le système lymphatique que se montre la scène des plus grandes altérations morbides du choléra-morbus, de la fièvre jaune et de la peste. On a observé dans l'épidémie de choléra de Paris, que l'altération s'étend jusqu'aux os. On retrouve tous ces caractères morbides, à des degrés variés, chez les sujets, surtout les lymphatiques, énervés, asthénifiés par la diminution des stimulus naturels et par l'exercice immodéré de la vie ; et chez le vieillard qui touche au terme naturel de l'existence. On rencontre les diarrhées bilieuses et aqueuses excessives, avec douleur, spasme, grand trouble vital, chez les enfans mal nourris, affaiblis, et chez les adultes épuisés par une mauvaise alimentation, par le travail et par une foule de causes énervantes. On remarque, chez ces mêmes individus, des flux de sang abondans, vers la fin de l'été, résultat de la modification particulière du système vasculaire par la chaleur ajoutée aux impressions débilitantes ; enfin, le vieillard présente, dans ses affections morbides, la violence et le danger des concentrations, la vive douleur de la réaction et la facilité de l'extinction vitale dans les tissus irrités ou enflammés. Le caractère insidieux des phlegmasies internes chez les vieillards, et la terminaison par gangrène, de leurs phlegmasies externes, rapprochent assez bien ces altérations morbides de celles du typhus. Ces rapprochemens prouvent beaucoup l'influence débilitante et antivitale des miasmes.

Maintenant que j'ai établi les propriétés des miasmes, examinons par la comparaison des symptômes du choléra-morbus, de la fièvre jaune et du typhus, si leurs effets ne sont pas identiques dans ces trois maladies.

On trouve notés, dans les signes précurseurs du choléra-asiatique, de la fièvre jaune et du typhus, la langueur, la céphalalgie, le vertige, la sensation dans les membres comme une secousse électrique, les crampes, le tremblement des mains, les frissons et les douleurs le long de l'épine, surtout des lombes ; l'affaissement moral, le changement dans l'humeur, le ralentissement de la circulation, le refroidissement de la périphérie, la plénitude, l'anxiété, le malaise épigastrique : ces signes n'expriment-ils pas la même modification organique, la même altération des propriétés vitales par l'influence d'une cause identique ? Ne voit-on pas, au début de ces trois espèces de maladies, le principe vital fortement atteint, se concentrer dans le cerveau et la moelle épinière, dans les nerfs ganglionaires du grand sympathique, et, sans doute, par l'influence de ceux-ci, dans les voies digestives, dans le cœur et les poumons, embarrasser, troubler, étouffer l'innervation jusqu'au moment de la réaction ? Déjà dans la concentration vitale commencent les différences entre le choléra, la fièvre jaune et le typhus. Ces différences proviennent-elles d'une cause épidémique particulière à chacune de ces maladies, ou ne tiennent-elles qu'aux prédispositions organiques ? Sans nier entièrement que la cause miasmatique du choléra ait une action délétère différente de celle de la fièvre jaune et de celle du typhus, je suis très-porté à croire, d'après toutes mes remarques, que la différence des modifications organiques est essentiellement liée à la manière d'être de l'organisme, lorsque la cause délétère , pestilentielle, le pénètre. Partant de ce principe, je vois la même cause épidémique favorisée par les vicissitudes atmosphériques, par le froid , le chaud, et surtout par l'humidité, faire naître le choléra-spasmodique sur les différentes régions du globe ; favorisée spécialement par l'action chaude, sèche et surtout humide de l'air, produire la fièvre jaune seulement dans les pays chauds ; enfin, fortement concentrée et alliée à tout ce qui peut accroître son action délétère , faire développer le typhus partout où elle a accès. Examinons maintenant l'influence atmosphérique sur les maladies sporadiques. Une remarque de tous les temps, c'est que la constitution atmosphérique la plus commune et la plus générale , est celle qui se distingue par ses variations, et que la maladie qui naît sous son influence est la plus fréquente et la plus généralement répandue. Cette maladie a un caractère générique qu'on appelle catarrhal : elle siège dans les membranes muqueuses, et quoique avec irritation et inflammation , elle affecte autant et plus peut-être les vaisseaux lymphatiques que les vaisseaux capillaires , son caractère distinctif est l'augmentation des sécrétions lymphatiques. La constitution atmosphérique , chaude et humide , influence l'appareil biliaire et les vaisseaux capilaires sanguins , et favorise les maladies bilieuses et les hémorragies ; les maladies sporadiques prennent un mauvais caractère lorsque les malades sont entourés de causes qui vicient l'air. D'après cet examen, n'est-on pas porté naturellement à conclure, que le choléra, la fièvre jaune et le typhus, séparés de leur cause épidémique, délétère, miasmatique, ne sont plus, le premier, qu'une gastro-entérite catarrhale ou avec supersécrétion muqueuse; la seconde, qu'une gastro-entéro-hépatite, avec turgessence du système capillaire de la membrane muqueuse des voies digestives; et le typhus, qu'une gastro-entérite ou toute autre affection ordinaire? Comme dans la nature tout s'unit et s'enchaîne, les constitutions atmosphériques n'étant jamais bien tranchées, les modifications qu'elles impriment à l'organisme se confondent, de manière que les différens états pathologiques qui naissent sous leur influence, ne sont jamais bien distincts. Aussi trouve-t-on souvent, dans la même maladie, les symptômes de l'affection catarrhale, les symptômes bilieux, et les symptômes de l'hémorragie liés aux phénomènes inflammatoires des tissus affectés. On retrouve ces particularités dans les maladies miasmatiques. D'après ce qui précède, le choléra ne peut se transformer en fièvre jaune, et celle-ci en choléra, mais tous deux peuvent se transformer en typhus; l'observation confirme cette conclusion.

Je vais passer à la comparaison des symptômes généraux de la concentration et de la réaction vitale dans le choléra, dans la fièvre jaune et dans le typhus. La concentration vitale est plus grande dans le choléra-morbus asiatique que dans la fièvre jaune et le typhus. Dans les maladies sporadiques on remarque que le refroidissement les frissons, en un mot, que la concentration est plus forte dans les maladies catarrhales que dans celles où le système circulatoire prédisposé joue un rôle actif. On remarque encore que dans toutes les maladies, la concentration est très-forte chez les sujets énervés, débilités, qui ont la circulation appauvrie. De sorte que le caractère particulier du choléra, et sa prédilection bien connue pour certains sujets, expliquent assez bien la violence de sa période algide ou de concentration. Dans la fièvre jaune, la concentration vitale, sous l'action de la cause déterminante, est empêchée par la résistance du système sanguin sur-excité par la cause prédisposante. Dans le typhus pestilentiel, la vie est toujours fortement refoulée dans ses foyers par la force de la cause délétère.

Le siége de la concentration vitale est-il le même dans le choléra-morbus, la fièvre jaune et le typhus? L'observation démontre que, dans ces trois maladies, la vie se concentre plus ou moins fortement à l'épigastre, au cerveau, y compris la moelle épinière, et dans le centre circulatoire. D'ailleurs le principe vital attaqué par toute cause délétère, pour réagir et se défendre ne peut se retrancher que dans ses foyers. Quel est le foyer vital le plus actif? Le cerveau, principal centre des perceptions, fournit l'innervation à toute la machine animale, par les nerfs et son prolongement rachidien. Les nerfs ganglionaires, par leurs dispositions anastomostiques, forment, dans la région précordiale, un centre de perceptions qui, quoique moins puissant que le cerveau, est le rendez-vous de toutes les impressions organiques. Mais comme il est essentiellement lié, par sa structure, avec le cerveau et la moelle épinière, il en résulte que les perceptions de ces deux grands centres se confondent, à moins que l'un d'eux plus stimulé, plus irrité, ne fixe davantage à lui l'action vitale. Le centre nerveux ganglionaire a sous sa dépendance presqu'immédiate, le cœur, les poumons, l'estomac, les intestins et le foie ; l'estomac est le viscère qui lui envoie le plus d'impressions par sa membrane muqueuse, et qui en reçoit le plus de lui. En sorte que dans la période de concentration des maladies épidémiques, le principe vital s'accumule dans le cerveau, dans la moelle épinière, dans les ganglions nerveux, et conséquemment dans l'estomac, dans le cœur, les poumons, le foie et dans les intestins. Cette accumulation se manifeste pour la tête, par la céphalalgie, le vertige et l'altération des traits ; pour la moëlle épinière, par l'irritabilité musculaire ; pour le centre ganglionaire, par l'embarras du cœur, l'anxiété, et par l'épigastralgie : les frissons, le refroidissement de la peau, la décoloration ou sa cyanose sont la conséquence de la concentration vitale et de l'engouement du cœur. Dans le choléra-morbus et la fièvre jaune la concentration est plus dans les ganglions nerveux que dans le cerveau ; dans le typhus, le principe vital est plus concentré dans l'encéphale et la moëlle épi_nière, que dans le centre ganglionaire : la concentration du choléra porte plus sur le cœur que celle de la fièvre jaune. Ces considérations physiologiques expliquent l'embarras plus grand du cerveau et de l'exercice de la vie animale dans le typhus, la cyanose et la disparition du pouls dans le choléra asiatique, et la liberté plus grande de la circulation dans la fièvre jaune.

Si la nature succombe sous le poids de la concentration, la vie s'éteint sans réaction, et l'organisme ne présente aucune trace de souffrance. C'est ainsi qu'arrive la mort lorsque la cause épidémique est assez puissante pour produire la sidération complète de l'action vitale. Mais la nature, par ses propres forces ou secourue par un stimulus, réagit : cette réaction est essentiellement marquée par l'agitation de la vie dans ses foyers, et par le trouble et la souffrance des viscères et des organes qui en sont le siége ou qui en recoivent l'influence directe, et qu'elle tend à irriter, à engorger et à enflammer. On trouve quelque similitude entre les symptômes généraux de réaction du choléra-morbus, de la fièvre jaune et du typhus : céphalalgie, vertiges, rougeur de la conjonctive, agitation plus ou moins convulsive des membres, anxiété, vive sensibilité de l'épigastre, nausées, vomissemens, sensibilité du ventre, déjections alvines, soif plus grande dans le choléra-morbus que dans le typhus et la fièvre jaune, désir très-prononcé dans ces trois maladies des boissons acides et froides. Un symptôme vraiment générique c'est l'odeur douceâtre, aigre, qu'exhalent les matières excrémentitielles : cette odeur est entièrement prononcée dans le typhus pestilentiel, elle s'attache aux objets qui entourent les pestiférés ; on la retrouve dans les déjections du choléra et dans celles de la fièvre jaune. Cette même odeur que fournissent les substances animales et végétales qui commencent à subir les lois de la décomposition, ne prouve-t-elle pas l'absorption des miasmes dans les maladies épidémiques, et leur plus grande accumulation dans la peste ?

Si le premier mouvement de la réaction vitale est à peu près le même dans le choléra-morbus, la fièvre jaune et le typhus, ses effets organiques sont très-différens dans chacune de ces maladies. Dans le choléra, la réaction porte particulièrement ses effets sur les vaisseaux exhalans de la membrane muqueuse des voies digestives, et occasionne les déjections blanches abondantes qui constituent le caractère dominant de cette maladie. Le refroidissement du corps, le spasme, la soif inextinguible et la chute rapide des forces sont la conséquence de cette modification organique. Dans la fièvre jaune, la réaction vitale, soutenue par l'action circulatoire, est plus facile. Elle agit d'abord à la fois sur les exhalans de l'estomac et des intestins, et sur ceux du foie; mais après une certaine période d'irritation, ses effets se concentrent sur le système capillaire gastro-intestinal et sur celui d'autres organes, pour produire les hémorragies qui rendent si redoutable la seconde période de la fièvre jaune. Enfin, la réaction de la peste se fait sentir autant et plus dans les vaisseaux blancs que dans les vaisseaux capillaires, pour produire les accidens du choléra et de là fièvre jaune, mais de plus elle imprime sur les tissus le sceau de la mortification.

Les résultats de ces diverses modifications organiques sont : l'irritation, la phlegmasie, même la désorganisation de la membrane muqueuse gastro-intestinale ; les altérations plus ou moins prononcées du cerveau et de ses membranes, de la moelle épinière, des ganglions nerveux, du parenchyme du poumon et de ses tissus muqueux et séreux ; les engorgemens lymphatiques et les altérations gangreneuses. Il reste à l'anatomie pathologique à rechercher, dans les tisssus affectés, les altérations particulières des vaisseaux blancs et des vaisseaux capillaires sanguins.

Si nous passons au traitement comparatif du choléra-morbus asiatique, de la fièvre jaune et du typhus, nous arrivons à des rapprochemens très-remarquables.

Moyens préservatifs. Qu'on compare les diverses précautions sanitaires vantées contre le choléra, la fièvre jaune et la peste, et l'on sera sans doute étonné de ne trouver entr'elles presqu'aucune différence. C'est toujours la purification de l'air, l'assainissement des lieux, l'éloignement et la séparation des malades, la propreté du corps et des vêtemens, l'habitation des lieux élevés et secs, la sobriété, des alimens légers, nutritifs et un peu toniques; l'exercice modéré du corps, la tranquillité de l'ame et l'éloignement de toutes les causes stimulantes, énervantes, qui en fatiguant les organes par un exercice immodéré, augmentent l'irritabilité de leurs nerfs, et affaiblissent la contractilité de leurs vaisseaux, qu'on prescrit comme préservatifs des épidémies.

Si l'on examine ensuite les moyens préservatifs particuliers qu'on a vantés comme plus ou moins spécifiques contre les épidémies, on trouve qu'ils ont tous été conseillés et employés avec plus ou moins de confiance contre la peste, la fièvre jaune et contre le choléra. Parmi ces moyens, je n'en citerais qu'un qui me paraît mériter la confiance, c'est l'huile d'olive douce employée à l'extérieur en frictions, et à l'intérieur à petites doses. La vertu de l'huile d'olive est fondée sur la remarque que les fabricans et porteurs d'huile sont rarement atteints de maladies pestilentielles. Je n'accorde pas à l'huile d'olive une propriété anti-miasmatique, anti-épidémique; mais je crois que les frictions d'huile peuvent empêcher plus ou moins l'absorption des miasmes, en couvrant les bouches absorbantes de la peau, et rendre moins facile la la concentration vitale par l'excitation qu'elles procurent à la peau. A l'intérieur, l'huile d'olive d'une qualité aussi bonne que possible, met la membrane muqueuse gastro-intestinale dans la même condition que la peau relativement à l'absorption des miasmes ; d'ailleurs par sa propriété légèrement laxative, l'huile d'olive prévient un trop long séjour des matières excrémentitielles dans le tube intestinal, et par sa vertu adoucissante, elle peut faire cesser ou détruire la sur-excitation de la membrane muqueuse gastro-intestinale. Je conseillerais d'en multiplier l'usage à l'intérieur seulement, sous forme de condiment. Il est vrai que malgré la gêne que l'huile d'olive oppose à l'absorption des miasmes, par la peau et même par les voies de la digestion, il reste encore la longue surface des voies de la respiration par où les miasmes pénètrent sans doute l'organisme ; néanmoins, si de ces trois grandes surfaces absorbantes, il n'y en a qu'une de bien libre, assurément l'organisme recevra une moins forte dose du principe délétère.

Moyens curatifs. Si je passais en revue la monstrueuse polypharmacie employée contre la peste, la fièvre jaune et contre le choléra, j'arriverais sans doute moins à un rapprochement lumineux qu'à la démonstration de l'absence de base thérapeutique dans ces maladies. Je me bornerai à l'examen des différens moyens employés empiriquement, avec plus ou moins de succès, contre les maladies épidémiques, et dont l'action sur l'organisme peut être analysée par la physiologie.

La saignée générale et l'émétique, spécialement l'ipécacuanha, ont été mis en usage, par la majorité

des médecins, dans le traitement du typhus pestilentiel, de la fièvre jaune, et du choléra-asiatique.
L'expérience a fait reconnaître que ces deux moyens
ne peuvent être employés avec quelque succès
qu'au début de ces maladies. La saignée du bras et
préférablement celle du pied, lorsqu'elle est possible, comme étant plus éloignée du centre circulatoire, excite la réaction du cœur, de manière à
pousser dans les extrémités le sang trop concentré
dans le tronc : la plupart des médecins ont compris
la nécessité de favoriser ce retour du sang à la périphérie, par les applications chaudes, surtout par
les frictions et par les sinapismes. L'ipécacuanha
employé par les uns pour évacuer de prétendus
fermens, et, sans doute par le plus grand nombre,
pour pervertir la modification morbide de l'estomac,
peut, lorsqu'il est administré tout-à-fait au début
des maladies épidémiques, faire avorter l'irritation
gastro-intestinale, autant par la modification particulière qu'il produit dans le tissu muqueux de l'estomac, que par l'exaltation révulsive qu'il détermine
dans tout l'organisme. Je crois qu'une main habile,
guidée par la physiologie et par l'étude des prédispositions de l'estomac, peut retirer de grands succès
de la saignée et de l'émétique, au début des maladies aiguës. Ces deux moyens deviennent nuisibles
dans le choléra, la fièvre jaune et la peste, aussitôt
que, par l'effet des réactions, l'irritation et l'inflammation se sont fixées dans les voies digestives, dans
le foie, dans le cerveau, dans la moelle épinière

et dans les poumons. Alors la saignée générale épuise les parties de l'organisme non affectées, et déjà trop débilitées par la cause épidémique et par la concentration de l'action vitale sur les tissus souffrans, et opère toujours insuffisamment sur les organes enflammés. De cette manière, elle favorise les terminaisons funestes de la phlegmasie, toujours entachées de détérioration. L'émétique devient un poison, en augmentant l'inflammation de la membrane muqueuse gastro-intestinale et en précipitant sa désorganisation.

Les purgatifs ont souvent figuré dans les moyens employés contre les maladies pestilentielles : on a pu en signaler quelques bons effets lorsqu'ils ont été administrés dans la période d'invasion ; alors par leur action perturbatrice, ils peuvent modifier avantageusement la première excitation du tube intestinal, et par leurs effets révulsifs, diminuer la jetée inflammatoire sur le cerveau. Mais généralement les purgatifs sont nuisibles, en aggravant les altérations des voies digestives.

Que doit-on penser des guérisons du typhus, de la fièvre jaune et du choléra survenues sous l'administration, dans les différentes périodes de ces maladies, du quinquina sous toutes les formes, du camphre, de l'acétate d'ammoniaque, et d'une foule de préparations stimulantes ? que la membrane muqueuse de l'estomac et des intestins a été assez forte pour résister à l'irritation et à l'inflammation morbides, et à la stimulation des ingesta.

Les boissons acides froides ont été employées généralement avec succès dans les affections pestilentielles : la nature ne semble-t-elle pas en exprimer l'utilité par l'appétence que les malades montrent pour elles.

Les boissons acidulées froides conviennent dans le choléra-morbus épidémique, la fièvre jaune et le typhus, autant pour apaiser l'ardeur de la soif, que pour relever, par leur propriété astringente, la contractilité générale des tissus. Dans la thérapeutique de ces maladies, figurent encore les affusions froides : elles ont été employées empiriquement sur les différentes régions du corps pour amener une réaction salutaireà la peau. Les fomentations froides répulsives, appliquées sur les centres épigastrique et cérébral, sont bien plus avantageuses, surtout lorsqu'on favorise leurs effets par une forte révulsion sur les extrémités.

Enfin, dans les maladies épidémiques, comme dans toutes les affections aiguës internes, les révulsifs rubéfians, vésicans et même escarrotiques ont été mis en usage, avec plus ou moins de méthode, pour appeler à la peau, les matériaux vitaux dont les organes intérieurs souffrans sont surchargés. Les révulsifs rubéfians conviennent dans la première période du mal, et les suppuratifs sont indiqués lorsque l'affection est profondément enracinée dans les organes.

D'après ce qui précède, on voit que les principaux moyens thérapeutiques ont été employés également contre le choléra-morbus, la fièvre jaune et le typhus ; ce qui ajoute beaucoup à l'identité du caractère primitif de ces maladies.

Il me reste à faire le rapprochement des diverses ressources thérapeutiques qui composent le traitement physiologique du typhus, de la fièvre jaune et du choléra, basé sur la connaissance des modifications organiques par l'action de la cause miasmatique épidémique, et par le jeu des réactions vitales. Pour être plus bref, je me bornerai à l'énumération des moyens généraux applicables à ces trois espèces de maladies : dans la période d'invasion, saignée générale, frictions sèches ou à l'huile d'olive sur toute l'habitude du corps, sinapismes et applications chaudes ; à l'intérieur, boissons douces chaudes, tièdes ou froides, simples ou acidulées, boissons aromatiques, sudorifiques, ipécacuanha, selon le degré de sensibilité de la membrane muqueuse de l'estomac. Dans la période de réaction, plus de saignée générale et plus d'ingesta stimulans ; saignées locales sur les différentes régions correspondantes aux organes irrités, enflammés et engorgés, mais principalement sur les foyers essentiels, tels que le ventre, la tête et la poitrine ; boissons acidulées avec les acides végétaux, et suivant le cas, avec un acide minéral, aussi froides que possible, en petite quantité, et quelquefois remplacées par de la glace en substance ; fomentations à l'épigastre et à la tête, d'abord tièdes, pour faire couler le sang des morsures de sangsues, puis successivement, froides, acides, et portées jusqu'au degré de glace; révulsifs soutenus et actifs sur toute l'étendue des extrémités. Cette médication a pour but d'enrayer la marche insidieuse de la phlegmasie gastro-intestinale du choléra, de la fièvre jaune et du typhus, et de prévenir ou de suspendre, dans le premier, sa terminaison par un flux immodéré; dans la seconde, par hémorragie, et dans le typhus pestilentiel, par gangrène. Lorsque la nature a reconquis ses droits, l'organisme raffermi n'a plus à supporter que des restes de phlegmasie qu'on traite par les émolliens intérieurs et extérieurs, et par des révulsifs suppuratifs, si la nature ne fait pas elle-même les frais de ces derniers par des exanthèmes. Les toniques sont utiles, aussitôt que les organes digestifs peuvent les supporter sans danger, c'est-à-dire aussitôt que la phlegmasie gastro-intestinale est suffisamment éteinte.

Si nous comparons l'invasion, les symptômes, la marche, les terminaisons et le traitement des gastro-entérites-miasmatiques, avec celles que nous avons appelées franches, nous voyons des différences bien caractéristiques dans l'invasion, dans les symptômes, dans la marche et dans le traitement.

Ces différences tiennent à la modification essentielle de l'organisme par la cause épidémique. Toutes mes remarques me portent à conclure que cette modification est débilitante, énervante, asthénique, et que l'organisme ainsi modifié présente toujours des réactions vitales plus graves, des irritations et des phlegmasies avec flux blanc ou sanguin, et désorganisation. La preuve que la cause épidémique est débilitante, c'est qu'on retrouve les réactions vitales avec concentration grave, les phlegmasies avec exhalation immodérée de fluides blancs et de sang, et les inflammations escarrotiques chez les sujets épuisés, énervés, affaiblis par l'âge, une mauvaise constitution, le défaut d'alimens nutritifs, la privation du soleil, d'un air suffisamment oxigéné, les affections morales vives, surtout la terreur, les fatigues excessives du corps, l'exercice immodéré des facultés intellectuelles, les excès vénériens, les hémorragies, et par les maladies longues. Une dernière remarque en faveur de l'action débilitante de la cause épidémique, c'est que le choléra-morbus asiatique, la fièvre jaune et le typhus attaquent préférablement les sujets affaiblis, énervés, et que les maladies qui naissent sous l'influence de causes stimulantes bien connues, se déclarent principalement sur les sujets les plus forts, qui sont surchargés de vie et d'excitation. La modification débilitante a plus de prise chez les premiers, comme la modification stimulante est plus facile chez les individus forts.

Je n'entends pas parler de la modification stimulante brusque, dont les faibles se garantissent moins bien que les forts, et qui est la cause déterminante des maladies épidémiques et du plus grand nombre des affections inflammatoires franches.

J'ajouterai la remarque suivante à tout ce qui précède, sur l'influence délétère de la cause miasmatique : on a observé, dans l'épidémie de Paris, plusieurs cas de choléra avec les symptômes du typhus ; et M. Voisin, interne de l'hôpital St-Louis, dans une revue des blessés des 5 et 6 juin dernier, admis à l'hôpital, publiée dans la Gazette Médicale [1], rapporte que la plupart des plaies ont été atteintes de la pourriture d'hôpital, et que, des blessés, plusieurs ont été affectés du choléra, et d'autres ont éprouvé des sueurs intarissables. Il attribue avec raison ces différens effets à l'influence de la constitution épidémique régnante, qui, comme il le fait observer, a rendu la marche des blessures des troubles de juin bien différente de celle des plaies de juillet 1830.

INFECTION ET CONTAGION

DES MALADIES MIASMATIQUES–ÉPIDÉMIQUES.

Il est fâcheux que des hommes d'un grand mérite, après de grandes recherches scientifiques, soient restés divisés sur la question de la contagion et de l'infection du choléra-asiatique, de la fièvre jaune et de la peste. Cette divergence d'opinions entre des hommes que la vérité devrait réunir, ne provient-elle pas peut-être de ce qu'on s'est trop attaché aux mots et non pas assez à l'observation des phénomènes de la nature ?

[1] *Gazette médicale de Paris.* — 21 juillet 1832.

Quant à moi, j'admets l'infection et la contagion dans les épidémies. Il est presque incontestable que les maladies épidémiques proviennent de l'infection de l'atmosphère par les émanations putrides de la décomposition des substances animales et végétales, sous certaines conditions de température et d'humidité, et par les émanations des sujets sains, et à plus forte raison des malades, produits de la respiration et des différentes excrétions. Ces miasmes ne peuvent agir sur les corps qu'en se mettant en rapport de contact avec eux; en sorte que la cause épidémique est essentiellement contagieuse, puisqu'elle agit par son contact, soit avec les poumons au moyen de la respiration, soit par la peau ou les voies digestives. Mais l'individu qui a gagné l'infection, par son rapport avec la cause épidémique, peut-il communiquer son mal à un autre individu en le touchant? Non, et toutes les expériences prouvent qu'on peut se mettre en contact plus ou moins immédiat avec les sujets affectés du choléra, de la fièvre jaune et même de la peste, sans prendre leur maladie. Mais il n'en est pas de même des émanations que fournissent leurs corps, et dont l'atmosphère s'imprègne, des humeurs, des bubons et des charbons; leur contact procure l'affection, en sorte qu'on peut dire que l'infection est contagieuse, et que les épidémies ne se propagent que par le contact du foyer d'infection ou de l'humeur pestilentielle avec les corps des sujets qui y sont soumis. Ainsi je touche un

sujet affecté de fièvre jaune ou du typhus, je mets
en rapport une large surface de mon corps avec
le sien, et il ne me communique pas la maladie;
tandis que je peux la prendre en habitant quelque
temps dans sa chambre, et respirant l'air infecté
par les émanations putrides de son corps qui forment un petit foyer d'infection. Cette observation
s'applique avec plus de force à l'air des hôpitaux
et de tous les lieux où se trouve un grand nombre
de malades atteints de l'épidémie.

D'après ces considérations fondées sur l'observation rigoureuse des faits, il y a dans les maladies épidémiques infection et contagion. Ainsi tout en admirant le beau dévouement des médecins qui se sont
inoculé l'humeur pestilentielle, qui ont porté la
chemise d'un sujet affecté de fièvre jaune, qui
ont dégusté et même avalé les humeurs des excrétions; tout en admirant, dis-je, le courage de ces
hommes, dont quelques-uns ont payé de leur vie
ces expériences, pour faire triompher une opinion
très-favorable sans doute à l'humanité, je blâme
presqu'autant leur témérité que la poltronnerie
des médecins contagionistes, qui n'approchent
les malades infectés qu'enveloppés d'un manteau
de taffetas gommé, et munis de flacons de liqueurs
anti-putrides; qui ne reçoivent les paroles plain-
tives des souffrans que par l'intermédiaire d'un long
cornet acoustique; qui préfèrent ne juger qu'incomplètement la maladie, plutôt que de toucher
et de voir de près le malade; et qui veulent qu'on

isole de la manière la plus rigoureuse les maisons, les hôpitaux, les villes et les provinces où règne l'épidémie. Je distingue parmi les premiers, les médecins qui, par un dévouement que l'humanité honorera toujours dans les siècles les plus reculés, s'exposent à l'infection des maladies épidémiques, pour ranimer le courage d'une armée ou d'une population abattue par la crainte de la contagion.

Les médecins qui nient entièrement la contagion et qui rejettent, comme inutiles, toutes les précautions sanitaires conseillées pour l'arrêter, et ceux qui veulent qu'on multiplie à l'infini ces dernières, ont également tort. En effet, quoique les pestiférés ne puissent pas donner leur maladie à leurs camarades ou à leurs médecins en leur touchant la main, il est certain qu'ils peuvent la leur communiquer en infectant l'air ambiant avec lequel ils sont les uns et les autres en rapport; et comme les miasmes contagieux qui produisent les épidémies sont d'une subtilité telle, qu'ils ont échappé aux investigations des physiciens et des chimistes, est-il possible de les cerner et de les étouffer dans le lieu où ils se forment? non, ils franchissent toutes les barrières des hommes, et il est bien reconnu que les cordons sanitaires contribuent beaucoup à rendre l'épidémie plus meurtrière en concentrant et accumulant la cause. D'ailleurs, de pareils moyens accroissent la terreur qui, de toutes les causes prédisposantes des maladies épidémiques, est la plus puissante, et privent les malheureuses victimes du fléau, des consolations de l'amitié autant que des soins assidus et éclairés du médecin.

Toutes les opinions des médecins sur l'infection et la contagion doivent se réduire à ceci : que les épidémies proviennent de l'infection de l'air ; que l'infection n'agit sur les sujets que par son rapport avec eux ; conséquemment qu'il n'y a de contagieux dans les maladies épidémiques, que l'infection qui en est la cause ; qu'on peut soigner hardiment les pestiférés, parce que c'est moins en les touchant, qu'en respirant l'air infecté de leur demeure ou les émanations qui s'échappent de leurs corps ou de leurs cadavres, de leurs vêtemens et de tous les objets qui en sont imprégnés, qu'on est exposé à gagner la maladie.

D'après ce qui précède, toutes les mesures sanitaires pour limiter, atténuer, et faire disparaître une épidémie quelconque, doivent se réduire 1° à détruire, autant qu'il est au pouvoir des hommes, les causes de l'infection si elles sont locales, et à combattre, par tous les moyens que la physique, la chimie, l'hygiène et la médecine sont suceptibles de fournir, l'infection qui dépend de l'importation des miasmes d'un foyer plus ou moins éloigné ; 2° à isoler, autant que possible, les uns des autres, les individus atteints par l'épidémie, et leur fournir une atmosphère saine, un peu surchargée d'oxigène et de principes aromatiques astringens, autant pour rendre plus facile leur guérison, plus grande la sécurité de ceux qui les soignent, que pour prévenir le développement de nouveaux foyers d'infection ; 3° enfin à laisser les individus sains circuler librement, en les soumettant néanmoins à toutes les précautions hygiéniques sanitaires, relatives à la propreté des personnes et à la désinfection des choses, etc., indispensables dans toutes les épidémies.

Par ces mesures, on combat directement la cause de l'épidémie et l'on empêche qu'elle renaisse dans ses effets ; on calme la terreur qu'elle inspire ; on rassure les souffrans ; on encourage ceux qui leur portent des secours et des consolations, et l'on fait tout ce qu'il est possible humainement de faire.

CONVALESCENCE GÉNÉRALE

DES DIFFÉRENTES ESPÈCES DE GASTRO-ENTÉRITE.

De toutes les maladies qui affectent l'organisme, il n'en est peut-être pas de plus susceptibles de rechutes que la phlegmasie gastro-intestinale. C'est qu'aussi il n'y a pas d'organe qui reçoive plus d'impressions que la membrane muqueuse de l'estomac.

La convalescence de la gastro-entérite est d'autant plus assurée, que cette phlegmasie a été combattue à fond, c'est-à-dire, que la sensibilité de la membrane muqueuse des voies digestives est plus près de l'état normal. Elle est d'autant plus chanceuse et plus longue, que l'inflammation gastro-intestinale a duré plus long-temps, et qu'elle a été contrariée par les stimulans. Dans ce cas, il y a presque toujours une nuance d'irritation chronique dans les voies digestives.

La convalescence de la gastro-entérite se pro- nonce par les signes suivans : la langue perd entiè- rement la rougeur de ses bords et de la pointe, pour reprendre sa couleur rose uniforme, qu'elle pré- sente dans l'état naturel, à moins qu'une irritation idiopathique de la bouche, qui succède quelquefois à la gastro-entérite, ne s'empare de la langue ; la bouche s'humecte et se dépouille de son enduit pâteux ; le ventre est souple et sans douleur ; la respiration est profonde et tout-à-fait libre vers l'épi- gastre ; la peau est douce, un peu humectée par la moiteur, et a repris sa chaleur naturelle ; le pouls, quoique souvent encore un peu accéléré, est petit et régulier ; les déjections alvines ont repris leur cours naturel ; les urines deviennent claires ; la tête est libre, et le sommeil devient facile ; le corps, quoique faible, est plus libre dans ses mou- vemens ; l'aversion des tisanes et des médicamens se prononce en même temps que le désir et le besoin de liquides et de substances nutritifs ; enfin, par-dessus tout, un certain bien-être général que le convalescent exprime par l'épanouissement de son visage.

Lorsque la gastro-entérite a été très-douloureuse et avec grands troubles de l'action organique, la face du convalescent conserve souvent l'empreinte de la souffrance.

Dans la convalescence de la gastro-entérite, l'estomac présente trois états différens : excitation normale, sur-excitation et asthénie. Le premier état est le plus avantageux ; c'est celui qui succède à la résolution prompte et complète de la gastro-entérite chez un sujet bien constitué, qui permet au convalescent d'augmenter rapidement les alimens, et qui rend facile le retour de la santé.

L'estomac conserve souvent de la sur-excitation à la suite des phlegmasies gastro-intestinales graves, qui ont fatigué long-temps la membrane muqueuse de l'estomac. La convalescence alors est plus pénible : on est obligé de ne donner que fort peu de nourriture à la fois, de préférer les alimens doux et légers, tels que le lait pur ou coupé, les potages presque liquides, le bouillon de poulet, les œufs, les viandes blanches et les fruits cuits ; d'éviter l'usage du vin, du bouillon de bœuf, des viandes noires, et d'adoucir le travail de la digestion par l'ingestion d'une petite verrée d'eau sucrée légèrement aromatisée, environ une heure après le repas. D'autres fois l'atonie de l'estomac succède à la gastro-entérite : on l'observe principalement chez les sujets lymphatiques qui ont été soumis à un traitement anti-phlogistique énergique ; on l'observe quelquefois aussi lorsque, chez ces mêmes sujets, la gastro-entérite a été attaquée par l'émétique, et qu'elle a avorté sous cette médication perturbatrice. Elle est caractérisée par la pâleur de la langue, le dégoût plutôt que l'aversion des alimens, la petitesse et la lenteur du pouls, enfin par la pesanteur à l'épigastre, et le malaise général que procure la digestion. Dans ce cas, sans surcharger l'estomac, il faut lui fournir des alimens pourvus de principes nutritifs et stimulans, tels que le bouillon de bœuf, les potages au gras, les viandes rôties, et favoriser la digestion par les sirops de quinquina, de rhubarbe, d'écorce d'orange, qu'on fait prendre à jeûn par cuillerée, et par l'usage modéré d'un vin léger et spiritueux, aux repas. L'indication principale et essentielle de la convalescence des diverses gastro-entérites, consiste à surveiller l'action digestive de l'estomac, à la diminuer ou augmenter, et à éloigner, autant que possible, toutes les modifications de l'organisme qui peuvent détourner ou accroître l'action vitale de ce viscère.

GASTRITE CHRONIQUE.

Considérations générales. Des diverses maladies qui affligent l'humanité, la gastrite chronique, sans contredit, la plus commune, la plus pénible, puisqu'elle altère la santé et le bonheur de l'existence dans le foyer essentiel de la nutrition, est de toutes, la plus difficile à guérir. Que de nuances de troubles gastriques, depuis la légère irritation de la membrane muqueuse de l'estomac, jusqu'à la dégénérescence de ce tissu ! Que d'impressions physiques et morales viennent chaque jour assaillir la sensibilité de l'estomac! Que d'erreurs de régime, que de recettes empiriques, que de préjugés pour alimenter la gastrite chronique! Un voile épais couvrait depuis des siècles les affections intimes de l'estomac : c'est Broussais qui, aidé de l'anatomie pathologique, a mis dans tout son jour, l'altération morbide variée de la membrane muqueuse des voies digestives. Il a rendu à la société un service immense dont la mémoire se perpétuera aussi long-temps que les progrès humains.

Sous le règne de l'humorisme, tous les dérangemens des fonctions digestives étaient attribués à de mauvais résidus, qu'on cherchait à évacuer ou à combattre par les alexipharmaques ; sous le règne du solidisme et de l'asthénie de Brown, l'estomac était considéré comme un viscère presque sans action, sans cesse relâché et épuisé sous le poids de ses fonctions, et ayant besoin à chaque instant d'être ranimé et soutenu par des stimulans ; quelques sophistes pourraient dire aussi que, sous le règne de la sthénie de Broussais, on ne voit dans l'estomac qu'irritation, et pour thérapeutique, que diète et adoucissans.

Dans l'étude des sciences physiques, on ne s'attache qu'aux faits appréciables, visibles, et plus ou moins palpables : c'est en suivant cette marche en médecine, qu'on peut arriver à des découvertes solides. Examinons donc, aussi physiquement que possible, si l'estomac est plus susceptible de sthénie que d'asthénie.

La vie ne se soutient que par l'action des stimu-lus ; c'est pour cela que la nature a créé autour de l'homme une infinité de modificateurs stimulans. On peut même dire que presque tous les corps de la nature sont stimulans, et que ceux qu'on appelle émolliens, adoucissans, n'agissent ainsi que parce qu'ils stimulent moins que les stimulus naturels de l'organisme. On juge de cela dans certains cas de gastrite ou d'ophtalmie, où les adoucissans émolliens les plus vantés deviennent des stimulans violens de la membrane muqueuse des voies digestives ou de la conjonctive. En sorte que l'organisme est sans cesse en rapport avec des modificateurs stimulans, dont les plus indispensables à l'entretien de la vie, sont l'oxigène de l'air atmosphérique, le calorique et les alimens. Le principe vital fait retentir son action stimulante dans tous les organes pour l'exercice de leurs fonctions. Chaque organe ou appareil d'organe reçoit, dans l'état normal, une dose de stimulation déterminée, pour l'entretien de son action vitale. L'augmentation ou la diminution de cette stimulation naturelle, dérange l'équilibre vital et produit la sthénie ou l'asthénie.

Puisque l'organisme reçoit l'action stimulante du principe vital, et que presque tous les corps avec lesquels il se met en rapport naturellement ou accidentellement sont stimulans, l'équilibre vital doit être plus souvent dérangé par excès que par défaut de stimulus. D'ailleurs, il faut considérer que la diminution ou l'absence de stimulus ne peut qu'être momentanée, parce qu'il est rare que l'homme demeure long-temps privé de stimulation, au milieu de tous les modificateurs de la nature. La diminution des principaux stimulus de l'organisme, tels que la chaleur et les alimens, produit la faiblesse générale. La diminution ou la soustraction des stimulans particuliers de tel ou tel organe entraîne la faiblesse partielle. L'organisme entier, ou seulement un organe affaibli, est plus susceptible d'excitation, et c'est au point qu'il est stimulé par un modificateur qui l'aurait affaibli dans l'état normal. Lorsque l'asthénie générale ou locale provient d'une modification prompte qui menace l'existence, si le principe vital est encore assez énergique, il réagit et pousse dans les organes affaiblis une dose de stimulation vitale, qui les excite d'autant plus qu'ils étaient épuisés, et qui le plus ordinairement occasionne l'irritation et l'inflammation. Ainsi l'organisme a une source infinie de stimulation. Maintenant il est utile d'examiner quels sont les organes qui reçoivent le plus de stimulation. L'estomac est, de tous les viscères, celui qui reçoit le plus d'impressions directes ou indirectes : sa position, au centre de la fusion des nerfs cérébraux et des nerfs ganglionaires, le met à même d'envoyer et de recevoir des stimulations des principaux organes, et ses rapports avec les ingesta lui fournissent une foule de modifications diverses.

D'après ces préliminaires, on peut conclure que l'estomac est plus exposé à l'irritation qu'à l'asthénie.

La gastrite chronique présente plusieurs nuances : je distinguerai d'abord l'irritation de la phlegmasie.

Irritation chronique de l'estomac. L'irritation chronique de l'estomac est plus fréquente et moins grave que sa phlegmasie ; elle n'est que la sur-excitation de l'état normal ; elle est pour ainsi dire liée aux excès de l'état social. Fort rare chez l'homme des montagnes et des vallées éloignées des foyers de la civilisation, qui humecte son pain de la sueur de son front, qui ne mange que pour vivre, dont l'appétit ne dépasse jamais le besoin, et dont l'existence est renfermée dans les bornes les plus étroites de la nature, l'irritation de l'estomac est presque inhérente à la population des grandes villes, où les excitations sensuelles multipliées à l'infini ne laissent presqu'aucun repos aux organes. Cette modification morbide ne trouble pas entièrement la santé : on a un appétit variable, quelquefois considérable ; on n'éprouve aucune aversion prononcée pour tels ou tels alimens ; on sent le travail de la digestion qu'on oublie aussitôt que celle-ci est achevée. Ce n'est que lorsqu'on écoute un peu son estomac, qu'on reconnaît que ses fonctions ne jouissent pas de toute leur liberté. On s'aperçoit alors d'une plénitude incommode après le repas, qui gêne un peu l'abaissement du diaphragme dans la respiration : un léger malaise général, une légère cé-

phalalgie ou seulement un peu de pesanteur de
tête, de la sécheresse au palais, et quelques rapports avec ou sans borborygmes, fixent aussi l'attention. En étudiant les effets des divers alimens
dans le travail de la digestion, on remarque bientôt
que les viandes noires, les ragoûts, le vin, le
café et les liqueurs, sont d'une digestion plus pénible que les potages, les viandes blanches, les
herbages cuits, les œufs, l'eau pure ou rougie. On
reconnaît aussi qu'on digère presque sans s'en aper-
cevoir, un repas léger, et qu'on se trouve mieux
quelque temps après d'une verrée d'eau sucrée que
d'une dose de liqueur tonique quelconque. Tels
sont à peu près les caractères de l'irritation morbide de l'estomac qui est habituelle chez un grand
nombre de personnes, et à laquelle la plupart ne
font aucune attention.

L'irritation de la membrane muqueuse de l'estomac succède souvent à la gastrite aiguë qui n'a pas
été éteinte à fond. Un régime trop succulent et les
boissons spiritueuses la font quelquefois éclore dans
la convalescence des maladies aiguës, surtout des
fièvres gastriques. Elle naît souvent aussi sous l'influence des affections morales. La menstruation
difficile, la leucorrhée, la continence et l'abus du
coït, l'influence sympathique de la souffrance de
quelque point de l'organisme, principalement d'un
organe important, les repas trop copieux, les
viandes salées, les alimens altérés, les substances
lourdes et dépourvues de principes nutritifs, les

vins chargés de tartre, et en général l'usage et l'abus des liqueurs spiritueuses, des boissons fermentées, des élixirs, des sirops, des opiats, des pilules, des poudres toniques, carminatifs, expectorans, vomitifs, purgatifs, diurétiques, etc., sont des causes de l'irritation gastrique. On peut y ajouter l'oisiveté du corps, les veilles prolongées et l'étude forcée.

L'altération des fonctions digestives par la surexcitation de la membrane muqueuse de l'estomac est d'abord presque insensible; souvent elle augmente l'appétit et rend la digestion plus prompte; ce n'est qu'en s'invétérant qu'elle rend pénible le travail digestif de l'estomac, et que peu à peu elle porte le trouble dans le foie et dans le cerveau, de manière à faire naître conjointement avec d'autres influences, la langueur générale, la tristesse et l'hypocondrie. En général, l'homme qui a de bonnes digestions est gai; celui qui digère mal est triste. L'irritation de l'estomac prédispose aux affections gastriques aiguës, et tend, par la continuité ou l'accroissement des modifications stimulantes, à se transformer en phlegmasie chronique. Quand l'estomac est irrité par l'usage habituel des stimulans, sa membrane muqueuse pour ainsi dire tannée, endurcie par une stimulation souvent répétée, peut conserver fort long-temps une nuance d'irritation même de phlegmasie sans accroissement. Un estomac endurci à l'action du vin, des liqueurs et des élixirs, devient insensible aux stimulations

ordinaires ; les organes qu'il influence, principalement le cerveau, courent risque plus que lui. C'est
ordinairement par l'apoplexie que finit la vie de
l'ivrogne.

Ce qui distingue essentiellement l'irritation de
l'atonie de l'estomac, c'est que dans la première,
le vin et toutes les liqueurs toniques augmentent
les troubles de la digestion, et que, dans la seconde,
ils la favorisent puissamment. J'ai donné au commencement de cet ouvrage, les caractères compa-
ratifs de ces deux états, dont la distinction est de
toute importance dans la thérapeutique.

Pour ramener l'estomac sur-excité à son état
normal, il faut diminuer sa stimulation : les viandes
bouillies, préférablement le mouton et le veau, la
volaille et le poisson ; les herbages cuits, préparés
au beurre ou au lait ; les œufs à la coque, les potages, les fruits cuits, un vin léger trempé de
beaucoup d'eau, l'eau gazeuse, des repas peu copieux et plus souvent répétés ; un exercice modéré,
la gaîté après le repas, et de l'eau sucrée pour délayer le chyme et le rendre moins irritant, sont les
moyens convenables dans ce cas. En persévérant
dans l'emploi de ce régime, on fait rentrer inévitablement l'estomac dans son état naturel.

C'est la sur-excitation des voies digestives qui
prédispose au choléra asiatique et à toutes les maladies épidémiques où les affections gastriques dominent.

L'épidémie de choléra qui ravage l'Europe depuis

deux ans, n'a été aussi meurtrière à Paris, que parce que l'irritation gastro-intestinale est plus fréquente chez le peuple de cette capitale que chez les habitans de Saint-Pétersbourg, de Vienne, de Berlin et même de Londres. Le peuple Parisien, en général, efféminé, nourri plus de sensations que de bons alimens, porte en lui le germe de toutes les affections gastriques graves.

Phlegmasie chronique de la membrane muqueuse de l'estomac. La gastrite chronique succède à l'irritation ou à la phlegmasie aiguë de l'estomac. Elle constitue une maladie toujours très-longue, très-pénible, et dont la guérison est souvent entravée par des erreurs de régime. L'inflammation chronique de l'estomac qui naguères, sous les noms de cardialgie, de gastrodynie, de pyrosis, d'éructation, de dyspepsie, etc., était combattue par les toniques, les astringens, les amers, arrivait presque toujours au squirrhe et aux obstructions. Aujourd'hui c'est une maladie qu'on peut guérir entièrement après plusieurs années d'existence ; j'en donnerai bientôt la preuve.

La gastrite chronique quoiqu'ayant toujours pour base essentielle de son existence, le dérangement des fonctions digestives, présente une foule de différences relatives au tempérament, au sexe, à la constitution, aux habitudes du sujet et à un grand nombre de modifications accessoires. Ainsi chez l'un, c'est l'état nerveux et le vomissement qui dominent l'affection gastrique; chez l'autre, c'est

une ardeur d'estomac avec resserrement douloureux à l'épigastre et salivation abondante ; chez
celui-ci, c'est un dégoût extrême, et chez celui-là,
c'est une faim canine. C'est avec ces différens symptômes de la souffrance du même tissu que les nosographes ont créé plusieurs états morbides chroniques de l'estomac.

Les phénomènes idiopathiques et sympathiques
qu'on observe dans les différentes formes de la
gastrite aiguë, peuvent se présenter dans la phlegmasie chronique de l'estomac à des degrés toujours
bien moins intenses. Cependant la gastrite chronique se prononce plus par des caractères idiopathiques que par des sympathies. Dans cet état,
l'organisme ordinairement moins actif, perçoit
moins vivement la souffrance de l'organe affecté ;
d'ailleurs, et c'est la plus forte considération, la
phlegmasie lente de la membrane muqueuse de
l'estomac, éveille bien moins facilement et moins
fortement les sympathies que la phlegmasie aiguë.
Dans la gastrite chronique, l'inflammation est
presque toujours bornée à l'estomac, quelquefois
même, à une seule partie de ce viscère ; elle diffère en cela de la gastrite aiguë qui s'étend presque
toujours aux intestins grêles. La phlegmasie gastrique chronique s'étend rarement au duodénum
et à l'intestin grêle, ou du moins elle n'y existe
qu'à un degré d'irritation. L'entérite ne se prononce que par la métastase de la gastrite chronique, ce qui est ordinairement de bon augure,

ou que par l'extension toujours fâcheuse de la phleg-masie chronique de la membrane muqueuse de l'estomac à celle des intestins. Cette extension du mal par continuité de tissu, est le plus souvent le résultat d'une médication contraire.

Prédispositions et causes occasionnelles. La gastrite chronique affecte tous les âges et indistinctement les deux sexes. Toutefois, elle paraît un peu plus fréquente chez les femmes, et dans l'âge adulte. Les tempéramens nerveux-bilieux et bilieux-sanguins y sont plus disposés. Les sujets qui n'ont pas de manière de vivre réglée, qui mangent à toute heure, qui varient souvent leur nourriture, qui font des repas copieux, surtout après une abstinence prolongée, qui mangent très-vîte et qui mâchent peu, qui excitent à la digestion par le thé et les liqueurs leur estomac surchargé d'alimens, qui se livrent au travail de cabinet immédiatement après le repas, éprouvent souvent de mauvaises digestions et acquièrent une prédisposition à la gastrite chronique.

Toutes les causes qui peuvent exciter la sensibilité de la membrane muqueuse de l'estomac, et que j'ai déjà énumérées plusieurs fois et longuement dans le cours de cet ouvrage, sont capables de faire naître la gastrite chronique, soit primitivement, soit le plus souvent consécutivement à la phlegmasie gastrique aiguë. Tous les modificateurs stimulans de l'estomac, directs ou indirects, dont l'action n'est pas très-vive mais soutenue, peuvent

faire développer insensiblement la gastrite chronique. Ce sont les écarts fréquens de régime ,
l'usage et l'abus des ingesta qui répugnent naturellement à la sensibilité de l'estomac ; les viandes
noires et fortement épicées, les viandes salées , les
vins acides, l'abus du vinaigre , de l'ail et du cresson ; les longues abstinences , les peines morales ,
la vie contemplative , les études forcées , le défaut
d'exercice , les passions du cœur ; les troubles de
la menstruation , la leucorrhée , la suppression
des exanthèmes , ou d'un écoulement habituel ;
l'abus des émétiques , des purgatifs , des vermifuges
et de toutes les préparations pharmaceutiques stimulantes. La gastrite chronique peut se présenter
comme complication dans toutes les affections
chroniques des autres viscères.

Sous l'influence de toutes ces causes, l'affection
de l'estomac commence presque toujours par l'irritation , la sur-excitation de sa membrane muqueuse, et ce n'est qu'insensiblement que ce premier état morbide se transforme en vraie phlegmasie chronique.

Symptômes. L'estomac présentant toujours, dans
ses différens états pathologiques, la même conformation , les mêmes rapports, les mêmes fonctions,
on conçoit sans peine que la plupart des symptômes de la gastrite aiguë doivent se trouver dans
la gastrite chronique à des degrés différens. Ainsi
les caractères principaux de la gastrite chronique
sont : l'éructation, les nausées, le vomissement ,

la plénitude d'estomac , la pesanteur , la douleur ,
la chaleur à l'épigastre , la tuméfaction de cette région , la gêne de la respiration ; la rougeur des
bords ou de la pointe de la langue ; la sécheresse
de la bouche , l'anorexie ou un appétit extraordinaire ; la petitesse et l'accélération du pouls ; la céphalalgie ou seulement la pesanteur de tête ; la susceptibilité morale ou la mélancolie ; les bouffées
de chaleur et de rougeur à la face , la rougeur
des conjonctives ; la constipation quelquefois in-
terrompue par une légère diarrhée ; la faiblesse
des jambes , la chaleur de la paume des mains , la
sécheresse de la peau ; des douleurs vagues au niveau du sein gauche et de l'épaule du même côté ;
une toux sèche et à petites secousses ; des urines
ordinairement limpides , quelquefois un peu colorées et troubles ; enfin l'apparition ou l'accroissement de ces différens symptômes par l'ingestion
des alimens, principalement de ceux qui possèdent
une propriété excitante, et leur diminution ou
disparition , aussitôt que la digestion stomachale
est achevée et que le chyme a franchi le pylore.

Tous ces symptômes peuvent se présenter dans la
gastrite chronique , mais tous ne lui appartiennent
pas exclusivement ; pour bien apprécier leur valeur, je vais les étudier séparément : L'éructation
est le résultat d'une mauvaise élaboration des alimens dans l'estomac par l'irritation ou la phlegmasie chronique de ce viscère , comme par son
atonie ; en sorte que les rapports ne sont pas un

signe pathognomonique essentiel de la gastrite chronique. Cependant dans cet état pathologique de l'estomac, ils sont ordinairement plus faciles, plus abondans et acides.

Les nausées et le vomissement appartiennent à tous les troubles de l'action organique de l'estomac; ils sont l'expression des efforts de ce viscère pour se débarrasser des fluides ou des substances qui répugnent à sa sensibilité. Quoique plus facile lorsque la membrane muqueuse gastrique est irritée ou enflammée, ils ont lieu aussi lorsque l'estomac est dans l'atonie. D'ailleurs le vomissement peut être déterminé par l'affection idiopathique de la membrane musculaire de l'estomac et par celle de son enveloppe extérieure ou péritonéale. Dans la gastrite chronique, plus facile chez les enfans, chez les personnes qui ont du ventre et chez les femmes nerveuses, le vomissement est toujours un symptôme d'une forte sur-excitation de la membrane muqueuse de l'estomac. Les matières vomies dans la phlegmasie gastrique chronique, sont ordinairement les substances alimentaires plus ou moins élaborées, et des mucosités rarement mêlées à beaucoup de bile, à moins que le duodénum et le foie participent à la phlegmasie, ou que la gastrite siège dans le pylore.

La plénitude et la pesanteur d'estomac dépendent autant de la présence des alimens dans un estomac irrité ou enflammé, que dans un estomac affaibli, privé d'action digestive suffisante; néanmoins comme la digestion est plus possible dans le premier cas que dans le second, ces deux symptômes appartiennent plus à l'indigestion par atonie qu'à celle par sur-excitation de l'estomac.

La douleur et la chaleur à l'épigastre, et rapportées à l'estomac, quoique toujours l'expression de l'irritation ou de la phlegmasie de ce viscère, ne dépendent pas exclusivement de la souffrance de sa membrane muqueuse ; l'affection de sa membrane musculaire ou de sa membrane péritonéale, peut aussi les occasionner. Dans ces derniers cas, la douleur est moins profonde que dans la gastrite chronique, et la pression de la main l'augmente plus facilement.

La tuméfaction de l'épigastre produite par l'accumulation de gaz dans l'estomac ou par l'épaississement et le défaut de contraction des parois de ce viscère, n'est qu'un symptôme accessoire dans la gastrite chronique.

La gêne de la respiration par l'abaissement difficile du diaphragme, est un signe caractéristique de la gastrite chronique ; jamais je ne l'ai vu manquer dans cette maladie. La respiration est libre dans l'atonie de l'estomac ; et dans l'irritation ou la phlegmasie de la membrane péritonéale de ce viscère, c'est moins une gêne, un embarras, qu'une véritable douleur qui retient l'abaissement du diaphragme sur l'estomac. Dans la gastrite chronique la gêne de la respiration est avec anxiété et soupir.

La rougeur des bords de la langue est encore un

signe essentiel de la phlegmasie chronique de l'estomac : moins vive et moins étendue que dans la gastrite aiguë, cette rougeur n'occupe souvent que la pointe de la langue ; d'autres fois elle ne se présente que par de petits points rouges. Quoique la langue soit un miroir assez fidèle de l'état de l'estomac, sa rougeur peut dépendre quelquefois de l'irritation idiopathique de sa membrane muqueuse et ne pas exprimer la gastrite, comme aussi sa décoloration coexiste quelquefois avec quelque nuance de phlegmasie gastrique chronique. La rougeur de la langue, qui dépend de l'irritation de son tissu muqueux, est ordinairement plus étendue et toujours avec un picotement douloureux.

La rougeur de la pointe de la langue manque dans la gastrite chronique chez les sujets éminemment lymphatiques, peu irritables, épuisés par la difficulté de la digestion, conséquemment par la privation de stimulus, et chez lesquels la phlegmasie chronique très-ancienne, tend à la dégénérescence squirrheuse. Il est probable que la rougeur de la langue est moins sensible lorsque la gastrite a son siége au pylore.

La sécheresse de la bouche et la soif sont liées à toutes les excitations de l'estomac ; néanmoins elles manquent quelquefois dans la gastrite chronique, et sont remplacées par une salivation abondante. Ce dernier symptôme ne se présente guère que chez les constitutions affaiblies, relâchées, chez lesquelles les flux sont faciles.

L'appétit offre, dans la gastrite chronique, beaucoup de variétés depuis l'anorexie jusqu'à la boulimie : ordinairement le malade est d'autant plus dé-
goûté, qu'il a suivi un régime contraire à la souffrance de son estomac ; son aversion pour les
alimens est alors autant fondée sur la crainte d'une
mauvaise digestion que sur la répugnance du ventricule pour les ingesta. Lorsque la gastrite chronique est soumise à un régime approprié, on sent le
besoin de l'alimentation, et l'on désire des alimens,
quoiqu'on sache que la digestion soit pénible. Dans
le cours du traitement, l'appétence morale et physique des alimens devient impérieuse ; elle est la
cause presqu'insurmontable des rechutes ; car pour
lui résister, il faut une forte raison, et l'expérience
des écarts de régime. La boulimie ou faim canine,
qu'on a considérée comme une névrose de l'estomac,
est le plus souvent liée à une nuance d'irritation
ou de phlegmasie gastrique chronique et stationnaire, chez des sujets nerveux-bilieux-sanguins.
Dans ce cas, l'action digestive de l'estomac, accrue
par l'irritation morbide de sa membrane muqueuse,
les alimens, aussitôt avalés, sont pour ainsi dire
fondus dans les voies digestives. J'ai eu un exemple de cette action digestive surnaturelle sur la
personne de M. de Foudras, dont j'ai déjà cité
l'observation dans cet ouvrage. Ce vieillard de
84 ans, dont l'estomac s'était toujours distingué
par de bonnes digestions, a éprouvé, dans la
longue lutte du pouvoir conservateur contre la

gangrène sénile, une irritation gastrique avec rougeur de la langue, sécheresse du palais, soif inextinguible, suivie bientôt d'une véritable faim canine : sept à huit pintes de liquides dans les 24 heures, et trois à quatre fois autant d'alimens que dans l'état de santé, suffisaient à peine à son appétit impérieux. Avec cela sa digestion paraissait s'accomplir parfaitement : aucune douleur dans le tube digestif, point de rapports ni de borborygmes, selles naturelles avec constipation qui était habituelle chez ce sujet.

Le pouls petit et accéléré est un symptôme presque toujours constant de la gastrite chronique. La souffrance de l'estomac éveille trop de sympathies, et met trop facilement en jeu l'action du cœur, pour qu'il en soit autrement. Toutefois, lorsque le malade est épuisé par une gastrite très-ancienne et par un régime extrêmement sévère, le pouls s'efface et perd de sa fréquence.

L'excitation sympathique du cerveau est fréquente dans la phlegmasie chronique de l'estomac. Elle est caractérisée par la douleur, ou seulement l'embarras de la tête, par la susceptibilité morale, les rêves, la tristesse, le désespoir, la mélancolie, la sensibilité plus grande des yeux, la rougeur de la conjonctive et par les bouffées de rougeur et de chaleur à la face. Ces symptômes céphaliques qu'on observe très-souvent dans la gastrite chronique, s'expliquent facilement par la sympathie de l'estomac sur le cerveau, au moyen du centre nerveux épigastrique. D'ailleurs il faut considérer que l'action sympathique de la digestion sur le cerveau se montre dans l'état normal ; c'est elle qui anime la face, qui donne de la gaîté ou qui fait dormir, et qui prédispose à l'apoplexie ; aussi l'irritation sympathique du cerveau se prononce-t-elle davantage dans la gastrite chronique pendant le travail de la digestion. Les bouffées de chaleur et de rougeur à la face, et la fatigue des yeux, m'ont paru les symptômes les plus constans de cet état.

La constipation est un symptôme assez peu variable de la gastrite chronique. Elle dépend, dans cette maladie, autant des substances féculentes dont le malade est forcément obligé de se nourrir, que de l'absorption dans l'intestin grêle de toutes les parties nutritives du chyme, et de la lenteur de sa progression dans le tube intestinal, déterminée autant par l'inertie de ce conduit, que par l'action trop peu stimulante du chyme. Lorsque l'intestin grêle participe à la souffrance de l'estomac, le chyme arrive plus promptement et moins desséché aux gros intestins ; la diarrhée ne peut avoir lieu qu'avec un certain degré d'irritation de l'intestin côlon. Quand les troubles de l'affection gastrique s'étendent aux intestins, il y a ordinairement mouvement, malaise, quelquefois douleur autour du nombril, et toujours borborygmes.

La prostration principalement des extrémités

abdominales, est un symptôme peu variable de la souffrance des voies digestives ; elle dépend de la concentration vitale à l'épigastre ; dans ce cas, la vie diminue préférablement dans les organes loco-moteurs. Lorsque la souffrance épigastrique est très-vive et que l'action nerveuse est très-mobile, les muscles reçoivent au contraire du foyer de souffrance une dose d'excitation qui produit les spasmes et les contractions musculaires.

La sécheresse de la peau et la chaleur de la pau-me des mains existent dans presque toutes les maladies chroniques ; on ne remarque guère la chaleur des mains, que dans les affections chro-niques de la poitrine et de l'estomac. La peau s'af-faiblit, se dessèche, perd sa couleur et sa sou-plesse naturelles dans toutes les inflammations chroniques des membranes muqueuses et des membranes séreuses.

Les douleurs vagues dans les différentes régions du tronc, spécialement dans le dos et sous le sein gauche, et une petite toux sèche, accompagnent souvent la gastrite chronique. Ce sont des produits sympathiques de la souffrance de l'estomac fournis sans doute par le nerf pneumo-gastrique. Ces dou-leurs sympathiques ne sont ni profondes, ni fixes ; elles augmentent par l'excitation de la digestion, et diffèrent essentiellement de celles déterminées par la bronchite, la pneumonie, la pleurésie et la pleu-rodynie. Cependant comme la gastrite chronique peut se compliquer ou s'allier à ces affections, les symptômes se confondent alors, et il est difficile de les distinguer : néanmoins au milieu de cette alliance de souffrance organique, l'influence sympathique de l'estomac domine la poitrine, à moins que l'affection de celle-ci ne soit primitive et avec désorganisation.

La toux sympathique de la gastrite a un caractère particulier qui lui a fait donner le nom de toux gastrique ; elle est sèche, à petites secousses, et augmente par l'exaspération de la phlegmasie.

L'urine n'offre rien de remarquable dans la phlegmasie chronique de l'estomac : ordinairement naturelle lorsque la maladie est stationnaire, elle se colore, devient trouble, et quelquefois sédimenteuse à chaque exaspération.

Enfin les signes les plus caractéristiques de l'inflammation chronique de la membrane muqueuse de l'estomac, sont l'accroissement du mal et de tous ses symptômes, par les ingesta stimulans, tels que le vin, le bouillon de bœuf, la viande, les ragoûts, etc., et tous les stomachiques vantés, et son adoucissement par les viandes blanches, les œufs, les farineux, les fruits cuits, le lait, l'eau de gomme, etc.

Lorsque la gastrite chronique a son siége près de l'ouverture supérieure de l'estomac, l'entrée des ingesta occasionne une certaine anxiété qui s'étend quelquefois jusqu'au pharinx. Quand au contraire la phlegmasie est dans le pylore, le travail de la digestion ne devient pénible que quelque temps après le repas, et l'embarras se fait sentir profondément à l'épigastre et un peu dans l'hypocondre droit.

La menstruation est presque toujours dérangée par la souffrance chronique de l'estomac ; ordinairement elle cesse entièrement de paraître. La suppression des règles n'est pas une circonstance très-fâcheuse dans la gastrite chronique, parce qu'elle dépend de la pauvreté du système sanguin par le régime sévère, et que la menstruation reparaît aussitôt que l'estomac revenu à son état naturel, a repris toute la force de ses fonctions digestives.

Une maladie encore peu connue, mal étudiée, et dont les auteurs parlent peu, vient confondre souvent ses symptômes avec ceux de la phlegmasie chronique de la surface interne des voies digestives, de manière à jeter de la confusion dans le diagnostic et dans le traitement ; cette maladie a son siége dans le tissu musculaire du tube gastro-intestinal et est liée à toutes les affections fibreuses et musculaires dites rhumatismales. Le rhumatisme des voies digestives, plus fréquent qu'on ne pense, formera le premier chapitre du second volume de cet ouvrage. Je donnerai le plus grand développement à l'étude de cette affection, qui est un écueil contre lequel viennent échouer les plans de régime les mieux combinés, pour la guérison d'une prétendue gastro-entérite chronique, et d'où s'élèvent des succès plus ou moins soutenus, par des moyens tout-à-fait opposés, tels, par exemple, qu'une nourriture animale et les stimulans homéopathiques.

Je me bornerai à distinguer ici la gastrite chronique de l'affection rhumatismale de l'estomac, que je désignerai sous le nom de gastrodynie. La gastrite chronique n'est plus franche dès que des symptômes d'irritation fibro-musculaire se prononcent dans les voies digestives. Alors l'estomac tantôt se contracte, se resserre et fait éprouver des douleurs à l'épigastre ; d'autres fois il perd tout-à-fait sa force contractile ; un malaise général, des douleurs vagues dans tout le corps, l'influence sur l'état maladif des vicissitudes atmosphériques, et quelques serremens de cœur passagers, font ressortir la complication rhumatismale. Dans ce cas, le lait et les boissons atoniques passent moins bien.

Durée et terminaisons. La durée de la gastrite chronique est illimitée : on voit quelquefois cette maladie persister plusieurs années sans accroissement notable, et accompagner, sous une certaine nuance, une longue existence qu'une autre affection morbide termine. Cela arrive ainsi lorsqu'on observe un régime non pas assez sévère pour faire cesser tout-à-fait l'inflammation de l'estomac, mais assez doux et assez léger pour en empêcher l'accroissement et la terminaison funeste. Lorsque la gastrite est exaspérée par un régime contraire, elle peut durer plus ou moins long-temps sans désorganisation du tissu muqueux, suivant la constitution du sujet, mais elle ne manque jamais d'y arriver.

La dégénérescence squirrheuse et cancéreuse de l'estomac est toujours la terminaison d'une ancienne gastrite. Beaucoup de sujets succombent à la gastrite chronique avant qu'elle ait dégénéré en squirrhe. Cette terminaison est plus facile chez les constitutions lymphatiques ; elle se prononce par l'accroissement ou seulement par la ténacité des symptômes gastriques ; par de petits mouvemens fébriles vers le soir ; par l'altération de la peau qui devient un peu bouffie, et qui prend une couleur jaune-paille ; par l'œdématie des pieds et par la lenteur de la circulation. Dans cet état, la digestion est presque nulle, et le malade ne tarde pas à succomber. Si le squirrhe, par sa position, permet à l'estomac de digérer une petite quantité d'alimens, le malade peut survivre jusqu'à ce que la partie endurcie de l'estomac se ramollisse, s'ulcère et tombe en cancer, c'est-à-dire en plaie rongeante. Alors, les douleurs atroces, les vomissemens continuels de matières visqueuses, purulentes et sanguinolentes ; le rejet, avec angoisses, de toutes espèces d'ingesta ; l'accélération du pouls, la crispation de la face, le délire et les mouvemens convulsifs précédent la mort.

La recrudescence de l'état aigu dans la gastrite chronique a lieu très-souvent ; elle est presque toujours le résultat d'une sur-excitation intempestive de l'estomac par une nourriture trop excitante, et des médicamens stimulans ; elle arrive souvent après une amélioration notable ; quoi qu'il en soit, elle se termine presque toujours par l'ulcération de la membrane muqueuse à laquelle le malade succombe au milieu des angoisses. La phlegmasie aiguë s'empare ordinairement de toute la surface muqueuse des intestins, qu'ils participassent ou non à la gastrite chronique. J'ai été témoin de la souffrance à laquelle sont en proie les malheureux chez lesquels l'inflammation aiguë établit son empire sur une gastrite ou gastro-entérite chronique, et je ne connais pas d'état maladif qui, par la violence de ses symptômes, ressemble autant au choléra et à la dyssenterie épidémiques. On peut en juger par les deux observations suivantes : Rativet, âgé de 22 ans, extrêmement irritable, dont j'ai commencé l'observation à l'article irritation aiguë de l'estomac, à propos de l'action nuisible de l'émétique, éprouva successivement une sur-excitation gastrique, la gastrite aiguë et la gastrite chronique. Cette dernière fut soumise à un traitement rationnel qui, prolongé environ cinq à six semaines, l'avait réduite presqu'au néant. Le jeune Rativet se félicitait de l'amélioration de son estomac qui commençait à supporter les œufs à la coque, les viandes blanches et l'eau rougie, lorsqu'on lui conseille imprudemment, pour activer son rétablissement, de faire usage du cresson, du bouillon de bœuf et de la viande rôtie. Après peu de jours de ce régime stimulant, la gastrite chronique qui n'était pas entièrement éteinte, s'exaspère violemment avec vomissement, soif et douleur vive à l'épigastre; le malade, d'après mon avis, se remet à un régime sévère qui calme bientôt les accidens, et qui ramène la gastrite à l'état chronique antérieur. A cette époque, la guérison était encore possible. Mais ce malheureux jeune homme après avoir obtenu une nouvelle amélioration, n'est dominé que par le désir de reprendre rapidement des forces pour retourner aux occupations de sa profession ; il se dégoûte du laitage, des potages farineux et des œufs dont il se nourrissait exclusivement; il reprend peu à peu du bouillon de veau, de mouton; il mange ces viandes; il rougit d'abord son eau, puis augmente peu à peu la quantité de vin ; il multiplie ses repas, qu'il fait successivement plus copieux ; avec ce régime, il nourrit moins son corps que sa gastrite. Celle-ci peu à peu s'accroît de manière à se rapprocher de l'état aigu ; les intestins paraissent participer à la souffrance de l'estomac ; des borborygmes et des coliques se font sentir. Rativet, effrayé de l'accroissement de sa maladie et des douleurs qu'il éprouve dans le ventre, consulte, à mon insçu, un médecin qui lui conseille une forte application de sangsues sur le ventre avec un régime extrêmement sévère. La saignée locale qui est toujours nuisible dans ce cas, fut suivie d'une explosion prodigieuse d'accidens inflammatoires. Le malade me fit appeler immédiatement après la saignée. Le sang avait coulé long-temps et abondamment ; sa peau était sans chaleur, et humectée d'une sueur froide, son pouls petit et concentré , sa voix affaiblie ; il ne prenait que quelques cuillerées d'eau de gomme, et éprouvait à chaque instant des nausées ; son ventre était

contracté, légèrement tuméfié, et un peu douloureux au toucher ; sa figure exprimait l'étonnement
et un grand malaise intérieur. Ce calme trompeur
qui donnait de l'espérance au malade, qui se pro-
mettait bien de se soumettre à tout pour éviter
des rechutes, était le présage de l'orage. En effet,
le lendemain, environ trente heures après l'application des sangsues, la nature réagit avec une violence épouvantable, malgré des frictions sèches et
chaudes sur toute l'habitude du corps, pour rappeler à l'extérieur l'action vitale, et des cataplasmes
émolliens sur le ventre pour prévenir l'accroissement de l'inflammation. Je trouvai le malade dans
l'état suivant : Douleur brûlante et intolérable dans
toute l'étendue des voies digestives, depuis le pharinx jusqu'à l'anus, mais principalement au ventre
et à l'épigastre, que la moindre pression de la main,
le poids des fomentations et des couvertures aug-
mentaient ; nausées, coliques et ténesme continuels,
avec vomissemens et déjections par le bas, de matières d'abord pultacées, puis visqueuses, porracées,
sanguinolentes et très-fétides ; langue rouge, sèche,
et soif inextinguible ; pouls élevé, dur et accéléré,
chaleur intérieure insupportable ; urine rare et
difficile ; vessie contractée et douloureuse ; face
crispée, parfaitement hyppocratique, exprimant
la plus grande souffrance ; point de délire. Rien
n'a pu calmer cet état violent auquel le malade a
succombé le troisième jour. Ne voit-on pas dans
cette observation une gastro-entérite aiguë beau-

coup plus intense que celle qui se déclare d'emblée
chez un sujet bien constitué et vigoureux? N'a-t-elle
pas de l'analogie, par sa violence et sa gravité,
avec la gastro-entérite du choléra-morbus épidémique? Ce rapprochement tend à confirmer ma remarque, que les phlegmasies aiguës sont d'autant
plus intenses et graves, que l'organisme est plus
affaibli et irritable ; et que la violence des accidens
vitaux, dans les maladies épidémiques, n'est dûe
qu'à l'action asthénique de la cause miasmatique.

M. Cail***, âgé d'environ 65 ans, tempérament
nerveux-lymphatique-sanguin, très-irritable, en
proie depuis plusieurs années à une affection morale, déterminée par la perte de sa fortune,
éprouve un catarrhe pulmonaire, au commencement de l'année 1829, qui se complique d'une
irritation gastrique qui se convertit insensiblement en gastrite chronique. Le catarrhe cesse, et
la phlegmasie chronique de l'estomac lui survit.
Appelé pour donner des soins à M. Cail***, je le
trouve dans l'état suivant : langueur générale, tristesse, douleur sourde à l'épigastre, gêne de la
respiration, exercice de la voix un peu difficile ;
beaucoup de rapports, quelquefois acides ; nausées
et quelques vomissemens de matières glaireuses ;
langue rouge sur ses bords, et blanche sur le reste
de sa surface ; bouche pâteuse et souvent sèche ;
soif et désir des boissons froides ; appétit modéré ;
céphalalgie passagère avec des bouffées de chaleur
à la face ; pouls petit et accéléré ; peau sèche ;

constipation; urine colorée avec émission douloureuse, (le malade est affecté depuis long-temps
de dysurie;) le vin, le bouillon de viande, le
bœuf et les ragoûts fatiguent beaucoup l'estomac
et excitent le vomissement. Prescription : 12 sangsues à l'anus, bains de siége émolliens, lavemens
de même nature, liniment d'huile d'olive sur le
ventre, qu'on tiendra habituellement recouvert
d'un plastron de coton cardé; lait de vache coupé
avec de l'eau d'orge ou l'eau de gomme, caillé;
bouillon de poulet, potages légers au beurre ou au
lait, œufs en coque peu cuits, poulet et veau
bouillis, épinards au maigre, pommes-de-terre au
naturel; remplacer le vin par l'eau gazeuse coupée
avec de l'eau de fontaine; recommandation expresse de prendre peu de nourriture à la fois, et
de faire au moins six petits repas dans les 24 heures; orangeade gommée dans l'intervalle des repas,
et exercice modéré.

M. Cail*** suit d'abord très-exactement ce régime, dont il retire un grand avantage; mais aussitôt qu'il se sent mieux, son intempérance ordinaire
le lui fait abandonner peu à peu pour reprendre
les viandes succulentes, le café et un peu de vin;
chaque écart de régime est marqué par l'exaspération des accidens gastriques. Après deux mois de
régime irrégulier, M. Cail*** voyant son état empirer, consent de nouveau à reprendre un régime
sévère; mais après quelques semaines, nouvelles
imprudences, nouveaux écarts et nouvelles exas-

pérations de la gastrite. Vers l'automne de la même année, il ajoute aux erreurs de régime plusieurs doses de magnésie qu'on lui conseille, et qui étend aux intestins la phlegmasie de l'estomac ; enfin au mois d'octobre, la gastro-entérite chronique acquiert tout-à-coup un caractère aigu qui plonge le malade dans l'état suivant : douleurs atroces dans toute l'étendue du tube digestif avec angoisses inexprimables ; nausées, vomissemens, ténesme, déjections de matières porracées, sanguinolentes, très-fétides ; ardeur brûlante dans les voies urinaires, avec émission des urines extrêmement difficile et douloureuse ; langue rouge, sèche ; soif ardente, sécheresse de la gorge ; pouls élevé, dur et extrêmement vîte ; chaleur dévorante dans les entrailles ; agitation générale, extrême sans délire ; face hyppocratique. Les bains, les mucilagineux, les opiacés et aucun autre moyen n'ont pu modérer cette terrible phlegmasie sans doute désorganisatrice : M. Cail*** a succombé le troisième jour. Cette observation démontre le danger des rechutes et l'intensité des accidens inflammatoires chez les sujets énervés.

La gastrite chronique est d'autant plus susceptible d'exaspération et de rechute, qu'elle a été déjà soumise à un régime sévère ; ainsi il vaut mieux abandonner un estomac malade à une sobriété ordinaire, que de tenter de le guérir radicalement par un régime qu'on ne se promet pas de suivre exactement.

Pronostic. L'inflammation chronique de l'estomac est une des lésions les plus fâcheuses de l'organisme : les mauvaises digestions, en faisant languir la nutrition, produisent le dépérissement général. Cette maladie jadis peu connue, était presque toujours incurable ; depuis qu'elle a été dévoilée par l'anatomie pathologique, on peut en triompher après plusieurs années d'existence, pourvu qu'il n'y ait pas dégénérescence cancéreuse, et que le malade ne soit pas dans le marasme. Je citerai à la fin de ce chapitre, des guérisons complètes de gastrites chroniques très-anciennes. La phlegmasie gastrique est d'autant plus grave, que le malade est plus irritable et tourmenté par une affection morale ; qu'il est moins docile à se soumettre aux prescriptions, et qu'il est plus facile à se laisser gagner par le préjugé vulgaire, qui porte à croire que l'usage exclusif du laitage et des potages, et autres alimens légers, conduit à un épuisement irrémédiable.

La complication de la gastrite chronique avec une maladie organique du poumon, du foie ou de toute autre partie de l'organisme, rend le pronostic extrêmement grave : plusieurs foyers de souffrance s'alimentent mutuellement, deviennent plus rebelles, et précipitent l'épuisement du principe vital. La présence de l'affection rhumatismale dans la membrane musculaire de l'estomac, augmente moins la gravité de la gastrite, que sa ténacité et les difficultés de sa guérison.

La gastrite chronique est plus fâcheuse chez les sujets bilieux-sanguins que chez les lymphatiques sanguins, parce qu'ils supportent plus difficilement le régime, soit que la bile sécrétée en plus grande abondance excite davantage leurs organes digestifs, soit que leur maigreur habituelle rende plus impérieux le besoin de l'assimilation.

TRAITEMENT DE LA GASTRITE CHRONIQUE.

Considérations générales. Rien n'est plus difficile que le traitement de la gastrite chronique. Quel courage de persévérance ne faut-il pas au malade et au médecin pour lutter contre certaines gastrites chroniques, durant plusieurs mois et souvent des années, et pour se défendre des préjugés populaires et de la tentation d'essais de différentes méthodes de traitement, presque toujours préjudiciables au succès du traitement !

Deux conditions essentielles sont indispensables pour la guérison complète de la gastrite chronique: l'une exige du médecin la connaissance parfaite des différentes espèces et nuances de phlegmasie de l'estomac, depuis l'irritation et inflammation aiguës jusqu'à l'irritation et inflammation chroniques, et l'étude particulière de la gastrite qu'il est appelé à traiter, et de l'idiosyncrasie du sujet qui en est affecté ; l'autre réclame la plus grande confiance du malade en la méthode de traitement qu'on lui propose.

Pour arriver à la connaissance du véritable traitement de la gastrite chronique, il faut bien apprécier l'état pathologique de la membrane muqueuse de l'estomac. Toute surface enflammée souffre de la présence de ses stimulans naturels : dans l'ophtalmie, l'œil est sensible à la lumière ; dans l'esquinancie, le pharinx souffre de la déglutition ; dans l'érysipèle, la peau affectée perçoit douloureusement l'action de l'air; dans la bronchite, le passage de l'air dans les voies de la respiration est pénible; dans le rhumatisme musculaire des membres, la locomotion est douloureuse; dans la cystite, l'urine fait souffrir et contracter la vessie ; enfin dans la gastrite, la présence des alimens irrite et fait contracter l'estomac. De l'état aigu à l'état chronique, il n'y a que la différence d'excitation : les stimulus naturels qui sont souvent insupportables dans le premier état, comme nous le voyons pour la gastrite aiguë qui soulève l'estomac contre tous les ingesta, et pour l'ophtalmie intense qui ne peut supporter le moindre rayon de lumière, deviennent moins stimulans dans le second. Néanmoins, ils excitent encore plus que dans l'état normal ; en sorte que pour diminuer la souffrance d'une surface enflammée, il faut la priver autant que possible de ses stimulans naturels, aussi-bien dans l'état chronique que dans l'état aigu. A plus forte raison, on doit la préserver des stimulans qui la sur-excitent dans l'état normal. Dans la gastrite chronique, l'estomac reçoit de ses stimulans naturels, deux sortes d'excitations, savoir : celle de leur présence et celle de leur élaboration. Cette dernière fatigue davantage le ventricule ; en effet on peut nourrir le malade avec des alimens tels que le lait et les fécules qui, en général, appliqués sur les surfaces enflammées, les adoucissent et les soulagent ; mais l'estomac ne se borne pas à les recevoir et à les laisser passer, il faut qu'en vertu de ses fonctions, il agisse sur eux de manière à les mêler avec les sucs digestifs et à leur faire subir un certain degré de dissolution propre à la séparation du chyle. Ce premier phénomène de la digestion force l'estomac à une certaine action, soit de sécrétion, soit de contraction ; d'ailleurs les alimens acquièrent, par l'élaboration, une nouvelle qualité stimulante dont l'estomac ne se ressent que momentanément, parce qu'arrivés à cet état, ils franchissent le pylore pour gagner le duodénum et les intestins grêles. En sorte que ce qui contrarie la guérison de la gastrite chronique, c'est moins la présence des alimens dans l'estomac, que leur élaboration et l'action stimulante du chyme.

La digestion stomacale est d'autant plus prompte et facile que la masse alimentaire est moins volumineuse et que sa propriété stimulante est plus en harmonie avec la sensibilité de l'estomac. Si ce viscère n'a pas assez d'excitabilité, ou que les alimens ne le stimulent pas suffisamment, il y a indigestion ; la masse alimentaire est à charge au ventricule, jusqu'à ce qu'une excitation directe ou indirecte lui donne la force de se soulever et de la rejeter au dehors par le vomissement, ou de la faire arriver à peine élaborée dans le duodénum. Lorsque l'excitabilité de l'estomac est un peu au-dessus de l'état normal, ou qu'elle est augmentée jusqu'à un certain point, par des alimens stimulans, la digestion est plus prompte; les alimens, plus vîte élaborés, séjournent moins, dans l'estomac, et le sentiment de la faim se répète plus souvent. Enfin si l'excitation de l'estomac est trop vive, les alimens les plus doux deviennent des stimulans violens que le vomissement ne tarde pas à repousser au dehors; il en est de même lorsque les ingesta sont trop stimulans. De sorte que tel aliment est bien ou mal dirigé, suivant que son action stimulante particulière est plus ou moins bien en harmonie avec l'excitabilité de l'estomac.

Dans la gastrite chronique, l'estomac dont l'excitabilité est toujonrs au-dessus du degré normal, digère facilement les alimens froids et insipides, tels que le laitage, les farineux, les fruits aqueux, les viandes blanches bouillies, les boissons gommées, etc., qui dans l'état de santé sont d'une digestion difficile.

D'après tout ce qui précède, la privation des ingesta paraît sans contredit le meilleur moyen curatif de la gastrite chronique; mais comme l'existence ne peut se soutenir long-temps sans alimentation, et qu'il est reconnu qu'une trop longue abstinence devient une cause d'excitation de l'estomac, la base du traitement des affections chroniques des voies digestives, est de savoir fournir à l'estomac, en qualité et en quantité, les boissons

et les alimens les plus appropriés à la suceptibilité
de sa membrane muqueuse.

Avant d'établir le plan de traitement, il faut,
après avoir noté le sexe, l'âge, et la constitution
du sujet, s'enquérir de sa manière de vivre habituelle, de son appétit dans l'état de santé et du
genre de nourriture, des prédilections et des aver-
sions de son goût et de son estomac. Quoique le
laitage, les fécules, les fruits mucoso-sucrés, les
œufs, etc., soient les alimens convenables dans la
gastrite chronique, ils ne plaisent pas également
au goût et à l'estomac de tous les malades ; tels
digèrent habituellement mal le lait ; tels autres ont
de l'aversion pour certaine fécule ; ceux-ci s'accommodent bien des œufs, que ceux-là prennent
avec répugnance et digèrent mal. Cependant il ne
faut pas se laisser guider entièrement par les habitudes de l'estomac dans l'état de santé. J'ai vu souvent des gens affectés de gastrite chronique, faire
usage du lait, avec beaucoup de succès, quoiqu'il
ne leur réussît pas dans l'état de santé. Il en est de
même de beaucoup d'autres choses qui passent
très-bien dans la gastrite chronique et qui occa-
sionnaient des indigestions dans l'état normal. Il ne
faut pas croire que ce soit une bizarrerie du goût ;
cela tient essentiellement à la modification de la
sensibilité de l'estomac par la phlegmasie chronique, comme je l'ai expliqué précédemment.

Pour combattre avec succès la gastrite chronique, il faut suivre le régime approprié avec une

persévérance inébranlable. Le malade n'est pas toujours susceptible de cette constance ; trop souvent il se décourage au bout de quelques jours ou de quelques semaines, et abandonne les précautions diététiques pour reprendre une nourriture contraire, ou essayer une autre méthode de traitement. Ce qui fixe la résolution du malade à observer rigoureusement le régime, c'est d'abord la confiance que lui inspire son médecin, le désir de sa guérison et l'espoir qu'il fonde sur le traitement qu'il lui propose ; en second lieu, c'est l'amélioration qu'il éprouve du régime, et l'exaspération de sa gastrite chaque fois qu'il s'en écarte. Les écarts de régime et les rechutes lui sont quelquefois nécessaires pour lui faire comprendre la nécessité de la persévérance ; mais cela ne lui suffit pas toujours, ce qui lui manque, c'est la certitude de sa guérison, et rien ne l'encourage mieux que l'exemple d'un sujet affecté de sa même maladie, qui doit sa guérison au même traitement. C'est par des exemples, et en mettant en rapport de connaissance les sujets guéris avec les sujets malades, que j'ai obtenu des guérisons inespérées de gastrites chroniques.

Lorsque le malade est bien convaincu de la bonté du régime qu'il suit ; qu'il a étudié avec soin la force digestive de son estomac ; qu'il a analysé, pour ainsi dire, l'action de tout ce qu'il prend en boissons et en substances nutritives ; et qu'il est parvenu à distinguer les alimens qu'il digère le

mieux, la quantité que son estomac supporte, et
le temps qu'il emploie pour leur élaboration, la
guérison de sa gastrite est assurée, rien ne peut
désormais ébranler sa résolution, parce qu'il est
lui-même son médecin et son guide. Mais lorsque
le malade oublie son estomac pour ne rêver qu'à des
chimères, sa guérison est toujours très-chanceuse ;
parce que la surveillance la plus attentive du médecin ne peut suffire pour empêcher les imprudences et les rechutes.

Je divise en prophylactique et en curatif le traitement de la gastrite chronique.

Traitement prophylactique. Pour prévenir la
gastrite chronique, il faut d'abord éteindre complètement la gastrite aiguë, et empêcher, dans la
convalescence, le retour toujours très-facile de
l'irritation de l'estomac. On a observé que l'estomac restait long-temps irritable à la suite des affections gastriques aiguës, traitées par les saignées
locales à l'épigastre et par une diète sévère, et
que la convalescence était plus longue et plus susceptible de rechutes. Je traite habituellement des
affections gastro-entériques aiguës par les saignées
locales et les adoucissans, et j'ai remarqué aussi
que, dans les premiers jours de la convalescence,
l'estomac reste très-susceptible d'irritation, et qu'il
faut beaucoup de précautions hygiéniques pour
prévenir les rechutes. Cette susceptibilité de l'estomac, qui succède à l'avortement ou à la résolution de la gastrite aiguë par les saignées locales

et les mucilagineux, se dissipe tout-à-fait après quelques jours de régime sévère, et la convalescence est solidement assurée. Avec ces précautions, je suis parvenu presque toujours à prévenir, à la suite des maladies aiguës, le développement de la gastrite chronique qui éternise la convalescence, la langueur, et qu'une tasse de bouillon de bœuf, une demi-verrée de vin, un potage trop substantiel, administrés trop tôt, peuvent occasionner. Cette considération est d'une importance majeure, et cependant elle est souvent négligée. Une gastro-entérite aiguë se présente, on s'empresse de couvrir l'épigastre de sangsues, et de priver le malade entièrement de nourriture, jusqu'à ce que la disparition de la rougeur de la langue, le ralentissement du pouls, la liberté des mouvemens et l'appétit annoncent la résolution complète de la phlegmasie de l'estomac. Après ce triomphe, ne redoutant plus un ennemi qu'on vient de terrasser, on se hâte d'administrer au malade le bouillon de bœuf, le vin et d'autres alimens, comme pour le dédommager de la diète sévère à laquelle il a été soumis, et plus encore pour lui faire récupérer plus promptement ses forces. Mais le succès répond rarement à l'attente : l'estomac encore tout sensible de l'assaut phlogistique qu'il vient d'essuyer, s'irrite ; à l'irritation entretenue par l'alimentation, succède la gastrite chronique. C'est ainsi souvent que des langueurs infinies auraient pu être prévenues par quatre à cinq jours de précautions hygiéniques.

La gastrite chronique succède quelquefois aussi aux gastro-entérites aiguës qui ont été traitées par des révulsifs perturbateurs : il arrive même souvent qu'elle sort toute formée de la maladie ; mais il faut le reconnaître, lorsque la phlegmasie gastro-intestinale s'est éteinte sous le feu de la révulsion, l'estomac qui, enflammé, a pu supporter le camphre, le quinquina et autres stimulans, a moins à redouter, dans la convalescence, le vin et les alimens excitans. Mais de ce qu'on peut donner plutôt du vin et des alimens substantiels dans la convalescence des maladies aiguës traitées par des stimulans, qu'on n'en tire pas la conséquence que le traitement anti-phlogistique débilitant est moins avantageux que le traitement perturbateur révulsif ; ce serait mettre en problème les progrès de la médecine.

Pour prévenir encore la gastrite chronique, il faut soigner l'estomac dans l'état de santé, éviter les excès de table et surtout de boissons spiritueuses, et lorsqu'il est excité, le laisser reposer et rafraîchir sa surface muqueuse par les délayans et les adoucissans. L'éloignement de toutes les causes connues de la gastrite chronique entre naturellement dans son traitement prophylactique.

Traitement curatif. La base essentielle de la thérapeutique de la gastrite chronique roule sur le choix des ingesta appropriés à la sensibilité de l'estomac, sur les émolliens médiats et sur les révulsifs extérieurs.

Des différens ingesta qu'on peut employer dans la gastrite chronique, les uns sont plus ou moins liquides, les autres substantiels ; je vais en faire l'énumération en commençant par les moins stimulans : eau de fontaine légèrement gommée, environ une demi-once de gomme sur un litre d'eau, infusion de fleur de mauve, décoction légère de guimauve, orangeade simple ou gommée, eau d'orge, eau de gramen ; décoction de raisins, de figues ; eau de poulet, lait de vache coupé avec un quart, un tiers ou moitié d'un des précédens liquides, excepté l'orangeade et l'eau de poulet ; lait pur, caillé, bouillon de poulet, raisins frais, fraises, cerises et prunes douces, pomme-de-terre de bonne qualité, cuite à l'eau, desséchée à la braise et mangée au naturel ; potages aux farines de maïs, de froment, d'orge, de ris, de fécule de pommes-de-terre, au sagou, au salep, à la semoule, au vermicelle, préparés à l'eau simple ou avec du beurre ou du lait ; crêmes d'avoine, d'orge, de ris à l'eau ou au lait, pannade au beurre, purée de courge au lait ou au beurre ; fruits cuits, tels que pommes, poires, cerises ; œufs en coque légèrement cuits ; poulet, agneau, veau, brochet bouillis ; herbages cuits, tels qu'asperges, petits pois sucrés, épinards et oseille, préparés au maigre et sans épices ; pain blanc bien levé et suffisamment cuit ; eau gazeuse et bière pures ou plus ou moins coupées avec de l'eau de fontaine simple ou gommée ; enfin, vin fin, léger, dépouillé du tartre, dont on rougit l'eau de fontaine ou l'eau gazeuse, et dans quelques cas, eau légèrement ferrugineuse. Les émolliens médiats s'appliquent à la peau et en lavemens : ce sont les décoctions de mauve, de guimauve, de lin avec ou sans têtes de pavots, et le lait de vache pur ou coupé, qu'on emploie tièdes, en fomentations, sur l'épigastre, sur le ventre, en demi-bains, en bains entiers, en lavemens à demi ou pleine seringue ; les cataplasmes mucilagineux, arrosés d'huile d'olive, sur l'épigastre, préférablement ceux à la fécule d'amidon ou de farine de lin ; les frictions sur la même région avec les huiles d'olive ou d'amandes douces, pures ou coupées avec l'huile de morphine ; et l'application, après la friction, d'un plastron de coton cardé ; les peaux de lapin, chat, d'agneau, etc., fraîchement écorchées et appliquées, pourvues encore de la chaleur vitale de l'animal.

Les révulsifs qu'on peut employer dans la gastrite chronique sont, suivant le cas, les sangsues à l'épigastre, à l'anus, la saignée du bras, la saignée du pied, les sinapismes légers, les frictions sèches sur les membres, le massage, quelquefois les bains de vapeur, les douches ; dans quelques cas rares, la glace à l'intérieur et à l'épigastre ; enfin généralement l'exercice du corps et la distraction de l'esprit, par la promenade à pied ou dans une voiture un peu cahotante, par la danse et différens jeux gymnastiques, le jardinage, surtout la culture des fleurs ; par la natation, dans la saison chaude, dans une eau pure et courante ; par l'exercice de la chasse, de la pêche, de différens jeux et arts d'agrément, et par les voyages à pied, à marche rompue, dans des contrées tempérées, boisées et pittoresques.

Je viens d'énumérer toutes les ressources thérapeutiques qu'on peut déployer contre la gastrite chronique ; il ne reste qu'à en faire l'application à l'individu, à son tempérament physique et moral, à sa sensibilité, à son goût, à la prédilection de son estomac, à ses dispositions naturelles, et avant et par-dessus tout, au degré d'irritation de la gastrite chronique.

L'expérience m'a convaincu que les boissons et les alimens qui passent le mieux, dans la gastrite chronique, et dont le malade se dégoûte le moins, sont l'eau de fontaine, légèrement gommée, à la température ambiante, pure ou un peu sucrée ; l'eau d'orge en paille, le lait de vache, bouilli et coupé avec ces boissons ; le caillé de lait de vache aussi récent que possible, écrémé, et non dépouillé de sa partie séreuse ; les raisins chasselas blancs, frais et bien mûrs ; la bouillie de maïs et la pomme de terre de l'espèce dont la peau est granullée, et l'intérieur blanc farineux sec, et qu'on récolte d'un terrain élevé, sain et sablonneux. Ces boissons et ces alimens passent presque toujours, à des quantités mesurées, dans les gastrites les plus invétérées et les plus difficiles. Tous les estomacs affectés de phlegmasie chronique ne s'accommodent pas également du lait. J'ai remarqué en général que la digestion en est difficile, lorsque le ventricule est trop irrité, de même que lorsqu'il l'est trop peu, par exemple au moment de la résolution de la gastrite. Comme c'est un aliment très-convenable dans toutes les maladies chroniques, on peut presque toujours le rendre supportable en le donnant chaud au naturel, bouilli et écrémé, plus ou moins coupé, quelquefois aromatisé, et en choisissant parmi les laits de vache, d'ânesse ou de chèvre, suivant la disposition digestive de l'estomac.

Il est essentiel et presque indispensable à l'avancement de la guérison de la gastrite chronique, d'indiquer la quantité de boisson ou d'aliment que le malade doit prendre à la fois, et de lui fixer approximativement le temps qu'il doit donner à l'estomac pour chaque élaboration. Plus la gastrite chronique est ancienne, étendue et susceptible d'exaspération, en un mot plus l'estomac est ruiné par la souffrance, et dépourvu d'action digestive, moins il lui faut d'alimens à la fois; on est obligé dans ce cas de compter les cuillerées qu'on lui donne. Moins on donne à la fois à l'estomac, plus il est susceptible de prendre souvent. C'est en mesurant pour ainsi dire mathématiquement la forme, la qualité et la quantité des ingesta avec la sensibilité et la force digestive de l'estomac, qu'on parvient à remonter au plus haut degré de l'état normal, des estomacs qui, depuis des années, digéraient avec peine et presqu'artificiellement. Qu'on ne croie pas que j'expose une théorie purement spéculative ; c'est le résumé de l'observation dont je vais citer plusieurs faits.

Michel Eula, âgé d'environ 55 ans, tempérament nerveux-lymphatique sanguin, ancien militaire et gendarme à la brigade de Limonest (Mont-d'Or), me consulte au mois de février de l'année 1827, et me raconte que, depuis huit à dix ans, son estomac digère mal, que sa digestion est devenue de plus en plus difficile, et que, depuis deux ans, il digère presqu'artificiellement au moyen de liqueurs stomachiques qu'il prépare lui-même : mais que, depuis quelques mois, sa digestion est devenue encore plus pénible ; qu'il vomit souvent, et que sa santé se détériore de plus en plus. L'état maladif de ce sujet me présente les symptômes suivans : maigreur considérable, langueur physique, découragement moral ; plénitude continuelle, et douleur sourde à la région épigastrique, avec chaleur ; gêne de la respiration, toux sèche, à petites secousses, et tout-à-fait sympathique de la souffrance de l'estomac ; éructation fréquente, inodore, quelquefois acide ; langue blanche au milieu, et garnie de points rouges à sa circonférence ; bouche pâteuse, quelquefois sèche ; goût et appétence très-variables ; le malade ne fait pas un choix d'alimens, parce qu'il les digère tous difficilement ; cependant il a remarqué que les potages au maigre le fatiguent moins, et que le vin dont il fait encore usage l'irrite beaucoup; digestion pénible, douloureuse; céphalalgie passagère, bouffées fréquentes de chaleur à la tête, avec rougeur de la face, irascibilité; paupières légèrement enflammées, yeux chassieux et très-sensibles à la lumière; sommeil interrompu et agité par les rêves; ventre quelquefois tuméfié, mais le plus souvent contracté; constipation habituelle, et par fois diarrhée avec borborygmes; émission des urines quelquefois difficile et douloureuse; pouls le plus souvent dur et élevé, par fois petit, mais toujours accéléré; peau sèche, et quelquefois brûlante; douleurs vagues dans les membres, et souvent crampes dans les jambes. Michel Eula ne peut plus faire son service. A ces symptômes nombreux et bien dessinés, je reconnais sans peine la phlegmasie chronique de la membrane muqueuse de l'estomac, et ne vois, pour la combattre et la guérir, qu'un régime approprié.

Michel est très-raisonnable, et a l'expérience de sa maladie; il comprend sans doute l'utilité du régime que je lui propose; mais comme déjà il a essayé beaucoup de moyens de guérison qui ne lui ont pas réussi, et que le régime convenable dans ce cas, ne devient avantageux et curatif que par la durée de son usage, je crains que le dégoût, les préjugés et l'influence du commérage, ne lui fassent abandonner ou suivre incomplètement mon traitement. De sorte qu'après lui avoir bien expliqué la possibilité de sa guérison parfaite par un traitement adoucissant, ayant pour base le régime, je cherchais à le mettre à même de le lui faire désirer, afin de l'y fixer plus facilement. Pour arriver à ce résultat, je conseillai à Michel de se priver, pendant quelques jours, de viande, de vin, de bouillon de bœuf, de manger peu à la fois, de multiplier ses repas, et de préférer le lait, les potages et les œufs ; de boire de l'eau d'orge, et de prendre journellement un lavement émollient ; je l'engageai à observer les effets de ce régime sur son état maladif, puis à consulter séparément plusieurs médecins de Lyon, et suivre aussi, durant quelques jours, leurs prescriptions. Il goûte mon conseil. Après avoir observé, pendant une huitaine de jours, les précautions diététiques que je lui avais prescrites, et qui amendent un peu son état, il consulte séparément quatre médecins de Lyon, dont trois lui prescrivent, à quelque différence près, les toniques, quelques légers purgatifs, et une nourriture suffisamment nutritive et excitante ; le quatrième, médecin de la gendarmerie de Lyon, entrevoit sa gastrite chronique, et lui prescrit un régime adoucissant, à peu près semblable à celui qu'il venait d'essayer. Michel, pour se conformer aux ordonnances des trois médecins, prend des opiats, du sirop de quinquina, de l'eau de seltz, et quelques purgatifs ; mais voyant sa maladie empirer, sous l'influence de cette médication, il revient à moi, me faire part de ses essais et de leur mauvais résultat ; il me prie de lui continuer mes conseils, et me déclare qu'il est bien décidé à suivre le régime que je lui prescrirai, et à s'y soumettre en bon soldat.

D'après ces bonnes dispositions, j'ordonnai le régime suivant :

1° Le malade réduira sa boissson et sa nourriture à quatre cuillerées à bouche, toutes les deux heures, soit de lait de vache coupé avec deux tiers d'eau légère de gomme, soit de bouillie de farine de maïs à l'eau ou de caillé de lait de vache écrémé, qu'il prendra alternativement, et à la température ambiante ;

2° Chaque jour, un demi-lavement à l'eau de mauve et de son de froment ; une friction d'huile d'olive tiède à l'épigastre et sur toute la surface du ventre, qu'on tiendra habituellement recouverts d'un plastron de coton cardé, et, tous les jours, un bain de siége tiède dans une décoction de lin et de têtes de pavots ;

3° Repos aussi grand que possible de l'esprit, et exercice très-modéré du corps ;

4° Le malade suivra scrupuleusement cette prescription durant huit jours.

Michel me promet de suivre de point en point mon traitement, que sa femme, jeune et intelligente, s'engage à seconder de tous ses efforts.

Au bout de huit jours, je revois mon malade qui commence à ressentir les effets salutaires du régime. L'estomac est moins douloureux, et tous les symptômes sympathiques de la gastrite ont diminué ; mais ce qui le fatigue le plus, ce sont des mouvemens fébriles irréguliers avec vapeurs à la tête ; les vomissemens ont cessé, mais la digestion est toujours accompagnée de beaucoup de rapports; Michel a déjà remarqué que le lait coupé lui en donne davantage que la bouillie et le caillé, ce qui l'engage à prendre quelquefois l'eau de gomme pure. Je conseille de continuer encore sévèrement, pendant huit jours, ce traitement sans aucune modification, et je fais espérer au malade une augmentation de nourriture, qu'il ne désire pas, parce qu'il a peu d'appétit.

Après cette dernière huitaine, Michel paraît satisfait de son entreprise, et commence à espérer une guérison solide dont il ne conçoit lui-même la possibilité que par la persévérance dans le régime. Il est généralement plus calme, mais très-faible; il ne peut plus se tenir debout; la digestion de la petite quantité de boissons et d'alimens qu'il prend toutes les deux heures, s'opère plus facilement, et avec moins de rapports que dans la première huitaine; la langue, pâle au milieu, conserve toujours des points rouges à sa pointe; l'épigastre n'est plus douloureux, le ventre est contracté, et presque collé sur l'épine; l'évacuation alvine est presque nulle, les lavemens sont un peu troubles, et amènent quelques petites crottes sèches; le pouls est petit et concentré; de tous les symptômes sympathiques, les alternatives de rougeur de la face, et la sensibilité des yeux, sont ceux qui ont le moins diminué; le malade commence à ressentir la faim, et, sans désirer d'autres alimens, il me demande une petite augmentation de ceux dont il fait usage.

J'y consens, et lui permets d'élever jusqu'à huit, le nombre des cuillerées, soit de boisson, soit de caillé ou de bouillie de maïs; je l'engage à prendre alternativement l'eau de gomme pure, et coupée avec le lait de vache; à remplacer quelquefois la farine de maïs par la farine de froment, par la fécule de pomme de terre, par les crêmes de ris, d'orge ou d'avoine; et à réduire la quantité des boissons et des alimens, surtout de ces derniers, chaque fois que la gastrite s'exaspère. Continuation des demi-lavemens, des bains de siége, et des frictions huileuses sur le ventre et l'épigastre, qu'on remplace toutes les nuits par des cataplasmes de farine de lin, et préférablement de fécule d'amidon.

A dater de cette époque, Michel est devenu en quelque sorte son médecin. Il juge lui-même de la force digestive de son estomac. Il augmente ou diminue ses boissons et ses alimens, sans néanmoins dépasser le maximum prescrit; il fait varier la quantité de boissons relativement aux alimens, et après avoir essayé plusieurs espèces de bouillies et de crêmes, il s'attache préférablement à la farine de maïs, à la farine de froment, à la fécule de pomme de terre, et surtout au caillé, comme étant de plus facile digestion; la pomme de terre cuite à l'eau, et desséchée à la braise, lui réussit très-bien. Il observe ce régime sans changement pendant un mois. L'état de l'estomac s'est amélioré. Il n'y a plus qu'une nuance de phlegmasie chronique qui s'exaspère facilement toutes les fois que le malade augmente un peu la quantité habituelle d'alimens. Il y a moins de rapports ; les forces se sont accrues ; l'appétit devient impérieux. Ici, Michel a un combat à soutenir contre le sentiment de la faim et la violence du préjugé populaire, qui tend à faire croire qu'une nourriture légère épuise pour toujours la force digestive de l'estomac, et ruine la constitution ; mais fort de sa résolution, il résiste sans peine aux attaques, parce que d'ailleurs il a la conscience de son état, et qu'il est convaincu, par expérience, que ses forces et sa constitution dépérissaient de plus en plus lorsqu'il prenait du bouillon de bœuf, de la viande, du vin ; et qu'elles acquièrent depuis qu'il ne se nourrit que de laitage et de fécules. Je conseille l'eau de poulet, et je permets de prendre le lait moins coupé, et d'augmenter le caillé qui réussit très-bien à l'estomac, et que je rends plus nourrissant, en y faisant ajouter du lait de chèvre non écrémé. Je permets aussi les panades liquides au beurre frais.

Le malade tient ce régime environ trois mois, durant lesquels il augmente successivement et avec prudence sa nourriture, de telle manière qu'au mois de juillet, quatrième mois du traitement, il ne prenait plus par cuillerées, mais par tasses, l'eau de gomme, le lait, l'eau de poulet, les bouillies, les panades, et, par écuellées, le caillé. A cette époque, l'amélioration de la santé de Michel était si grande, qu'elle paraissait miraculeuse aux nombreuses personnes qui l'avaient vu, trois mois auparavant, gissant sur son lit, sans force, les yeux cavés, et ne prenant que quelques cuillerées de liquide pour toute nourriture. Après plusieurs petits essais infructueux, le malade se sent obligé à continuer encore le même régime jusqu'au mois de septembre, où il y ajoute les raisins chasselas blancs qu'il digère très-facilement. Au mois d'octobre, il essaye les œufs en coque peu cuits, qui lui réussissent très-bien, de même que successivement le poulet et le veau bouillis. Michel s'approvisionne de raisins, et s'observe tout l'hiver : enfin, au printemps suivant, son estomac avait repris presque entièrement ses fonctions digestives de l'état normal ; cependant il ne pouvait pas encore supporter le vin, pas même l'eau rougie.

Désormais le rétablissement de Michel est assuré : tous les symptômes de la gastrite se sont dissipés ; les forces se sont accrues considérablement ainsi que l'embonpoint, et il ne reste plus qu'à exercer graduellement l'estomac à digérer toutes sortes d'alimens. Je conseille aux repas l'eau gazeuse coupée, puis plus tard l'eau vineuse. Michel qui a toujours bien compris l'importance des précautions hygiéniques, fortifie de plus en plus sa santé en menant une vie sobre et réglée, et acquiert la fraîcheur et la force du jeune homme.

Il a obtenu son congé, et est parti de la brigade de Limonest au printemps de 1829, pourvu d'une santé parfaite. Il a écrit plusieurs fois de Coni, en Piémont, où il a établi sa résidence, que sa santé était toujours très bonne, et que son estomac, jadis si difficile, digérait à merveille le bœuf, la chair de porc, et qu'il recevait aussi indifféremment un verre de vin que d'eau sucrée.

Cette observation que je viens de rapporter avec de longs détails, est une preuve irrécusable de la possibilité de la guérison complète d'une gastrite chronique très-ancienne. Dans l'observation suivante, on verra l'influence avantageuse de l'exemple pour la persévérance dans le régime.

Mme Bine, de Limonest, âgée de 27 ans, tempérament nerveux-lymphatique-sanguin, mère de plusieurs enfans, me consulte au mois de septembre 1828, et me raconte que, depuis plusieurs années, elle éprouve une langueur générale avec des douleurs vagues, des spasmes, des douleurs de tête, d'estomac, des coliques, des mauvaises digestions, et un gonflement habituel du ventre ; elle attribue le dérangement de sa santé à des ennuis et à des remèdes actifs qu'on lui a fait prendre. Quoi qu'il en soit, sa constitution se détériore de plus en plus, et depuis plusieurs mois, elle vomit souvent, et presque tous les alimens fatiguent son estomac. Elle me présente l'état maladif suivant : maigreur considérable ; grand malaise, faiblesse des membres, excitabilité très-grande, et découragement ; douleur à l'épigastre, gêne de la respiration, toux sèche, digestion douloureuse et difficile, accompagnée de beaucoup de rapports, de nausées, et souvent de vomissemens ; tuméfaction du ventre ; constipation

habituelle, quelquefois diarrhée passagère avec borborygmes et coliques ; langue pointue et rouge sur
les bords ; bouche habituellement sèche , et ano-
malie du goût ; céphalalgie frontale, yeux un peu
rouges, et sensibles à la lumière, bouffées fréquentes à la face, avec rougeur ; sommeil agité, souvent
des mouvemens spasmodiques dans les membres ;
pouls un peu élevé, dur et très-accéléré ; peau habituellement sèche et brûlante à la paume des mains,
froid aux pieds ; la menstruation depuis long-temps
irrégulière, est supprimée depuis deux mois, elle
est remplacée par une légère leucorrhée avec irritation de la vulve et des voies urinaires ; la malade
ne suit pas de régime, cependant elle est obligée
de se priver du vin, du bouillon et de la viande,
parce qu'ils l'irritent beaucoup. La gastro-entérite
chronique se montre ici sous un appareil nerveux
considérable.

J'explique à Mme Bine la nécessité d'observer,
durant plusieurs mois, un régime ; et lui prescris
d'abord 12 sangsues à l'épigastre, des bains entiers
tièdes, les lavemens émolliens, les cataplasmes
mucilagineux sur le ventre, l'orangeade gommée,
l'émulsion d'amandes douces, l'eau de poulet, le
lait coupé avec l'eau d'orge, et, pour toute nourriture, quelques potages légers au maigre. Elle se
conforme à ma prescription, et au bout de quinze
jours Mme Bine se trouve mieux. Je l'engage à
continuer le régime dont elle commence à ressentir les effets; elle se conforme encore, mais

bientôt elle s'ennuie et s'en écarte pour reprendre l'usage du bouillon, de la viande, et même du vin. Cette imprudence exaspère violemment l'état maladif, et fait sentir à la malade la nécessité d'observer rigoureusement le régime. Eu égard à la grande susceptibilité de l'estomac, je suis obligé de ne permettre, pendant huit jours, que les liquides, et peu à peu Mme Bine reprend l'usage des bouillies et du caillé. Dans cette exaspération de la gastrite, j'ai fait faire une application de huit sangsues à l'épigastre, qui a moins soulagé qu'augmenté les troubles sympathiques de la maladie. Après quelques semaines de régime, la malade se trouvant beaucoup mieux, mais ennuyée de sa langueur, et craignant de ne pouvoir reprendre jamais des forces avec des alimens légers, et pressée d'ailleurs par le sentiment de la faim qu'elle n'avait pas ressenti depuis long-temps, s'abandonne à son appétit et mange des œufs et de la viande. L'exaspération de la gastrite ne tarde pas de suivre cet écart de régime, qui ne cède de nouveau qu'à une alimentation sévère.

Mme Bine arrive, de rechute en rechute et sans avancement de guérison, jusqu'au mois de décembre, quatrième mois du traitement. A cette époque, ayant presqu'entièrement épuisé mon influence logique sur la malade, pour lui faire suivre sévèrement le régime, et désespérant de sa guérison, je priai Michel Eula de lui faire une visite et de lui raconter sa maladie et sa guérison. Le résultat de cette entrevue fut si satisfaisant, que Mme Bine, reconnaissant dans la description que Michel donne de sa maladie, tous les traits de l'indisposition qu'elle éprouve, et encouragée par la fraîcheur, l'embonpoint et la force qu'a données à ce militaire le régime sévère qu'il a suivi avec une constance inébranlable, veut faire entièrement comme lui, et le prie instamment d'être son guide ordinaire dans son traitement. Michel y consent d'après mon invitation empressée, et pousse la complaisance jusqu'à présider à la préparation de ses boissons et de ses bouillies, et à lui fixer, d'après mon observation et d'après ses remarques particulières, la quantité de boisson, de lait, de bouillie et de caillé qu'elle doit prendre chaque jour. Dès lors plus de rechutes, guérison croissante et attachement invariable au régime. Mme Bine craint tellement de retomber, par des écarts, qu'elle met une circonspection scrupuleuse dans l'augmentation des alimens que je lui permets. Au printemps, sa santé s'est déjà accrue prodigieusement : elle commence à prendre de l'embonpoint, de la fraîcheur et de la force ; elle est capable de s'occuper de son ménage ; elle prend, par écuellées, les potages et le caillé ; elle boit du lait pur, elle mange des œufs peu cuits, du poulet bouilli, des fruits cuits, avec une petite quantité de pain léger, et digère très-facilement les pommes de terre. La menstruation a reparu ; à cette époque, l'appétit devient impérieux à tel point, que la malade, pour mieux s'en défendre, s'éloigne de la table pour ne pas voir manger. De temps à autre, quelque fatigue passagère déterminée par un peu trop d'alimens, lui fait comprendre le danger de se livrer à la faim. La phlegmasie chronique paraît totalement éteinte dans l'estomac, mais elle existe dans l'intestin grêle; ce qui explique le sentiment de vacuité de l'estomac, la liberté de la respiration, la faim pressante, et la fatigue que la malade éprouve autour du nombril, une heure après le repas et qui se termine par des borborygmes. Mme Bine voit partir avec peine Michel, et lui promet de tout sacrifier au régime pour assurer sa guérison. En effet, elle passe encore tout l'été à soigner son estomac, ayant toujours l'attention d'éviter en qualité et en quantité tous les alimens qui pourraient le fatiguer. Après plusieurs essais infructueux d'eau gazeuse et d'eau vineuse, la malade renonce tout-à-fait à leur usage. L'époque des raisins arrive, et Mme Bine qui en mange beaucoup et qui les digère facilement, est délivrée entièrement de sa gastro-entérite. Sa fraîcheur et son embonpoint étonnent tout le monde, et elle n'a cessé de jouir jusqu'à présent d'une bonne santé. Elle n'a pu reprendre l'usage du vin que la seconde année de sa guérison, et alors elle a mangé indistinctement toute espèce de nourriture sans perdre l'habitude de la sobriété.

Cette observation démontre les difficultés qu'on éprouve à faire observer le régime convenable à la guérison radicale de la gastrite chronique.

Troisième observation. Mme Saphange, âgée de 38 ans, tempérament bilieux-lymphatique-sanguin, d'un caractère pusillanime, mère de plusieurs enfans, accouche au mois d'avril 1829 ; l'accouchement est très-heureux et la suite paraît bonne ; mais le troisième jour, la garde imprudente donne à la malade un verre de vin pur, qui occasionne immédiatement une chaleur brûlante dans l'estomac avec agitation générale, fièvre, et suppression des lochies. On calme cette excitation par les délayans, et la malade qui allaite, se relève de sa couche conservant de la langueur, de l'inappétence, une douleur à l'épigastre et de la gêne dans la respiration.

Mme Saphange, qui me fait appeler environ un mois après, me présente l'état suivant : douleur et chaleur à l'épigastre, gêne de la respiration ; toux sèche, céphalalgie, découragement ; bouche sèche, langue rouge à sa pointe, blanche au milieu ; rapports continuels, nausées et quelquefois vomissement, contipation ; peau sèche, pouls élevé, dur et accéléré ; dégoût, faiblesse des jambes et langueur générale. La malade qui est très-bonne nourrice, allaite quoiqu'ayant peu de lait. Prescrip. : quinze sangsues à l'épigastre, cataplasmes émolliens qui recouvrent toute la surface du ventre, bains de siége, lavemens mucilagineux et huileux ; orangeade gommée, eau de poulet et diète. La gastrite semble s'évanouir sous cette médication à laquelle la malade se soumet exactement durant huit jours. L'appétit renaît, et Mme Saphange impatiente de reprendre de la nourriture, passe rapidement, malgré mes recommandations, des potages maigres au bouillon de bœuf, à la viande et au vin.

La phlegmasie de l'estomac qui, sans doute, avait déjà le caractère chronique, et qui n'avait cédé qu'imparfaitement à la médication anti-phlogistique à laquelle je venais de la soumettre, s'exaspère bientôt et reparaît avec les mêmes caractères.

Je conseille une nouvelle application de sangsues, les émolliens et un régime sévère, qui font disparaître de nouveau la plupart des symptômes gastriques, idiopathiques et sympathiques; mais la malade, toujours empressée de reprendre de la nourriture, empêche à la gastrite de se résoudre entièrement. La maladie prolonge sa durée sous une forme chronique : la digestion s'opère difficilement, la respiration est très-gênée vers l'épigastre, la tête est plus embarrassée que douloureuse, le sommeil est agité par les rêves, et la malade se désespère au point de troubler sa raison. Les sangsues à l'épigastre et à l'anus n'opèrent plus avantageusement; je prescris les grands bains tièdes, les lavemens, les cataplasmes et les linimens adoucissans sur l'épigastre, l'eau de gomme, l'eau d'orge, le lait coupé et une nourriture extrêmement légère. La malade qui ne suit pas complètement le régime, parce qu'elle craint de s'épuiser, entretient sa gastrite; elle arrive ainsi jusqu'en juillet, troisième mois du traitement. A cette époque je parviens à la décider à mettre en nourrice son enfant qu'elle s'était obstinée à allaiter.

Alors j'expose franchement à Mme Saphange, le danger de sa position, et ne lui donne l'espérance d'une guérison complète que par la persévérance rigoureuse dans le régime approprié à l'état de son estomac. Je lui rappelle de nouveau plusieurs observations de maladies semblables à la sienne, guéries par un régime sévère. Je lui cite Mme Bine et l'engage à aller la voir pour fortifier auprès d'elle sa résolution à suivre le régime que je lui prescris. Elle voit Mme Bine, qui lui fait l'histoire de toute sa maladie, et qui la convainc bientôt de la nécessité d'un régime rigoureux pour arriver à une guérison parfaite.

Mme Saphange, encouragée par Mme Bine, se soumet sans peine aux prescriptions suivantes : eau d'orge, eau de gomme, lait coupé, bouillie de maïs, de froment, de fécule de pomme de terre; crême de ris, d'orge, d'avoine; panade, caillé, pomme de terre cuite à l'eau et desséchée à la braise, à prendre en petite quantité alternativement toutes les trois heures; chaque jour un demi-lavement mucilagineux, une friction d'huile d'olive sur le ventre, qu'on recouvre jusqu'à la poitrine d'un plastron de coton cardé; cataplasme de lin ou d'amidon pour la nuit; exercice du corps et distraction de l'esprit.

Après avoir suivi ce régime sévèrement pendant un mois, la malade, qui a déjà repris de l'embonpoint et de la force, se réjouit de sa guérison prochaine ; je lui permets les œufs, le poulet bouilli et les fruits cuits, avec une petite quantité de pain. Vers le mois de septembre la guérison est achevée. Cependant dans l'hiver suivant, Mme Saphange qui avait cessé peut-être trop tôt les précautions hygiéniques, a ressenti une nouvelle irritation gastrique, qui bornait ses effets à rendre la digestion un peu plus laborieuse que dans l'état naturel, et la respiration plus gênée vers l'épigastre. Elle a duré jusqu'en 1831, où elle s'est dissipée dans une grossesse.

Quatrième observation. Mademoiselle Lassale (de St-Germain), âgée de 24 ans, tempérament nerveux-sanguin, me consulte au mois d'octobre 1830, pour une affection de l'estomac dont elle était atteinte depuis long-temps. Son état maladif était caractérisé par les symptômes suivans : malaise et excitabilité générale ; douleur sourde à l'épigastre avec plénitude ; quelques coliques ; constipation et quelquefois un peu de diarrhée, tuméfaction du ventre ; bouche habituellement sèche et pâteuse ; langue blanche au milieu et rouge à sa pointe ; dégoût ; céphalalgie ; sommeil agité, yeux sensibles à la lumière, bouffées de chaleur à la face ; pouls dur, un peu élevé et accéléré ; peau sèche et quelquefois un peu brûlante ; la digestion est difficile et douloureuse, elle est accompagnée de rapports, de nausées et quelquefois de vomissemens ; le bouillon, la viande et le vin fatiguent beaucoup l'estomac ; la menstruation est presqu'entièrement supprimée. Prescription : 12 sangsues à l'épigastre, cataplasmes émolliens sur l'abdomen, bains de siége, lavemens mucilagineux, eau de gomme acidulée avec le suc d'orange, eau d'orge coupée avec le lait de vache, et, pour toute nourriture, une petite tasse de bouillie légère de farine de maïs, de crême de ris, d'orge, de caillé, toutes les 3 à 4 heures.

La malade très-intelligente, qui a fait l'essai de plusieurs traitemens qui ne lui ont pas réussi, et qui avait été soulagée, l'année précédente, par un traitement adoucissant incomplet qu'elle n'avait suivi que durant quelques semaines, se soumet sans peine à mon régime. Au bout d'un mois, une amélioration notable se prononce dans l'état de Mlle Lassale, et m'engage à lui permettre l'eau de poulet, les œufs et les fruits cuits, avec une petite quantité de pain. Bientôt l'appétit se déclare et devient pressant, et la malade, quoique comprenant très-bien l'importance du régime, s'y abandonne quelquefois un peu, ce qui occasionne des petites exacerbations qui cèdent facilement à une réduction de nourriture.

Mlle Lassale quelquefois découragée, mais toujours très-confiante, observe exactement le régime et les autres précautions hygiéniques, et arrive, peu à peu et sans rechute remarquable, jusqu'au mois de mars, sixième mois de la maladie, où la gastrite se dissipe entièrement. Depuis quelque temps elle fait usage de l'eau gazeuse coupée avec de l'eau de gomme, et mange du poulet et du veau bouillis.

La menstruation a reparu sans être provoquée par aucun emménagogue, et Mlle Lassale, qui depuis plusieurs années était dans un état de maigreur, a repris beaucoup d'embonpoint, de fraîcheur et de force, et continue à jouir jusqu'à présent d'une bonne santé. Elle a consolidé de plus en plus sa guérison par la sobriété, en évitant l'usage des viandes noires, des ragoûts, en ne prenant que de l'eau rougie aux repas, et en préférant le laitage, les potages, les œufs, les herbages cuits et les viandes bouillies.

S'il était possible de priver durant quelques jours l'estomac d'ingesta, d'étouffer le sentiment de la faim et de fournir suffisamment à la nutrition par d'autres voies, l'extinction de la phlegmasie chronique de l'estomac serait plus prompte et plus facile. L'observation suivante démontre que la nature sait tirer parti de ce genre de médication.

Mlle Béraud (de Curice), âgée de 22 ans, tempérament lymphatique-sanguin, à cheveux et sourcils bruns, pourvue de beaucoup d'embonpoint, était affectée, depuis plusieurs années, d'une gastrite chronique qui a offert plusieurs exacerbations remarquables, et qui, combattue à diverses reprises par le régime adoucissant, a cédé sans disparaître entièrement. Cette personne a éprouvé, vers la fin de janvier 1832, une bronchite aiguë avec points douloureux dans les côtés, au niveau des fausses côtes ; elle s'est présentée à mon observation huit jours après avec l'état maladif suivant : oppression, toux très-forte, tantôt sèche et quelquefois avec expectoration de mucosités sanguinolentes ; douleur dans les deux côtés de la poitrine, avec son mat, la douleur est plus forte dans le côté gauche ; vive sensibilité à l'épigastre, avec chaleur brûlante ; ventre tuméfié, constipation habituelle, urines colorées ; bouche sèche, langue très-pointue et rouge sur la moitié de sa surface ; soif, dégoût, éructation fréquente, nausées et vomissemens des boissons et des alimens, quelquefois de mucosités gastriques sans bile ; céphalalgie, face colorée, sommeil agité, pouls plein, dur et accéléré ; palpitations au cœur et à l'épigastre ; peau chaude et sèche, excepté sur le haut de la poitrine et à la tête où la moiteur se prononce quelquefois ; aménorrhée complète ; la menstruation n'a paru que deux fois depuis l'époque de la puberté. La malade a eu souvent des mouvemens convulsifs dans son enfance.

D'après tous ces symptômes, je reconnais que Mlle Béraud est affectée d'une gastrite ancienne qui vient d'être exaspérée par une fluxion inflammatoire sur le poumon. Par conséquent je mets en usage les moyens suivans : forte saignée de bras, quinze sangsues à l'épigastre, moutarde aux cuisses, infusion de fleurs de mauve édulcorée avec le sirop de gomme ; cataplasmes émolliens sur le ventre ; lavemens mucilagineux ; abstinence complète d'alimens. Sous l'action de ces moyens, les accidens inflammatoires cèdent : la respiration est plus libre, et l'expectoration n'est plus sanguinolente ; il n'y a plus de vomissemens, la douleur épigastrique a diminué, la soif est moins vive ; l'éructation, la gêne de la respiration vers le diaphragme et les douleurs de côté persistent ; la malade pousse souvent de longs soupirs, le son est toujours très-mat dans les deux côtés. Prescrip. : un fonticule sur chaque côté de la poitrine, frictions d'huile d'olive sur toute la surface de la poitrine et du ventre qu'on recouvre de cardées de coton ; continuation des lavemens, et, pour tout ingesta, eau d'orge gommée pure ou coupée avec un quart ou un tiers de lait de vache.

La malade se soumet exactement à ce régime : au bout de quelques jours, la suppuration s'établit dans les fonticules et la respiration devient plus libre ; l'état de l'estomac s'améliore, il y a un peu moins de rapports et l'appétit commence à se faire sentir. Je permets quelques cuillerées de bouillie de farine de maïs, de caillé, et la pomme de terre cuite à l'eau, que l'estomac digère préférablement. L'amélioration s'accroît et se soutient durant environ un mois, lorsque la suppuration des fonticules, que Mlle Béraud ne veut pas entretenir avec des pois, tend à se tarir ; alors l'excitation de l'estomac s'accroît sans écart de régime ; la bouillie,

le caillé et la pomme de terre ne passent plus,
l'eau de gomme simple est seule supportée ; mais
bientôt l'estomac s'irrite au point de la rejeter aussi
par le vomissement ; un spasme s'est emparé de ce
viscère le 15 mars 1832, et l'a tenu contracté dix-sept
jours, pendant lesquels il a été impossible de lui faire
recevoir et garder une cuillerée à café de liquide
quelconque. Voici le tableau de cet état vraiment
remarquable : douleur vive à l'épigastre avec constriction et chaleur, langue rouge, sèche ; soif ardente, soupirs profonds, éructation abondante ,
nausées et vomissemens de tous les ingesta ; plus de
toux , plus d'oppression ; seulement douleur profonde dans le côté gauche, sous les fausses côtes ;
pouls dur et concentré , peu de céphalalgie , crampes dans les jambes. La malade essaie en vain d'étancher sa soif : aussitôt que le liquide le plus doux ,
le plus léger, le plus calmant , le plus atonique
qu'on connaisse , est arrivé dans l'estomac, il provoque le vomissement avec des anxiétés extrêmement pénibles : une saignée locale à l'épigastre, de
dix sangsues , ne produit aucun soulagement, pas
plus que les fomentations, les lavemens et les bains
émolliens et anodins ; les préparations opiacées sont
rejetées et occasionnent des angoisses ; l'eau de fontaine très – froide , pure et acidulée avec le jus
d'orange et de citron est repoussée, quoique admi-
nistrée à très-petites doses. M.lle Béraud est sans
souffrance aiguë lorsqu'elle n'avale rien ; elle se
tient levée et, à voir le calme de sa physionomie,

on ne se douterait pas de l'état de son estomac. Au huitième jour la langue est toujours très-rouge et la soif très-forte; la douleur épigastrique a un peu diminué et il n'y a plus de chaleur; l'appétit est tout-à-fait nul et la malade n'est tourmentée que par la soif; le pouls est petit et concentré, les extrémités inférieures tendent à se refroidir. Mlle Béraud, pour éviter les angoisses, ne veut pas boire, et ce n'est qu'avec beaucoup d'instances que je la décide à sucer un petit morceau d'orange, quoiqu'elle le désire ardemment. Le peu de suc qu'elle en exprime est à peine arrivé au cardia, que déjà le soulèvement d'estomac, les nausées et une anxiété difficile à peindre la tourmentent pendant au moins dix minutes; elle est plus fatiguée par l'ingestion de quelques gouttes de liquide que par quelques cuillerées, parce que dans ce dernier cas le vomissement peut s'exercer, et l'anxiété cesse aussitôt que l'ingesta est rejeté. Au douzième jour, je conseille la glace appliquée dans une vessie sur l'épigastre, et quelques petits morceaux dans la bouche, la malade ne peut la supporter. M. Duplat, médecin à Neuville, que j'ai fait appeler en consultation, a été témoin de cet état. Pour alimenter par la peau, nous conseillons de faire reprendre des bains entiers, émolliens-anodins, avec addition de plusieurs pintes de lait; la malade ne peut en prendre que deux, parce qu'ils lui causent des syncopes. Depuis plusieurs jours, la constriction du rectum s'oppose à l'introduction des lavemens; au quinzième jour, la débilité générale, le refroidissement des pieds, le pouls vermiculaire, les syncopes, le trouble de la vue, un commencement de délire font craindre une fin prochaine ; le seizième et le dix-septième jour, j'insiste de nouveau sur l'emploi de la glace à l'intérieur et à l'extérieur. Cette fois la malade, après plusieurs essais infructueux, a pu la supporter à plusieurs reprises, en fomentations sur l'épigastre, et par petits morceaux de la grosseur d'une alvine, qu'elle avale après l'avoir laissée séjourner un moment dans sa bouche. La soif s'éteint, l'abaissement du diaphragme devient plus facile, les forces se soutiennent et semblent même s'accroître un peu ; enfin au dix-huitième jour, la malade supporte l'eau sucrée par cuillerées à café, dont elle fait exclusivement usage pendant trois jours. A dater de cette époque, elle a repris le lait coupé, la bouillie, le caillé, qu'elle digère plus facilement qu'auparavant, et bientôt M.lle Béraud peut digérer les œufs, les panades et la viande blanche bouillie ; la toux, qui avait entièrement cessé durant la gastralgie, reparaît avec un peu d'oppression, et la douleur du côté gauche s'accroît aussi.

Je conseille un nouveau cautère sur le côté gauche ou au bras, et j'insiste beaucoup sur la nécessité d'un régime adoucissant et de l'exercice. J'engage la malade, qui répugne au cautère, à consulter M. le docteur Viricelle qui la décide à l'emploi de ce moyen, et qui, comme moi, lui indique un régime adoucissant. Le cautère a été établi au bras gauche, et Mlle Béraud, qui fait beaucoup d'exercice, a repris des forces. Cependant sa digestion est encore difficile, surtout lorsqu'elle surcharge un peu son estomac ou qu'elle mange de la viande.

Dans cette observation, on voit la gastrite exaspérée produire la gastralgie, et s'éteindre presque entièrement sous une abstinence complète et forcée. Assurément le résultat n'eût pas été aussi heureux sans l'enbonpoint adipeux du sujet, qui a fourni des matériaux à l'entretien de l'assimilation organique.

En général, l'abstinence dans les maladies aiguës comme dans les affections chroniques, est plus supportable chez les sujets lymphatiques surchargés de graisse que chez les personnes maigres. Ce qui rend l'abstinence encore plus difficile chez ces dernières, c'est que le tempérament bilieux-sanguin ou nerveux-sanguin qui les distingue, donne à leurs organes digestifs plus d'action.

Cette considération est plus importante dans les maladies chroniques que dans les affections aiguës.

Dans la gastrite chronique, c'est moins à l'abstinence complète des ingesta qu'il faut s'attacher, qu'au choix de ceux-ci et à leur réduction au degré d'excitabilité de l'estomac.

Si la gastrite chronique pouvait céder à quatre

[1] Mlle Béraud jouit à présent (août 1832) d'une bonne santé. Sa gastrite paraît entièrement éteinte, et la digestion est redevenue naturelle.

à cinq jours d'abstinence complète, assurément cette méthode serait préférable à toute autre, et l'on pourrait y soumettre la plupart des sujets. Mais il n'en est pas ainsi, le plus souvent une diète trop sévère exaspère la gastrite, en faisant éprouver trop vivement à l'estomac les effets du sentiment de la faim; d'ailleurs on ajoute à la détérioration de l'organisme produite par la souffrance chronique de l'estomac, et l'on altère profondément les ressources vitales dont le sujet a besoin pour lutter long-temps contre la gastrite et l'anéantir au moyen du régime; en sorte que la diététique du traitement de la gastrite chronique consiste à ne pas donner à l'estomac trop d'alimens pour augmenter sa souffrance, mais assez pour entretenir la nutrition, et à des distances suffisamment rapprochées pour comprimer le sentiment de la faim.

L'émission sanguine ne doit être qu'un moyen accessoire dans le traitement de la gastrite chronique. C'est en vain et avec beaucoup de danger qu'on tenterait de combattre la phlegmasie chronique de l'estomac avec les saignées locales réitérées à l'épigastre, comme on le pratique souvent avec succès dans le traitement de la gastrite aiguë. Nous avons fait remarquer qu'on doit être réservé dans l'emploi de ce moyen, lorsque cette dernière résiste aux premières saignées, et qu'elle tend à étendre sa durée sous une forme demi-chronique : à plus forte raison cette réserve doit être plus grande dans la gastrite chronique et ancienne. Dans toute phlegmasie chronique l'altération morbide est autant dans les vaisseaux lymphatiques que dans les vaisseaux rouges, et quand même l'inflammation ne serait que dans ces derniers, l'habitude de la souffrance de l'organe ne céderait pas à la soustraction d'un seul de ses élémens ; au contraire la résistance du tissu souffrant à l'action de la saignée, produit une réaction qui, jointe à celle que toute évacuation sanguine provoque dans tout l'organisme, augmente les mouvemens morbides et fait affluer le sang vers l'organe enflammé. D'ailleurs pourquoi affaiblir, chez un corps épuisé par la souffrance et la difficulté de la digestion, la ressource vitale sanguine dont il a grand besoin pour se soutenir et se défendre contre une maladie longue ?

La saignée n'est indiquée dans la gastrite chronique que lorsque la maladie n'est pas très-ancienne, que la digestion n'est pas encore très-difficile, que le sujet a conservé de l'embonpoint, et que chez lui l'action sanguine paraît dominer. Dans ce cas, la saignée devient nécessaire pour diminuer la force du système circulatoire qui alimente la gastrite, et qui rend presque nuls les effets des émolliens et du régime. Alors on peut faire une saignée à la lancette et immédiatement après une application de sangsues à l'épigastre. La saignée locale ne doit être faite préférablement dans cette région, que lorsque la phlegmasie chronique n'est pas très-ancienne et qu'elle se rapproche de l'état aigu; dans tous les autres cas il vaut mieux satisfaire à l'indication de l'évacuation sanguine, par une saignée locale révulsive à l'anus ou aux cuisses.

Les bains entiers tièdes, quoique utiles dans le traitement de la gastrite chronique, ne doivent pas être employés trop long-temps, parce qu'ils débilitent; ils sont surtout convenables aux personnes nerveuses chez lesquelles l'excitabilité organique est très-grande. Les demi-bains et les bains de siége sont en général préférables.

L'exercice est très-propre à favoriser la résolution de la gastrite chronique; c'est surtout la promenade à pied qui opère avantageusement, dans ce cas, en portant sur les organes locomoteurs actifs l'action vitale trop concentrée à l'épigastre. Pour que l'exercice soit salutaire, on ne doit jamais le pousser jusqu'à la fatigue. Il faut ajouter aux effets révulsifs de la locomotion, les frictions sèches sur les membres. L'eau gazeuse et la petite bière sont les seuls stimulans que l'on emploie avec le plus de succès dans la gastrite chronique, pour favoriser l'action digestive, encore faut-il que la phlegmasie gastrite chronique soit réduite à une nuance très-légère. Ces boissons sont plus avantageuses dans les gastrites chroniques récentes que dans celles qui sont invétérées. Il suffit souvent pour faire disparaître les premières, de supprimer la viande et de remplacer le vin par l'eau gazeuse ou la bière.

Lorsque l'estomac est encore trop excitable, on coupe l'eau gazeuse avec l'eau d'orge ou gommée, et l'on affaiblit la bière avec ces mêmes liquides, ou préférablement avec l'eau de fontaine. Toutefois, les personnes habituées, dans l'état de santé, au vin et aux autres stimulans, supportent mieux dans la gastrite chronique la stimulation de l'eau gazeuse et de la bière.

La distraction morale est d'un grand secours pour combattre l'influence sympathique de la gastrite chronique sur l'organe de la pensée. On l'obtient par les voyages, la fréquentation des personnes gaies, et par différens jeux et arts d'agrémens qui ne fixent que légèrement l'attention; tels, par exemple, que les jeux de boule, de paume, de billard; la danse, la musique, etc.

La température des ingesta est d'une considération importante dans le traitement de la gastrite chronique. En général, toutes les fois que l'estomac est sur-excité, irrité ou enflammé, il digère plus facilement les ingesta froids, liquides ou substantiels. Ainsi, on voit souvent telle boisson douce, chaude, fatiguer l'estomac, produire des nausées, et exciter le vomissement, tandis que, froide ou glacée, elle passe très-bien et soulage. Il en est de même des bouillies qui, chaudes, occasionnent des aigreurs et des nausées, et dont la digestion est facile lorsqu'elles sont prises froides.

Une dame de Lyon, tempérament éminemment nerveux, à laquelle j'ai donné souvent des conseils

pour une affection chronique des voies digestives,
dont elle était affectée depuis long-temps, qui s'é-
tait développée sous l'influence d'une grande affection morale, et que la bizarrerie du goût autant
que celle de l'estomac avait empêché de soumettre
à un régime adoucissant soutenu, a été guérie entièrement après avoir pris journellement, depuis
le mois de janvier 1827, jusqu'au mois de mars suivant, des boissons et des alimens glacés. Elle man-
geait chaque jour des oranges congelées, des potages et du laitage froids, mêlés à de la neige ou à
de la glace concassée, et très-souvent elle prenait
au naturel ces dernières substances. Il faut ajouter
que cette guérison a été favorisée par la privation sévère des boissons et des alimens stimulans, et par
l'observation d'un régime qui ne se composait que
de boissons mucilagineuses, de potages variés au
beurre ou au lait, de laitage, de fruits cuits, de
viande blanche, et d'une petite quantité de pain.
Je suis persuadé que la glace, la neige et les alimens glacés ne font que tempérer, sans la guérir,
la phlegmasie gastrique, quand, avec ces moyens,
on continue l'usage des ingesta reconnus contraires
à sa guérison.

Assurément l'action immédiate du froid sur la
membrane muqueuse digestive, ne favorise la digestion dans la gastrite chronique, qu'en repoussant de l'estomac l'action vitale surabondante, et
en relevant la contractilité de ce viscère.

Les ingesta froids ne conviennent bien que lorsque

la gastrite est franche, c'est-à-dire qu'il n'y a pas de complication rhumatismale ou péritonéale, parce que quand cette dernière existe, l'irritation subitement diminuée dans le tissu muqueux, par l'action sédative et répulsive de l'ingesta froid, augmente d'autant dans la membrane musculaire ou péritonéale sous-jacente.

Dans les affections gastro-intestinales chroniques, la souffrance n'est pas toujours bornée au tissu muqueux; souvent elle s'étend à la membrane musculaire. Souvent aussi la maladie débute dans celle-ci, et s'y fixe long-temps, ainsi que dans le tissu lamineux sous-jacent, avant de s'étendre au tissu muqueux. Nous étudierons dans un chapitre particulier, sous les noms de gastrodynie, gastro-entérodynie ou affection rhumatismale, cette lésion des voies digestives, qui diffère essentiellement de la gastrite ou gastro-entérite chronique, par sa cause, ses symptômes, sa marche, sa durée, et par son traitement. Mais lorsque la lésion des voies digestives est essentiellement dans le tissu muqueux, et que l'affection rhumatismale ne se présente que comme complication, la maladie a un caractère mixte qui rend variables les symptômes et l'action des moyens thérapeutiques.

Relativement aux symptômes, la chaleur qui accompagne quelquefois la douleur gastro-intestinale alterne avec une sensation de froid; les spasmes du tube digestif sont plus fréquens et plus forts, de même que les rapports et les borborygmes;

les mouvemens péristaltiques et anti-péristaltiques sont plus irréguliers; le malade se ressent plus facilement des influences atmosphériques; les ingesta passent moins bien froids qu'à une température tiède. Pour ce qui concerne le traitement, on remarque que l'estomac supporte plus facilement la stimulation, et il arrive quelquefois dans ce cas que la viande bouillie est plus facilement digérée que le lait ou que tout autre aliment très-doux. C'est lorsque l'irritation ou la phlegmasie gastro-intestinale abandonne presque entièrement le tissu muqueux pour se concentrer dans la membrane musculaire, qu'on est étonné de voir des gastrites qui avaient résisté au traitement adoucissant, s'améliorer et quelquefois disparaître entièrement sous un régime substantiel et sous l'action des stimulans homéopathiques.

Le dérangement de la menstruation étant plus souvent effet que cause de la gastrite chronique, n'exige pas de médication particulière : presque toujours les règles reparaissent après le rétablissement complet des fonctions digestives, et lorsque la circulation s'est suffisamment enrichie pour fournir à l'évacuation périodique; d'ailleurs quels effets avantageux peut-on espérer des emménagogues stimulans introduits dans un estomac souffrant? Il en est de même de la leucorrhée qui accompagne souvent les affections chroniques de l'estomac; cependant on peut modérer cette dernière par les topiques émolliens, associés aux résolutifs et aux astringens.

La gastrite chronique qui est compliquée d'une affection organique du poumon ou d'un autre viscère,
est incurable, et le plus souvent à cause l'une de
l'autre, on ne peut lui opposer qu'un traitement
palliatif adoucissant. Lorsqu'au contraire la maladie
à laquelle elle est alliée, est curable, il faut les
combattre toutes deux à la fois par des moyens
appropriés, et se garder d'en diminuer une aux dépens de l'autre.

Résolution de la gastrite chronique. La phlegmasie gastro-intestinale chronique après avoir résisté plus ou moins long-temps aux adoucissans et à
un régime approprié, cède peu à peu pour arriver
à une résolution complète. Celle-ci est d'autant plus
facile que la phlegmasie est moins ancienne, et que
le sujet qui en est affecté, est habitué dans l'état de
santé aux stimulations de l'estomac. La résolution
de la gastrite chronique est toujours plus longue et
plus difficile chez les sujets d'un tempérament bilieux-sanguin ou nerveux-bilieux, parce que leurs
organes digestifs naturellement plus actifs et plus
impressionnables, sont toujours dans un état voisin
de l'irritation et de l'inflammation. Chez ces sujets, le
moindre écart de régime produit l'irritation de l'estomac dans l'état normal et une rechûte dans l'état
maladif. Les affections morales contrarient beaucoup la résolution de la gastrite chronique; comme
très-souvent celle-ci naît sous leur influence, comment espérer sa résolution par les adoucissans si la
cause ne cesse pas d'agir? On reconnaît que la

phlegmasie chronique gastro-intestinale se résout,
d'abord à la diminution et à la disparition des symptômes idiopathiques et sympathiques de la souffrance de l'estomac, ensuite aux changemens de
l'action digestive. Lorsque l'irritation gastrite s'é-
teint, l'estomac livré à sa force naturelle, ne digère
plus aussi facilement les substances froides insipides,
peu pourvues de principes stimulans. Alors devient
plus facile la digestion des alimens un peu substantiels et toniques. C'est ainsi que vers la fin des gastrites, le lait et les bouillies farineuses chargent
l'estomac, tandis que les potages au pain, les viandes blanches bouillies, les bouillons de poulet,
de veau et même de mouton, deviennent d'une
digestion plus facile. C'est alors aussi que l'eau gazeuse convient.

Dans l'état normal, l'estomac a besoin, pour
remplir ses fonctions digestives, de recevoir une
certaine stimulation des ingesta alimentaires. La
dose de stimulation qui lui convient est difficile à
mesurer : il est trop stimulé ou il ne l'est pas assez,
et de ces deux états différens, résulte le trouble de
la digestion. L'irritation donnant une force surnaturelle à l'estomac, son action digestive ne peut
s'exercer sans grand trouble, que sur des alimens
froids et plus ou moins atoniques ; mais si cette
force factice cesse, l'action digestive du ventricule
demande à être un peu excitée par les alimens. Il
faut ménager et surveiller cette excitation artificielle, pour prévenir le retour de l'irritation mor-

bide. Ainsi à mesure que la phlegmasie gastrique disparaît, il faut rendre un peu plus substantielle et plus excitante la nourriture. La progression à suivre dans ce cas, réclame la plus grande attention ; si l'on persiste trop dans l'emploi des alimens froids et ab-irritans, l'estomac languit, et, sous le poids de la digestion, la nature peut réagir de manière à y faire renaître l'irritation. Si au contraire, on donne trop tôt, trop à la fois, ou trop souvent des alimens excitans, et si, parmi ceux-ci, on ne choisit pas d'abord les plus doux, l'estomac trop fortement ou trop souvent sur-excité, reprend bien vîte l'irritation morbide. En sorte que pour amener à bonne fin la gastrite chronique, il faut, après l'avoir poursuivie par un traitement rationnel, observer et suivre sa résolution, de manière à remplacer ou à ajouter graduellement aux boissons gommeuses, au lait, aux fécules, au caillé, etc., les bouillons légers, les œufs, les viandes blanches bouillies, puis rôties, les herbages cuits, l'eau gazeuse et même le vin plus ou moins affaibli.

Il arrive quelquefois que la phlegmasie abandonne la membrane muqueuse de l'estomac, pour s'étendre aux intestins, cette métastase permet à l'estomac de reprendre ses fonctions ; mais les troubles de la digestion se prononcent, à l'arrivée du chyme dans le tube intestinal, par les douleurs sourdes et ambulantes autour du nombril, le malaise du ventre, par des borborygmes et par des selles un peu liquides. Quoique dans ce cas, l'estomac soit susceptible de recevoir et d'assimiler une certaine quantité d'alimens, on ne peut combattre la plegmasie dans les intestins et déterminer sa résolution, qu'avec les mêmes moyens thérapeutiques qui ont fait disparaître la gastrite. Ici l'écueil est dangereux : pressé par la faim, et sentant son estomac libre, on mange beaucoup trop et souvent des alimens contraires ; et ce n'est que lorsque le chyme vient titiller la membrane muqueuse des portions intestinales affectées, qu'on se repent d'avoir trop écouté son estomac, aux dépens de ses intestins. Ainsi l'entérite réclame un régime aussi sévère que la gastrite.

Tout doit être calculé dans le traitement des innombrables variétés de la gastrite chronique : le médecin ne peut combattre avec succès cette maladie, qu'en établissant la base de sa thérapeutique, sur le degré de sensibilité morbide de l'estomac, l'aptitude normale de l'action digestive de ce viscère, la chronicité plus ou moins longue de sa souffrance, et l'idiosyncrasie du sujet. C'est à la sagacité de l'observateur, à distinguer, parmi les moyens thérapeutiques, ceux qui sont le plus appropriés au cas qui se présente. Le malade doit faciliter cette recherche en étudiant attentivement les mouvemens morbides de son estomac, et l'action des différens ingesta dont on lui conseille l'usage. De cette manière, on arrive nécessairement à un résultat avantageux.

Quoique certains moyens soient généralement

utiles pour favoriser la résolution de la gastrite chronique, il n'en est aucun qui possède une propriété spécifique. On ne peut pas toujours se tenir d'une manière invariable aux mêmes boissons et aux mêmes alimens. On est obligé de les varier suivant le degré de souffrance de l'estomac, et suivant une foule de circonstances individuelles.

Ainsi, le même sujet digère bien d'abord, mal ensuite les mêmes boissons et les mêmes alimens selon l'époque de sa maladie. Tel individu se trouve très-bien du lait coupé, tel autre ne s'en accommode pas, et le digère difficilement ; telle bouillie fatigue l'estomac de celui-ci, et convient à l'estomac de celui-là ; l'un digère bien en buvant de l'eau gazeuse, un autre digère plus mal lorsqu'il en prend, et se trouve mieux de la bière ou de l'eau vineuse. Ces différences s'appliquent aussi à la température des boissons et des alimens.

En sorte qu'en résumé la qualité et la quantité des ingesta convenables dans le traitement des affections chroniques de l'estomac, sont subordonnées à une foule de considérations sur lesquelles doivent reposer les vues curatives.

FIN DU PREMIER VOLUME.

TABLE DES MATIÈRES

DU PREMIER VOLUME.

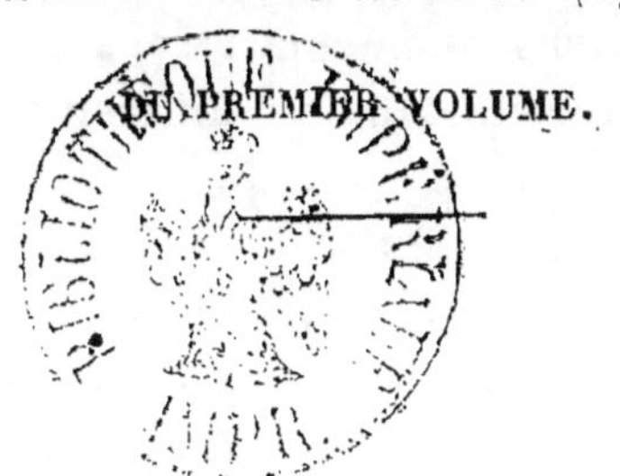

FIN DE LA TABLE DU PREMIER VOLUME.

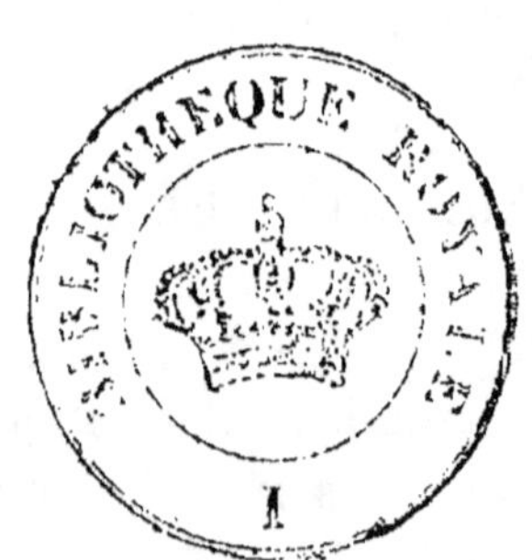